高等医学院校选用教材

（供成人教育中医药专业、中西医结合专业使用）

中医防治学

师建梅　张　弘　编著

科学出版社

北　京

内容简介

本书是供成人教育中医药专业、中西医结合专业使用的教材。它系统而全面地论述了中医防治学的发展概况、基本思想。全书分为上篇和下篇两大部分。上篇预防，主要讲述养生防病、既病防变、瘥后防复的基本原则和常用方法，并对一些常见疾病的未病先防和既病防变提出了切实可行的具体措施。下篇治疗，主要讨论了中医治疗疾病的原则、治疗方法及多种治疗手段。本书体现了防中有治、治中有防、防治结合、重在预防的基本思想；并始终贯穿人体-自然-社会的一体观和因时、因地、因人制宜及辨证调护、辨证施治的辩证观。本书还吸收了新中国成立50年来中医防治学研究的新观点、新思想、新成果，具有理论联系实际、突出中医传统思想、结合当代研究成果的特点。

本书可供成人教育中医药专业、中西医结合专业学生使用，也可作为自学考试应试人员、广大中医药基层工作者及中医药爱好者的学习参考书。

图书在版编目（CIP）数据

中医防治学/师建梅，张弘编著.–北京：科学出版社，2000.8
高等医学院校选用教材（供成人教育中医药专业、中西医结合专业使用）
ISBN 978-7-03-008638-9

Ⅰ. 中… Ⅱ. 师… Ⅲ. ①中医治疗学-高等学校；医学院校-教材 ②中医学：预防医学-高等学校；医学院校-教材 Ⅳ. R2

中国版本图书馆 CIP 数据核字（2000）第 64131 号

责任编辑：曹丽英 / 责任校对：潘瑞琳
责任印制：刘士平 / 封面设计：黄　乐

科学出版社出版
北京东黄城根北街16号
邮政编码：100717
http://www.sciencep.com
北京厚诚则铭印刷科技有限公司 印刷
新华书店北京发行所发行　各地新华书店经售
*
2000年8月第　一　版　开本：787×1092　1/16
2018年2月第六次印刷　印张：18
字数：359 000

定价：59.80元

（如有印装质量问题，我社负责调换）

本套教材编写委员会名单

前 言

我国的成人教育已经有了数十年的历史，中医药学作为我国成人教育的重要组成部分，为中医药人才队伍建设和中医药事业的发展做出了积极的贡献。但时至今日，我国尚无专供中医药成人教育尤其是全日制中医药成人教育使用的系列教材，而统编教材和其他类教材，无论从内容还是要求上都难以切合成人教育自身特点，不能较好满足成人教育当前教学、临床、科研工作的需要。为了提高中医药成人教育教学质量，促进中医药成人教育事业的发展，我们在广泛调研和多方论证的基础上，组织了多年从事中医药成人教育教学工作的一线教师和有关专家，着手进行了适应于高等医学院校中医药专业、中西医结合专业成人教育教学需要的系列教材的研究与编写工作。

本套教材紧扣成人教育特点，遵循成人教育规律，编写过程中，注意把不同的学科置于中医和中西医结合整体学术体系中，注重经典著作、基础理论和临床学科之间的合理衔接，力求避免学科的割裂和内容的重复，从而体现中医、中西医结合学术体系的系统性和科学性。教材坚持理论联系实际的原则，正确处理继承和发扬的关系，在重点介绍具有实用价值的传统中医药基本理论和基本技能的同时，适当吸收了新中国成立50年来中医药研究的新进展、新技术和新成果，具有一定的创新性。在内容的深度和广度方面，根据新形势要求，从课程性质、任务出发，注意构筑中医药成人教育人才知识与能力素质结构，强调科学思维和创新精神的培养。为便于成人学员更好地自学自修、掌握课程重点内容、理解难点疑点问题、全面检查学习效果，教材在每章节增列了目的要求（教学要求）、重点内容及复习思考题，教材后还附有2~3套模拟试题及答案。

全套教材计有中国医学史、中医学导论、中医藏象学、中医病因病机学、中医防治学、中医诊断学、中药学、方剂学、中医内科学、中医外科学、中医妇科学、中医儿科学、中医骨伤科学、中医眼科学、中医耳鼻喉科学、中医肛肠病学、中医皮肤病学、针灸学、推拿学、内经教程、伤寒论教程、金匮要略教程、温病学、中医各家学说、中西医结合内科学、中西医结合妇产科学、中西医结合儿科学、中西医结合急症学、中西医结合传染病与流行病学、中西医结合临床研究思路与方法学、中药药理学等31门。

鉴于目前中医药成人教育中医药专业、中西医结合专业系统教材的编写尚无更多可资借鉴的成功经验，因此在教材的编写中存在着相当的难度，但考虑到中医药成人教育蓬勃发展的需要，我们不揣自陋，在成人教育教材建设上进行了此项尝试。可以肯定,本套教材一定存在着这样那样的不足之处,因而希望同行和读者在使用过程中,提出宝贵意见,以便我们进一步修订和改进,从而为我国中医药成人教育事业做出应有的贡献。

编写委员会

2000 年 5 月

编写说明

《中医防治学》是根据山西中医学院成人教育系列教材的总体设计要求而编写的，是中医学基础理论的系列教材之一，也可供普通高等医药院校教学使用和从事中医药研究者参考。

本书在编写过程中，吸取了历年出版的有关中医防治学内容的教材编写经验，在体现本套教材的系统性和完整性的前提下，重点突出与临床实际密切联系、结合实用的内容，并充实了新中国成立50年来中医药研究的新成果、新观点、新理论。

《中医防治学》是在中医理论指导下，系统研究中医预防疾病和治疗疾病的原则和方法的一门学科，它的主要内容包括养生防病、既病防变、瘥后防复、治疗原则和治疗方法等。在编写过程中吸取了《黄帝内经》、《伤寒论》、《金匮要略》等经典著作的精华，并补充和扩展了后世历代有关防治理论的观点和内容。本书能初步体现中医防治学的一般规律，反映中医预防疾病和治疗疾病的主要原则和方法，以满足临床各学科开设前的需要。

本书的编写由于尚无经验可鉴，加之编者水平有限，在使用过程中，我们竭诚希望读者批评指正，提出宝贵意见。

编者

2000年5月8日

目　　录

1　绪　　论

上篇　预防

2　养生防病

3 既病防变

4 瘥后防复

下篇 治疗

5 治疗原则

6 治疗方法

7 治疗方法的综合应用

8 治疗手段

1

绪　论

目的要求

1. 掌握中医防治学的基本特点。
2. 熟悉中医防治学的内容体系。
3. 了解中医防治学的发展概况。

重点内容

中医防治学的基本思想包括整体观，辩证观，防治结合、防重于治三个方面。

整体观的思想主要体现在人体本身的整体观、人与自然环境的统一观、人与社会环境的统一观。

辩证观主要是从运动变化的观点出发，在防治措施中贯穿因时、因地、因人制宜和辨证调护、辨证施治的指导思想，注重个体与普遍相联系，局部与整体并重，承认疾病的阶段性与治疗的灵活性，持重守方与随机应变相结合。

防治结合，防中有治，治中寓防，防重于治是中医防治学又一基本思想。

中医防治学，是在中医理论指导下系统研究中医预防疾病、治疗疾病的原则和方法的一门学科。它是相对独立的，具有丰富内涵的理论体系。它是介于中医学导论、中医藏象学、中医病因病机学等理论学科与临床各科之间的“桥梁”课程。

1.1 中医防治学的发展概况

中医防治学做为一门新兴的学科，虽然刚刚形成，但中医防治学理论的产生和发展已经历了漫长的岁月。现分为预防和治疗两个方面概要叙述其发展及成就。

1.1.1 预防

预防是指防止疾病的发生、发展的学说和方法，属于“养生”和“治未病”的范畴。中医预防学的内容非常丰富。

1.1.1.1 中医预防学的起源

远古时代，人类处于恶劣的生活环境之中，虽然没有疾病预防的概念，但预防疾病的思想已经萌芽，北京猿人已经懂得了用火，火的使用帮助人类抵御寒冷，防御野兽的侵袭，特别是使生食变为熟食，大大缩短了食物的消化过程，以利于预防肠胃疾病的发生。原始人已知道了用披裹树叶、兽皮以避寒气侵袭。此外，由于狩猎经济的发展，原始人有时在狩猎前后，学着动物的跳跃和飞翔，举行祝福和庆功。传说在尧的时代，人们已经知道运用舞蹈来预防因久处水湿而发生的关节疾病，后来有些舞蹈便逐渐发展成为锻炼身体、预防疾病的体育疗法。在公元前14世纪夏商时代的甲骨文上已有关于个人卫生方面的记载，如有表示洗脸的“沬”字，表示洗澡的“浴”字，公元1935年河南安阳发掘殷王墓中，有全套的盥洗用具壶、盂、盘、勺等；在环境卫生方面，人们已经知道凿井而饮，这对饮食卫生有很大的好处，在殷墟遗址中发现住室附近有了排除积水的水沟。此外，甲骨文中还发现有洒扫和在室内除虫的资料。周代，人们又进一步知道通过除害来改善环境卫生。《周礼》、《仪礼》、《诗经》中有许多除虫灭鼠的方法，如抹墙、堵洞、用药熏、洒灰、按时扫房等。《周礼·天官》记载，当时的宫廷医生已分为食医、疾医、疡医、兽医四种。其中食医管理饮食卫生，相当于营养医生，专门指导多方面的饮食问题，同时还结合时令，指导安排四季的饮食、管理配膳，提出饮食之宜忌等，可见对于食养、食疗极为重视。

1.1.1.2 中医预防学理论体系的形成

战国后期《黄帝内经》的问世，标志着中医学理论体系的形成，其中对预防理论的思想与方法也有明确认识，提出了治未病的概念，《素问·四气调神论篇》中说：“是故圣人不治已病治未病，不治已乱治未乱，此之谓也。夫病已成而后药之，乱已成而后治之，犹渴而穿井，斗而铸锥，不亦晚乎。”把预防提到了战略高度来认识，初步奠定了中医预防医学的理论基础，其基本观念主要有以下四个方面。

1）顺应自然界的四时阴阳消长规律，主动地采取各种措施，以达到避邪防病、强体健身的目的。

2）保持思想上安静平和，避免精神刺激，保养精气，以促进脏腑安和，气血调畅，增强抗病能力。

3）强调饮食调养，以摄养脏腑，使气血生化充足。

4）重视形神合一，强调精、气、神对生命活动的重要性。

华佗是东汉末年杰出的医学家，对我国医学的发展有着重大的贡献。他继承了《吕氏春秋》提出的“流水不腐，户枢不蠹”的思想，认为适当的运动可以帮助消化，畅通气血，不但能预防疾病，还可以延长寿命。根据这个道理，吸取了前人“导引”精华，模仿虎、鹿、熊、猿、鸟等动物的动作姿态，创造了“五禽戏”。对后世卫生保健起了积极的促进作用。

治未病也是张仲景（约生于公元150~219年）六经辨证体系中的重要内容，它贯串于《伤寒杂病论》全书。包括未病先防和既病防变两个方面。继承和发展了《内经》的学术思想，在《金匮要略·脏腑经络先后篇》中，张仲景提出了“上工治未病”的观点，接着又先后提出了“若五脏元真通畅，人即安和”；“若人能养慎，不令邪风干忤经络”；“不遗形体有衰，病则无由入其腠理”。说明疾病是可以预防的，关键在于正邪的强弱。更可贵的是，张仲景还进一步提出了病邪“适中经络，未流传脏腑，即医治之”的有病早治的思想。并具体提出了一系列防治措施：“四肢才觉重滞，即导引、吐纳、针灸、膏摩，勿令九窍闭塞”。还告诫“房室勿令竭乏”，“服食节其冷、热、苦、酸、辛、甘”。他还注意到四时节令和气候应相适应，节令先至、不至、太过或不及都是异常的，都能使人发病，因此必须注意调摄以防病。张仲景还提出“夫治未病者，见肝之病，知肝传脾，当先实脾”的“先安未受邪之地”的观点，并批评“中工不晓相传，见肝之病，不解实脾，惟治肝也”的教条局限思维。在《伤寒杂病论》中还提出及早抓住先机的截断疗法，如张仲景的截汗、截疟等法。

1.1.1.3 中医预防学理论体系的发展

晋、南北朝、隋、唐、五代这段历史时期，在意识形态方面儒、道、佛三教盛行，其影响直接波及到医药学术的思想与实践，其养生内容，被当时的医家和方士所继承，融合于中医养生防病的理论体系中。如南朝的陶弘景（生于公元456~536年）既是道教思想家，又是医学家，其《养性延命录》一书，为现存最早的一部养生防病学专著。该书推崇道家养生防病思想，提倡调神、养性、服气、保精、导引、按摩等方法，并论述了养生的各种禁忌事项。

隋代巢元方等人集体编写的《诸病源候论》对某些寄生虫病的感染，已明确指出与饮食有关。如说患寸白虫（绦虫）病，是吃不熟的肉类所致。对于某些传染病，说明是由于外界的有害物质（乖戾之气）所致，并指出这类传染病可以用预防的方法加以控制。

隋唐名医孙思邈（约公元581~682年）继承和发展了《黄帝内经》“治未病”的思想，他比较科学地将疾病分为“未病”、“欲病”、“已病”三个层次，“上医医未病之病，中医医欲病之病，下医医已病之病”。反复告诫人们要“消未起之患，治未病之疾，医之于无事之前”。他论治未病主要从养生防病和欲病早治着眼，其所著《千金要方》中有一整套的养生延年方法和措施，强调养性服饵，防病延年。还认为饮食是防治疾病的一种重要手段，他在《备急千金要方》中列出可供食疗、食养的药物 154 条，计 236 种，具体论述了它们的性味、功效、主治和禁忌，供人们在食养中酌情选用。又列“补益”专项，对病后虚弱、年老体弱者，提供了不少有益方剂。在饮食卫生方面，他对饮食的品种、食法、四时宜忌等论述也很多。如“美食须熟嚼，生食不粗吞”，“先饥而食、先渴而饮、食欲数而少，不欲顿而多”。奠定了我国食疗食养学的基础。孙思邈还特别注重道德修养、妇幼保健，强调性的卫生，积极推广养生防病功法，积医、道、佛、儒各家养生防病之说，与自己数十年丰富的临床实践经验相结合，在我国养生防病学上具有承前启后的作用。

此外，在晋代还发明了以狂犬脑髓外敷以防止狂犬病发作。对于某些烈性传染病，如麻风、天花等，亦采取了隔离措施。唐代“疠人坊”专门收治麻风病人，大大减少了本病的传播。

1.1.1.4 中医预防学理论体系的充实和完备

宋元明清这段历史时期，中医预防学理论体系进一步充实和完备。刘完素（公元 1110~1200 年）精研五运六气学说提出：人欲摄生养性，须法于阴阳，和于时序，养气养形养神。在其《素问病机气宜保命集》中明确指出形、气、神三者的关系，告诫人们应遵守四时自然之变化，保持神形相合，方可保持健康长寿。并主张以导引按跷调其气，将健康寓于运动之中。还提出，治病防病，谷气为先的观点，主张五味不失偏颇，以谷气养护脾胃，方能“却老而全形，身安而无疾”。

宋代陈直撰《养老寿亲书》，元代邹铉在此书的基础上续增三卷，更名为《寿亲养老新书》，是我国现存的早期老年病学专著，不仅系统阐发了老年病病机及治疗，而且对于老年病预防重于治疗，在书中对老人起居护理、食药调配、精神保健、四时摄养等论述颇为详尽，是一部值得发掘、整理、研究的老年病防治学专著。

元代饮膳太医忽思慧的《饮膳正要》，是我国古代营养学专著之一，是保存到现在比较完整的营养学专著。它在论述饮食营养与饮食卫生方面，可谓是第一部价值较高的著作。书中记载了常用食物 203 种，其中不少都是人们维持一般健康状况所应注意选择食用的。归纳其有关饮食防病养生方面的内容大致可列为三条。

1）阐发饮膳摄养多与安寿相关。药膳是取药物之性，用食物之味，食借药力，药助食威，相辅相成，相得益彰，充分发挥其饮食的营养作用和药物的治疗强身作用。

2）强调节慎饮食是养生法则，提出饮食要有规律，食物的种类和搭配要合理，不要过饥过饱、暴饮暴食，不要贪爽口而偏嗜五味。饮膳还须与四时之气相适应：“春气温，宜食麦，以凉之，不可一于温也，禁温饮食及热衣服”；“夏气热，宜食菽，以寒之，不可一于热也，禁温饮食、饱食、湿地濡衣服”；“秋气燥，宜食麻，以润其燥，禁寒饮食、寒衣服”；“冬气寒，宜食黍，以热性治其寒，禁热饮食、温炙衣服”。

3）提倡饮食卫生，袪病延寿。饮食卫生和个人卫生，是防病强身、延年益寿的养生法则之一。指出：“面有鬾气不可食，生料色臭不可用，浆老而饭溲不可食，煮肉不变色不可食，诸肉非宰杀者勿食，诸肉臭败者不可食”，“猪羊疫死者不可食，曝肉不乾者不可食饪”等。这些食物禁忌，至今日常生活中仍在应用。还指出了漱口刷牙的方法和意义，“清旦盐刷牙，平日无齿疾”，“清旦刷牙不如夜刷牙，齿疾不生”。

明朝李梴，在其《医学入门》中提出预防为主的思想：

1）强调预防为主，对袪病延年主张：“其病后善服药，莫若病前善预防”。

2）注重体育锻炼：李梴能剔除导引中某些神秘色彩，还导引强身以本来面目。提倡各种导引术如“舞蹈”、“起脾术法”、“开郁法”等。

3）灸治防衰老袪病：重视各种灸法在老年病的防治中的作用，在其《炼脐法》（灸脐法）中，所论述彭祖固阳固蒂长生延寿丹方、详细地介绍了灸治的处方、用法、适应证、判定疗效标准等，并指出“凡一年四季各熏一次，元气坚固，百病不生”，起到了有病防病、无病健身的作用。

明代随着命门学说的发展，产生了以张介宾、赵献可为代表的温补派，主张养生防病治病，均以保养真火为要。张介宾认为阴与阳这一对立统一体中阳是起主导作用的，因此他提出“阳强则寿、阳衰则夭”。而阳气之根在命门，命门主乎两肾，所以养阳必须养命门（肾）。养命门的实质，主要是养真阳、元气，特别注重用温补真元的方法防治疾病。并提出了“中年修理，重振根基”以防早衰和治形养生、防病、滋补精血等学术主张。反复地论证了预防早衰的可能性与必要性。他认为早衰的原因很多，酒食所伤，房劳所害，物欲所扰，财念所迷，“伤残有因，唯人自作”，然“所丧由人，而挽回之道，有不仍由人者乎”，体现了“不治已乱治未乱”的思想。这一时期关于饮食调养的论述也极为丰富，尤以李时珍的《本草纲目》为代表，它对中医饮食营养及防病学的发展起到了无法估量的作用。《本草纲目》提供了有关饮食营养的丰富资料，仅谷、菜、果三部就有三百余种；虫、介、禽、兽有400余种。其次，是在《本草纲目》中保存了不少食疗佚文；其三，还收载了很多食疗方法。它不但是一本研究中药的重要参考文献，而且也是研究预防保健医学的重要著作。

明代医家临床诊冶未病亦颇见功夫。例如，薛己、张三锡开始将未病理论用于中风预防。薛己指出了中风病的防治大法：“预防者，当养气血，节饮食，戒七情，远帷幕”。张三锡的理论更为深刻，他首先指出了该病的特点：“病之生也，其机甚微，其变甚速。达士知机，思患而预防之，遮不至于膏肓”。然后列举了中风的许多先兆症状：“中年人但觉大拇指时作麻木或不仁，或手足少力，或肌肉微掣，三年内必有暴病”。并给出了预防方法：“急屏除一切膏粱厚味，鹅肉面酒，肥甘生痰动火之物，即以搜风顺气丸或滚痰丸，防风通风散时服之，及审气血敦虚，因时培养，更远色戒性，清虚静摄，乃得有备无患之妙”。这些论述句无虚言，非常全面，非孜孜于临床的大师是不会有这样深刻的认识的。

清代比较有创见的是温病学派，该学派在明清时期涌现了不少著名医家，对温病的发生发展和防治规律，进行了系统的研究。他们对温病的预防亦有许多论述。如王士雄的《随息居重订霍乱论》，对霍乱的流行规律和预防方法作了系统的探讨，他指出的清洁水源、饮水消毒等措施，至今仍不失其科学性。这是健康人防治未病的一个例子。临床传变治未病的能手，要首推叶桂。他首次将传变治未病理论引入三焦辨证论治中，“或其人肾水素亏，虽至下焦，先自彷徨矣。必验之于舌，如甘寒之中加入咸寒，务在先安未受邪之地，恐其陷入易易耳”。余霖认为娠妇得了温病，虽尚未碍胎，亦应予“安胎为先，所谓有病以未治也”。

约 16 世纪中叶发明了预防天花的人痘接种法，开创了人类预防医学史上人工免疫的先驱，种痘术挽救了无数的生命，并很快传到了国外。直到 1796 年英国 Jenner 发明了牛痘接种法才逐渐取代了人痘接种法。

解放后，确定了“预防为主”的卫生工作方针，开展了大规模的群众卫生运动，在防治鼠疫、霍乱、天花、斑疹伤寒等传染病及预防疟疾、血吸虫、甲状腺肿、克山病等地方病方面，都取得了重大成绩，某些烈性传染病在我国现已绝迹，其他疾病的发病率也大大下降。通过大力宣传预防知识，开展群防普查活动，充分发挥中草药在防病中的作用，广泛进行疫苗接种，特别是在群众性的体育活动中，推广如五禽戏、气功等古已有之的传统保健方法，我国人民的身体素质已大大提高。

1.1.2 治疗

1.1.2.1 中医治疗体系的起源与形成

远古时期，人们在遭受风寒侵袭而发生疼痛或虫兽创伤后，本能地用手抚摩，揉按局部，此即原始的治疗方法。随着生产力的发展，人们逐渐发明了用火、砭石、酒、汤液、祝由等来治疗疾病，这便是中医治疗学的起源。

1973 年底，长沙马王堆三号汉墓出土的简帛医书中，也有不少治疗学方面的资料。《五十二病方》中，除了药物内服疗法外，外治法也占有很大的比例。如药物外敷、药浴、烟熏与蒸气熏法，熨法、砭法、灸法、按摩法、角法等，均有所记载。同时，还记录了一些外科手术的案例，如用灸灼法去疣，以结扎与割治法医治痔疮等，反映当时的内治与外治，都有一定的水平。

先秦两汉时期是中医治疗学理论体系初步形成的时期，集中反映在《内经》之中。该书在强调“治未病”的前提下，指出“治病必求于本”为“治之大则”。并系统阐述“因时、因地、因人制宜”，“急则治标，缓则治本”。“实者泻之”，“虚则补之”，“正治”、“反治”等治疗原则的基本内容与临床应用范围。而对“因势利导”，“同病异治”，“异病同治”等指导思想与治疗特点，也有较为详细的论述。对于治疗方法，《内经》的记载颇多。如对针灸疗法的适应证、禁忌证等，均作了较为详细的论述，其中以《灵枢》所载尤为丰富而系统。此外，还提出了精神疗法、按摩、导引、熨贴、渍浴等多种外治疗法。

《难经》对针刺补泻方法的论述颇为突出。自六十九难至八十一难，详尽地介绍了这方面的内容。而六十九难所谓“虚者补其母，实者泻其子”；七十五难提到的“泻南方，补北方”等治则，不仅对针刺疗法有指导意义，而且也是整个中医治疗学中的重要治则。

至《伤寒杂病论》，将《内经》、《难经》等古医籍中的防治学理论，与临床实践密切结合，确立了辨证论治的理论体系，使理法方药更加系统而具体。在药物内治方面，该书实际上已概括了后世所总结的汗、下、吐、和、温清、补、消八种治疗方法。并围绕病证，阐述如何灵活地应用，有机地结合使用这些方法。药物外治法的应用也相当普遍，且达到一定的水平。该书还根据各类疾病的实际情况与特点，十分注意内治与外治，药疗与食物调养等多种方法的综合应用，以提高治疗效果。

1.1.2.2　中医治疗体系的发展

两晋隋唐时期科学文化事业发展甚快，儒、佛、道三教鼎立，既有斗争，又有合流，促进了中医防治学的发展。这一时期，名医倍出，综合性医学巨著与各科专书相继问世，对中医治疗学的发展作出了很多贡献。如孙思邈在治疗外感热病时，结合其病变迅速的特点，力倡“临时消息制方”，主用“除热解毒”之法，并重视养阴生津，为后世开辟了扶正攻下与滋阴润下的治法。治疗虚损病证，亦并非专事补益，每以补兼泻，以泻为补，寒温相济等法治之；更不囿于“虚则补其母”的说法，而惯以“劳则补子”的方法治之，为虚劳的治疗另辟蹊径，亦为协调脏腑治则充实了具体内容。

这一时期，临床医学的分科渐细，专科医书亦陆续刊行。皇甫谧的《针灸甲乙经》是针灸专书，对针灸的操作方法作了详细介绍。龚庆宣所著的外科专书《刘涓子鬼遗方》，对外伤的治疗论述甚详，不仅有止血、止痛、收敛、镇静、解毒，活血化瘀等内治诸法，同时还记述以多种药物配制而成的软膏、膏药作为外敷药，尚有以针、烙排脓等法配合治疗痈疽的记载。蔺道人的《仙授理伤续断秘方》，对骨折提出了合理的治疗方法，如手法复位、衬垫固定；扩创、清洗、缝合、包扎等法的论述切实可行。妇产科在当时已经成为一门独立的学科，一些独特的论治原则与方法亦应时崦见。如北齐徐之才提出的“十月养胎法”；唐末昝殷的《经效产宝》中所谓：“安胎有二，因母病以动胎，但疗母疾，其胎自安；又缘胎有不坚，故胎动以病母，但疗胎则母瘥”等即是代表性的论述。

晋唐时期，药物学的发展甚快。《名医别录》、《本草经集注》、《新修本草》、《本草拾遗》、《食疗本草》等都是代表性著作。这对防治学的发展，无疑有促进作用。其中《本草拾遗》所创“十剂”说，是中医基本理论与治疗方法紧密结合的产物；而《食疗本草》对饮食疗法的发展，有其积极意义。尚须提及的是，炼丹术在当时风行一时，它为外治法提供了不少有效药物，使之得以进一步发展。

1.1.2.3　中医治疗体系的突破性进展

宋金元时期，科技事业的蓬勃发展，学术上的百家争鸣，促进了中医治疗学的新发展，在许多方面是具有突破性的。在其发展史上，可谓是承上启下，开辟新径的时代。

宋金元时期，卓有成就的医家不乏其人，较有影响的医学论著为数甚多，其中论及治疗学的亦不可胜数。宋代钱乙的《小儿药证直诀》所论“五脏补泻法”；李杲所著的《脾胃论》等，充实了协调脏腑治则的内容。张从正则认为：“邪去而元气自复”，并善用汗、吐、下三法；但“亦尝此三法，遂弃众法”，强调“各自其病之所宜而用之”；许叔微也认为，“先去邪，后议补”；而罗天益则重视扶正法的意义，提出“养正积自除”等观点。这些医家的医论与实践，丰富了扶正祛邪治则的内容。朱震亨提出“相火论”，“阳有余、阴不足论”，“阴升阳降”等学说，并相应地提倡“滋阴降火”、“补阴抑阳”等治法；又特别推崇养阴补血法的作用，发展了调整阴阳、协调升降治则的含义。

医学各科在这一时期的成就甚多，治疗方法相应地得到发展。在针灸方面，王执中所著的《针灸资生经》，是宋代以前所未见的临床针灸专著。它不仅详细论述各种针与灸的方法，而且记叙了内、妇、外等科近二百种病证的取穴施治的方法。窦默所著的《标幽赋》，常先取膝以下的井、荥、俞、经、合等穴，与具有特殊疗效的腧穴治疗疾病，以体现按经络系统进行辨证施治的原则。闻人耆年的《备急灸法》，是以灸法治疗常见急性病证的专著，记有心痛、牙痛、急喉痹、霍乱、肠痈、疔疮、跗骨疽等病证的灸治方法，反映灸法在急诊领域的作用和意义。此外，以不同时间，选择不同穴位施治为中心内容的“子午流注”针法，也流行于宋元之间。这是“因时制宜”治则在针刺疗法中的具体反映。又如外科，因战事频繁等因素而得以充分发展。于是，手术器械品种日益增多，外治法的使用机会增加，内外兼治的主张愈益被医者接受。如陈自明在《外科精要》中强调：外科用药，也应根据脏腑经络的寒热虚实因证施治，切不可拘泥于“热毒内攻”之说，遍用寒凉伐之剂。齐德之的《外科精义》，不仅能系统总结当时本学科的新成就，且以灵活应用温罨、排脓、提脓拔毒与止痛等多种方法治病称著。伤科的发展颇为显著。如危亦林所撰《世医得效方》，对全身各部位的骨折，以及多处关节脱位的整复与固定之手法，均有详尽阐述。其中，所载肱骨外科颈骨折整复法，与现代临床所施相同；腕关节脱臼的整复方法、前臂骨折的小夹板固定术等，亦与上前临床所用基本相似。反映当时的正骨手法，已达到较高的水平。

1.1.2.4 中医治疗体系的进一步完善

明清时期，集大成的著作颇多，临床分科也更加具体，大大的提高了中医对人体疾病机制的认识，从而也促进了中医治疗学的进一步完善。同时，在各个领域都有各自的进一步发展，新的成就屡见不鲜。

明代医家张介宾，对治法与方剂的关系方面颇有发挥，于《景岳全书》中设“八略”以立法，列“八阵”以制方，开创了以治法归类方剂的先河，也为后来治疗八法的分类奠定了基础。张介宾对协调阴阳治则也有精辟的论述，常为后世医者用以指导临床实践。又如，薛己对“治病必求于本”的认识有独到之处。依薛己之见，治病求本，“法当滋补化源”；并以滋补脾胃与肾为最。孙一奎在处理攻补先后时，强调“惟要用舍得宜”，并指出“有先攻而后补者，有先补而后攻者，有攻补并行者”等不同情况。总之是“当攻则攻，当补则补”。缪希雍对调治气血深有心得。系统确立补气、破气、降气与补血、清血、凉血、通血等具体治法；潜心钻研气血之间的关系，以为协调气机升降的意义独重，提出“升降乃治法之大机”等观点。李中梓治病也十分重视资取化源，并将五行生克原理与先后天理论有机结合，经常运用隔二、隔三等法，以充实“虚则补其母”的内容，亦为综合协调脏腑治则拾遗补缺。另外，喻昌论治阴阳失调的虚脱之证时，或“从阴引阳”，或“从阳引阴”，使真阳复返其宅，与真阴相恋，而达到阴平阳秘的局面。对于痢疾一证，喻昌又有“急流挽舟，提邪出表”的独创见解。如此等等，使治则、治法的内容更加丰富多彩。

清代程国彭所撰《医学心悟》，总结前贤所论，明确提出“汗、和、下、消、清、补”为“医门八法”的概念，在治疗学发展史上有不可低估的意义和作用。叶桂对奇经八脉的论治颇多创见。指出奇经病证亦须审证论治，有通、有补。凡实证，每用苦辛芳香以缓通脉络、疏达宣痹；而虚证之补养，又不同于一般性虚损，当予血肉有情之品填补为宜；若见虚中挟实之证，常以通补兼施之法治之。叶桂对络病的治疗也很精专。恒以辛润通络为基础，视病情与病程之不同，分别佐以辛温通络，虫蚁搜剔等法。徐大椿注重元气的培固，认为保护元气为“医家第一活人要义”。但也不忽视祛邪的作用和意义。扶正与祛邪，应根据病者体质、病因及受病部位之不同，予以“轻重、缓急、大小、先后之法”。王清任熔“扶正祛邪”、“去邪安正”二种学术思想于一炉，提倡治病时应先分清虚实的因果关系而投药。在这些学术思想的指导下，娴熟应用活血化瘀、补气活血等法，创立不少著名的有效方剂。

值得一提的是，温病学说在明清期间渐趋完备，且自成体系，丰富并促进了防治学理论与实践的发展。如吴有性所谓：“客邪贵乎早逐”；“邪在募原宜疏利祛邪；疫邪出表，当汗解，入胃传里，须攻下；至疫病后期，需要养阴”等学术见解，即具有普遍指导意义。而其所提出的：“以物致气，一病只须一药之到，而病自已”等设想，又能启迪后世寻求特效药物，以防治戾气疫病。

外治法在明清时期的发展是很显著的。王肯堂即在《疡医证治准绳》一书中，记载了多种外科手术方法。其中气管吻合术，耳郭、唇、舌外伤后的整形术等，已达到一定的水平。陈实功的《外科正宗》，论治脓肿的宗旨为：“开户逐贼”，“使毒外出为第一”。故在其医疗实践中，常以刀、针等器械扩创引流，或采用腐蚀药清除腐血。吴师机对外治法推崇至倍，发挥甚详。在他看来，“外治之理，即内治之理，外治之药，亦即内治之药，所异者法耳”。故“虽治在外，无殊治在内也”。所以吴师机在以膏药为主，辅以点、搐、熏、擦、熨、烙、掺等法，用来治疗内病。陈复正则根据小儿的生理、病理特点，合理应用外治法治病。他在《幼幼集成》写道：“小儿脏腑未充，则药物不能多受”。故其习以按摩、热敷、贴药、针挑、刮痧、磁锋砭法、吹药、蜜导等法，为儿科患者治病。

所以这些既是“因人制宜”治则的充分体现，又是多种疗法综合应用的范例。

针灸疗法，在明代处于昌盛时期。杨继洲著《针灸大成》，载有各种针灸疗法的原则与方法，也介绍其针灸与药物综合治病的经验。徐凤所著《针灸大全》，着重于子午流注与灸法的阐发。至清代，虽然也有一些专著问世，但很少有新义。相比之下，似有衰落的趋向。

推拿疗法的应用在明清也已从成人推广到小儿。如龚云林所著《小儿推拿秘旨》，周子藩之《小儿推拿秘诀》，即是当时小儿推拿手法及其临床应用经验的总结。而熊运英的《推拿广意》，是一部综合性著作，它系统记叙推拿疗法的理论、手法，又配有醒目的图解，十分有利于推广和应用。同时，也主张推拿与药物内服合理结合，以提高疗效。

1.1.2.5 中医治疗体系的近代发展

近百年来，中医治疗学的发展主要是对历代成就进行全面整理、总结、发挥。随着西医的传入，产生了中西医汇通的思潮与学派；应用现代科学的手段和方法，对中医治疗学的理论与实践作了进一步研究。

在古医籍的整理与研究方面，不少医学全书、类书、丛书相继问世。如蔡陆仙的《中国医药汇海》，收载历代有关方理的论述，治法的分类等内容。又如陈景歧所辑的《中国医学入门丛书》，曹炳章的《中国医学大成》等，亦都收集很多中医防治学的内容。而何廉臣的《中国名医验案类编》，柳宝诒选评的《柳选四家医案》等理、法、方、药俱全，则更是防治学的原则、方法在临床实践中具体应用的记录，因而是防治学的重要组成部分。与此同时，临床医学也有发展，为防治学增添了新的内容。费伯雄在调治慢性病方面积累了丰富的经验，并对和法的理解颇多新意。他认为：“疾病虽多，不越内伤、外感，不足者补之，以复其正，有余者去之，以归于平，是即和法也、缓治也”。又说：“天下无神奇之法，只有平淡之法；平淡之极，乃为神奇”。唐宗海著《血证论》，擅长于调治气血。唐容川以止血、消瘀、宁血、补血作为通治血证的基本方法。但在具体应用时，却前后兼顾，互相呼应。止血时每兼顾消瘀，消瘀时又寓有宁血。另外，对下法与和法于血证中的应用深有心得，以为泻火降逆是邪热内盛、气火逆上所致出血证的重要治法；和法是“血证之第一良法”，调和气机，则可收安宁血络之效，等等。张山雷对中风的论治比较全面，且富有特色。他提出当以“潜镇摄纳”为总则，介类药为第一主药。临证时，又应在“闭者宜开，脱者宜固”原则的指导下，根据实际情况，分别采用“气火之升宜于抑降；肝阳之扰宜于清泄；痰涎之塞宜于涤化；阴液之耗宜于滋填”等法治之，才能取得良好的疗效。总之，这一时期的内科专著有百余种之多，药物内治法理论与实践的发展足见一斑。

外伤、针灸、推拿等科的成就，促进了外治法的发展。如马培之所著的《外科传薪集》，不仅总结其常用的验方、外用药，膏药的配制法，以及外科器械的使用经验，而且对前人所作《外科全生集》作了评注、补充和修正。又如江考卿所著《江氏伤科方书》闻名一时，其中骨折的切开复位术，粉碎性骨折“即以别骨填接”的移植术等，反映当时的手术疗法，已达到相当水平。针灸疗法，经过一个阶段停滞之后又有进展。各种论著达百余种之多。承澹安所著的《中国针灸治疗学》，对针灸疗法有系统而全面论述；吴炳耀所撰《针灸纂要》，除详细介绍针灸手法、取穴法外，还配有经脉经穴彩色图，对针灸的推广应用起有重要作用。推拿疗法的发展，仍然侧重于儿科领域。如周松龄的《小儿推拿辑要》，张筱衫的《厘正按摩要术》等，较为系统地介绍儿科疾病的推拿手法，手法图说与药物内服、外敷疗法综合应用的内容，使儿科推拿疗法的体系更为完备。

西医传入我国后，一些学者开始接受西医学说，产生了中西医汇通思想与学派，亦反映在防治学领域。如朱沛文以“心脏体用说”为指导，提倡“凡神病者，心肾兼疗为允”。又如张锡纯著《医学衷中参西录》，分析中西医治病用药的差异时指出：“西医用药在局部，其重在病之标也；中医用药求原因，是重在病之本也”。还说：“若遇难治之证，以西药治其标，以中药治其本，则奏效必捷”。因此，张锡纯在临床经常应用西药加中药复合治疗疾病。如对肺结核的治疗，即用阿司匹林加玄参、沙参等药治之，常能收到降热而不伤肺阴的良效。这种大胆尝试，对后人确有较大的影响。中西医汇通的思想，还反映在其他疗法之中。如陈滋的《中西眼科汇通》所介绍的眼科手术方法；卜子义的《中国医痘科合璧》所论痘证的治疗，等，是比较典型的例子。这一时期的中西医结合治疗，虽然并非十分完善，甚至还有牵强附会之处，但它对现代所开展的中西医结合治疗之影响是不可低估的。因此，它在中医防治学发展史上的作用与意义，同样也是不可忽视的。

新中国成立50年来，党和政府非常重视中医事业，使中医治疗学得到了前所未有的发展，陆续创办了中医高等院校与科研机构，多次组织编写各种中医教材、各科临床专著，使中医治疗学的内容得以充分反映。同时，在国家的倡导下，中西医结合工作也得到了广泛开展，以现代科学研究中医热方兴未艾。人们开始了采用多学科，多方法，多种手段对中医学进行系统研究。尤其是通过对藏象学说领域中肾和脾的研究，促进了中药单方和复方配伍的药理研究，开发很多的中药新药。在提高临床疗效、攻克疑难病证、抢救危重病证等方面，中医治疗手段得到了广泛的应用，均取得了可喜的成果。如攻下通里法被广泛应用于急腹症，效果良好；活血化瘀法扩大应用于多种病证的治疗，取得不同程度的疗效；扶正固本法用于晚期肿瘤患者，有延长生命的作用；清热解毒法用于急性传染病，极大的降低了其发病率和死亡率等。而这些治法的作用机制，亦正不断被阐明。所有这些成就，都充分显示了中医治疗学的发展，已进入了一个崭新的时期。

1.2 中医防治学的基本思想

1.2.1 整体观

中医学认为人体本身是一个有机的整体，人与自然环境和社会环境也是紧密相关的，是一个不可分割的整体。这种机体自身的整体性思想和机体内外环境的统一性思想，不仅贯穿于人体的生理、病理，而且也是中医防治学的重要思想方法。

1.2.1.1 人体自身的整体观

中医学认为，人体是一个以心为主宰，以五脏为中心，由脏腑、形体和官窍组织共同组成的结构严密、分工有序的整体。在生理上相互协调、分工合作，共同维持人体生命活动的协调平衡；在病理上又是相互影响的，任何一个局部的异常病理变化，都有可能影响整体的协调平衡。因此在养生防病中无论是精神、饮食、起居调摄，还是形体锻炼和药物调补，都是围绕协调机体自身平衡为目的。论治的主要原则，不单是注意发生病变的器官，而且要深入探求其脏腑或组织器官内在的联系，从整体观念出发采取各种治疗措施，调整其偏盛偏衰，使受病的机体重归于平衡。因此，祖国医学对于疾病和治疗的认识，并不是把某一现象孤立起来看，而是从相互联系、相互依赖和相互制约的观点出发，将人体作为一个有机的整体来认识。

形神统一从人体机能与形体的统一性，说明了人体本身的整体性思想。“形神并重”是中医防治学的另一个重要观念。形，是指形体，包括人体脏腑及皮、肉、筋、骨、脉等组织。形体是生命活动的宅宇，它内舍精、气、神，维持着人体的生命活动。形体又是人体抗御外邪的重要屏障，形体中的皮毛肌肤、血脉筋骨、脏腑组织等均有抗邪卫外的功能。神，是指人体脏腑组织的功能活动与精神情志思维活动。形体与神气二者相互依存，相互促进；在病理条件下又可相互影响。所以在防治疾病中，应重视形神的协调。如适度的体力活动，可流通气血，强壮筋骨，增强脏腑功能。反之，活动过度，又易挫伤筋骨肌肉，损伤内脏。所以，劳逸要适度，保形养神，使“形与神俱”，才能健康无病。精神情志是脏腑功能的表现之一，正常的精神情志，能促进脏腑组织的生长发育，而过激或过久的精神情志变化，又是损伤内脏、发生疾病的重要原因。故中医十分重视精神情志在防病中的作用，强调预防疾病，要保持乐观情绪，避免心情过激。在疾病发展过程中，精神情志的异常变化，往往导致疾病转重、变危。所以在患病期间，也要特别注意精神的调养和护理。

临床治病，要做到治形与治神相结合，方能提高疗效。既用针药祛邪扶正以治形，又用精神调理以治神，如以喜胜悲，以怒胜思，开导释疑，解除病者的思想负担。治形与治神相结合，在促使疾病痊愈方面具有十分重要的意义，当前兴起的“心理疗法”的研究，就是对治神的一个继承和发展。

1.2.1.2 人与自然环境的统一观

人类生活在自然界之中，大自然的种种变化，直接或间接地影响着人体的机能活动。外界环境的影响，超过了人体所能承受的限度，即会产生病理性变化，甚至发生疾病。所以在防治疾病的过程中，要考虑人体与外界环境的统一性，尤其是与自然环境的协调统一性。从这一观念出发，中医学把顺应自然看作为养生防病的重要原则。《素问·四气调神大论篇》中谓："夫阴阳四时者，万物之终始也，死生之本也，逆之则灾害生，从之则苛疾不起"，"所以圣人春夏养阳，秋冬养阴，以从其根"。在预防疾病时，强调顺春气以养生，顺夏气以养长，顺秋气以养收，顺冬气以养藏，使五脏之气与四时变化相应，时时保持旺盛通畅，则"正气存内，邪不可干"。另一方面，针对运气太过及出现不正常的气候变化，应采取预防措施，以避免虚邪贼风，尤其是疫气伤害人体，如春防温、夏防暑、长夏防湿、秋防燥、冬防寒等。治疗疾病也应注意气候的影响，如春夏气候温热，使用温热药物时，应避免温热太过，损伤阴血；秋冬气候寒冷，在使用寒凉药物时，应避免寒凉太过，损伤阳气；夏天人体汗孔开泄，使用发散药宜轻，以免大汗亡阳；冬天人体汗孔致密，使用汗药宜重，轻则不能发表。

人与自然的关系，还表现在地土方宜的影响。我国地土辽阔，自然环境相差甚殊，祖国医学在数千年的实践中认识到不同的地区，有不同的水土、空气环境。人们长期生活在一定的水土环境中对生理活动必然产生一定的影响，因而产生不同的生活习性和体质。发病情况亦随之而异，如湖区多血吸虫病（蛊病），高山缺碘多瘿肿，潮湿之地多关节病，南方森林多疟病，都应做好预防工作，以减少发病率。治疗疾病也应考虑地理因素，如高寒山区感冒患者，用药宜峻，而平原患者宜轻。

在治疗疾病的过程中，"天人合一"的观念亦时常得到体现。而因时、因地制宜等治则，就是这一观念的具体化。

1.2.1.3 人与社会环境的统一观

人生活在自然界的人事社会之中，不能离开社会群体而生存。所以影响健康和疾病的原因，既有生物因素，还有社会和心理的因素。社会的道德观念、经济状况、生活水平、生活方式、政治地位及人与人之间的相互关系，都会对人的精神状态和身体素质产生很大影响。所以中医学在防治疾病中，十分重视社会因素对人的思想情绪所发生的作用。防止疾病的发生，提高人类的健康素质，不能单靠服药保健，也不能单依赖个体的自身调护来解决，而要靠整个社会的群体行动，通过遵循科学的生活方式，树立良好的人生观和道德观，提高自我心理调摄能力，并努力创造良好的社会环境，营造优美的生活环境和和睦幸福的家庭氛围等。

1.2.2 辩证观

中医防治学的辩证观主要体现在从运动变化的观点出发，强调未病之时，尽量防患于未然，既病之后，则要防止其继续传变；用对立统一的观点指导治疗，主张扶正祛邪，调理阴阳；根据普遍联系的观点，提出治病应"必先岁气，无伐天和"（《素问·五常政大论篇》），因时、因地制宜，以及注意个体差异而因人施治等。治疗上强调"异病同治"，"同病异治"，整体与局部并重，外治与内治结合，动与静统一。病变证变治也变，承认疾病的阶段性与治疗的灵活性，持重守方与随机应变相结合等。

1.2.2.1 因时、因地、因人制宜

因时、因地、因人制宜是指养生防病与治疗要根据时令、地域，以及人体的体质、性别、年龄等不同，而制定相应的方法。由于人体疾病的发生、发展与转归，受多方面因素的影响，因此必须全面考虑，综合分析，掌握自然环境的变化规律和人体的体质、生活等情况，才能制定出具体有效的防治措施。

中医学认为，人与自然的关系，首先是四时气候的变化对人体生理、病理会产生一定的影响，所以在养生防病方面要根据不同季节的气候特点，来考虑养生保健的措施，如《内经》提出的“春夏养阳，秋冬养阴”，即是指春夏季节在起居、饮食、药物调补、精神调养、运动锻炼等方面，应顺应自然界生发之机，以充养体内阳气；秋冬时节则应以互养阴精，使人体阴精内藏，以抗病延年。人与自然的关系，还表现在地方区域对人体的影响，所以在养生防病方面要根据不同地区的地理、气候特点，采取相应的养生保健措施。养生防病不仅要充分注意人与自然的密切关系，还要高度重视个体差异，即根据不同的年龄、性别、体质等不同特点，来考虑不同的养生保健方法，有针对性的解决问题，才能有宜于人体的健康长寿。

既然疾病的发生、发展和转归受气候、地域及个体的体质差异等影响，因此治疗疾病时，必须根据具体情况作具体分析，以采取适宜的治疗方法。这种因时、因地、因人制宜的“异法方宜”的治疗原则，蕴含着事物的一般性和特殊性相结合的辩证法思想。

1.2.2.2 辨证调护和辨证施治

辨证调护的思想贯穿于中医养生防病的各个方面。它是指根据不同的年龄、体质、季节及所患疾病的性质等，而选择相应的预防措施，以增强体质，提高抗病能力，预防疾病。在顺时摄养中，要根据四时的气候特点，针对季节性的多发病、流行病而采用相应的预防方法；饮食调养、药物调补，要根据体质情况进行辨证，弄清寒热虚实、脏腑阴阳气血亏虚的情况，因证施补，调理机体，以纠正体质的偏颇，增强机体的抗病能力；在运动保健方面，则又需根据不同的年龄、体质、所患疾病的性质等情况，而选择相关的锻炼项目，采取适当的锻炼方法，起到增强体质和提高抗病能力的作用。

辨证施治是中医治疗学的一个突出特点，它不同于一般的对症治疗和辨病治疗，而是根据疾病的临床表现，辨别疾病的原因、性质、部位以及邪正之间的相互关系，并结合季节、地域、患者个体情况等，全面确定治疗原则，整体地实行治疗方法。如病治异同、标本缓急、正治反治、异法方宜等，都说明了中医治疗学的原则，是本着事物相互联系而不是孤立的观点，来看待疾病的发生和发展。

所谓病治异同，包括同病异治和异病同治两个方面。同病异治，是指同一疾病由于因人、因时、因地的不同，或由于病情的发展、病机的变化，以及邪正消长的

差异，而采取不同的治疗方法；异病同治，是指不同的病证在其发展过程中，出现了相同的病机变化时，则采取相同的方法进行治疗。这种针对疾病发展过程中不同的本质矛盾，采用不同的方法进行调理的思想，是辨证论治的精神实质所在。

所谓标本缓急的理论，是针对疾病的根本矛盾、主要矛盾和次要矛盾之关系而言的。其中“本”是指疾病的根本矛盾、主要矛盾，它在疾病的发生和发展过程中起决定性的作用；“标”是指被根本矛盾所规定和影响着的次要矛盾方面。在疾病发生发展的整个过程中，本的性质没有发生根本性的变化，但标却不时的在发生激化、发展，但是治疗疾病必须抓住疾病的根本矛盾，采取“治病必求其本”、“急则治其标，缓则治其本”、“标本兼治”的方法。

正治反治，是指在确立了疾病的标本主次之后，在治疗上采取针锋相对，以纠正阴阳失调状况的方法，如寒者热之，热者寒之，虚者补之，实者泻之，即是应用了矛盾的斗争性也应用了矛盾的同一性的辩证法思想。

而异法方宜，是对同一疾病因时、因人、因地制宜，它是一种既考虑矛盾的普遍性，又考虑矛盾的特殊性的一种辩证法思想。

1.2.3 防治结合，防重于治

中医防治学总的原则是，以防治结合，防重于治。预防和治疗疾病，是人们向疾病作斗争的两种不同手段和方法，但其目的都是为了抵御疾病对人体的危害，从而保证其健康长寿。在具体运用时，二者有时并无明显界线，预防可以运用一些治疗手段，而治疗常需注意防变防危。一般而言，未病之前，预防是矛盾的主要方面，重视形体和精神的调养，主张顺四时而适寒暑、和喜怒而安居处，节阴阳而调刚柔，强调提高正气的抗病能力。而既病之后，则不仅要注意早期诊治，防止传变，而且在具体方法上又要掌握疾病的传变规律，分清疾病的主要矛盾和次要矛盾，注意先后缓急，做到预防为主，防治结合。在疾病初愈阶段，为了使机体早日康复，除了廓清余邪，彻底根治外，还应注意各方面的调养，如精神、饮食、劳逸、居处等，以防疾病复发。所以说预防为主，防中有治，治中寓防，是中医防治学的基本特点之一。

复习思考题

1. 中医防治学研究的主要内容包括哪几个方面？
2. 《内经》治未病的观念包括哪几个内容？
3. 中医预防学及治疗学的发展包括哪些阶段？各有何特点？
4. 中医防治学的基本思想主要有哪几个方面？
5. 整体观在中医防治学中主要体现在哪几个方面？

（师建梅）

上篇　预　防

2

养生防病

目的要求

1. 掌握养生防病理论的基本特点。
2. 掌握养生防病的基本措施。
3. 掌握顺时摄养、精神调养、惜精养肾、饮食调养、起居调理、环境保健、药物调补等的原则。
4. 了解顺时摄养、精神调养、惜精养肾、饮食调养、起居调理、环境保健等的具体方法。
5. 了解常用的运动保健方法及常用的调补方药。

重点内容

养生防病理论的基本特点主要有四个内容：天人相应的整体观、以内因为主的预防观、形神并重的养生观、惜精养肾的固本观。

养生防病的主要措施有顺时摄养、精神调养、惜精养肾、饮食调养、起居调理、环境保健、运动保健和药物调补等。

顺时摄养的原则是春夏养阳，秋冬养阴；顺应四时，调摄五脏；根据四时气候特点，预防季节性多发病、流行病。

精神调养的原则是恬淡虚无，精神内守；顺应四时，调摄精神，春使志生，夏使志长，秋使志收，冬使志伏。

惜精养肾的原则有婚姻适时，反对早婚；顺应自然，反对独身；节制房事，反对纵欲；入房有忌，惜精保肾。

饮食调养的原则有饮食有节，定时定量；饮食卫生，预防秽毒；五味调和，合理搭配；因时制宜，因人制宜；进食保健卫生。

起居调理的原则有起居有常，生活规律；劳逸适度，合理作息；安卧有方，睡眠得当；衣着适宜，慎适寒温。

环境保健的原则是居处适宜，美化环境，住宅卫生和地方病的预防。

运动保健的原则是动静结合，形神兼顾；运动适量，强度适当；因人、因时、因地制宜；持之以恒，坚持不懈。

药物调补的原则是补益扶正，重在脾肾；辨质论补，调整机体；掌握时令，顺时调补；补勿过偏，补勿过滥。

养生又称“摄生”，是通过各种方法来颐养生命、增强体质、预防疾病，从而达到延年益寿的一种医疗活动。养生是中医学中独特的防病措施。

养生防病的理论主要有四个基本观点。

（1）天人相应的整体观

中医学认为，人体是一个有机的整体，人与自然界也是一个统一的整体。因此，在养生防病方面，提出人类必须掌握和顺应自然界的阴阳变化规律，强调适应自然变化，维持体内外环境的协调平衡，对防病抗衰的重要意义。

（2）以内因为主的预防观

在中医学中，“内因”主要是指人体的正气，是与邪气相对而言，主要是指人体内部的抗病能力和康复能力。包括人体禀赋充盛，体质健壮，脏腑组织器官、经络及气、血、津液、精等功能活动的健全，是人体各种生理功能的总和。人体正气具有防御、消除各种有害因素，使机体免受病邪侵犯，以及一旦受到损害后能够促进康复等能力。因此，提高人体的正气，增强抗病能力，是养生防病的重要措施。

（3）形神并重的养生观

形体是精神的物质基础，而形体运动又受精神和意识的支配，两者相互为用，协调统一，才能保证人体正常的生命活动。因此，不仅要加强形体的锻炼和保养，而且还要注意调摄精神，保持心理上的安静平和，乐观开朗，才能达到养生防病，“形与神俱，而尽终其天年”的目的。

（4）惜精养肾的固本观

肾为先天之本，肾所藏的先天之精和后天之精，是促进人体生长发育和生殖的物质基础，是生命活动的基本。因此，只有保持肾精充盈，方能维护生命之本，所以惜精保肾，节欲保精为养生防病之要义。

中医养生防病的内容非常丰富，它涉及的范围很广，主要包括顺时摄养、精神调养、饮食调养、起居调摄、惜精养肾、环境保健、运动保健和药物调补等。通过上述综合调养措施，内养正气，以提高机体的抗病能力，外避邪气的侵袭，从而达到预防疾病的发生，控制疾病的发展和流行的目的。

2.1 顺时摄养

顺时摄养是指顺应四时气候、阴阳变化的规律，从精神、起居、饮食、运动等方面进行综合调养，使人体生理活动与自然界变化保持协调统一，达到避邪防病、保健延衰的目的。

2.1.1 气候与健康的关系

人类生活在大自然之中，自然界是人类生命的源泉。自然界除了给人类提供空气、水分、谷物等基本生活条件之外，其四时的气候变化也与人体的健康息息相关。

2.1.1.1 气候变化对人体生理的影响

在一年四季之中，自然界的气候存在着春温、夏热、长夏湿、秋燥、冬寒的周期性变化，并且由此导致万物的变化呈现出生、长、化、收、藏的规律，同时也影响着人体，使人体的各种生理行动均形成了与之相应的变化节律。一般来说，随着天时寒暑的变迁，人体的阴阳、气血、脏腑、津液也有相应的盛衰改变，因此，人们必须把握天地四时的变化，才能维持和促进人体的生命活动。

人体阴阳之气的升降出入要受自然界阴阳之气升降消长的影响，表现为规律性的变化，这种天人相应的变化主要反映在四时阴阳与昼夜阴阳变化对人体的影响。四时阴阳之气随着季节的变迁，表现出规律性的升降变化，春夏阳气生发，秋冬则收敛、内藏；而人体的阳气也会随之出现相应的改变，春夏气血趋向于体表，秋冬气血趋向于体内，反映在脉象上就出现了“春应中规，夏应中矩，秋应中衡，冬应中权”（《素问·脉要精微论篇》）。这样人体内阴阳之气的升降出入与四时阴阳之气的升降出入相应，保持了机体与外环境的统一性与协调性。此外，气血的盛衰还受着月廓盈亏的影响，当月圆时，人体气血相对充实，卫外抗邪的能力较强；当月廓亏缺或消失时，气血就相对虚衰，而卫外抗邪的能力减弱。

人体阳气的昼夜消长规律亦如四时“春生夏长，秋收冬藏，是气之常也，人亦应之。以一日分四时，朝则为春，日中为夏，日入为秋，夜半为冬。朝则人气始生，……日中人气长，……夕则人气衰，……夜半人气入藏”（《灵枢·顺气一日分为四时》）。人体阳气的这种昼夜升降浮沉变化规律，保证了人体正常的生理机制，阳气昼行于阳（体表），则白天清醒少寐，精力旺盛充沛；夜入于阴（内脏），则夜间目瞑安寝，安卧熟睡。

脏腑是人体生命活动的中心，脏腑之气与四时存在着相通应的关系。即肝

（胆）通于春气，心（小肠）通于夏气，脾（胃）通于长夏之气，肺（大肠）通于秋气，肾（膀胱）通于冬气，这种相应关系，首先表现在四时之气对脏腑的功能活动具有一定的促进作用。具体来说，春温之气有助于肝、胆之气的生发，而肝、胆之气旺于春季；夏热之气有助于心、小肠的盛长，而心、小肠之气旺于夏季；长夏湿热之气有助于脾、胃之气的运化，而脾、胃之气旺于长夏季；秋凉之气有助于肺、大肠之气的敛降，而肺、大肠之气旺于秋季；冬寒之气有助于肾、膀胱之气的闭藏，而肾、膀胱之气旺于冬季。如果人能掌握四时阴阳的消长规律，借助四时之气的消长变化，"呼吸精气"（《素问·上古天真论篇》），就既保持了机体内外环境的统一性，又可增强人体自身的体质，提高防病抗病的能力。

津液代谢与四时气候的寒热变化密切相关。春夏气候温暖，阳气发泄，气血多趋向于表，津液代谢增强，故表现为皮肤松弛，汗多尿少；秋冬气候寒凉，阳气敛藏，气血趋向于里，津液代谢减弱，故表现为皮肤致密，少汗多尿。

2.1.1.2 气候变化与疾病的关系

四时气候与人体病理的关系十分密切，它不仅关系着疾病的发生，而且还关系到发病的病证和疾病的轻重预后。

中医学将致病因素分为外感、内伤两大类，并认为异常的气候变化是形成外感疾病的主要原因。风、寒、暑、湿、燥、火在正常情况下是有益于人体的"六气"，一般不会伤害人体。但是，一旦气候发生反常变化，或气候变化过于暴烈，或人体因某种原因导致抵抗力下降，而不能适应四时气候变化时，则"六气"遂变"六淫"，从而成为致病的重要原因。

由于四时气候的异常变化，致使四时邪气的产生各不相同，因而其所发生的病证多具有明显的季节特点。如春多风病、肝病；夏多暑病、热病、心病；长夏多湿病、脾病；秋多性燥病、肺病；冬多寒病、肾病等。不仅如此，四时受邪，伏而后发，其病证亦可表现出季节规律如冬季伤寒伏而未发，到第二年的春天易患温病；春季伤风伏藏未发，则当年夏天易患飧泄；夏季伤暑伏藏未发，则当年秋天易疟疾；秋季伤湿伏藏未发，则当年冬天易咳嗽。

疾病的轻重，除了受邪正斗争胜负的支配外，还与四时气候的变化有关。一般来说，阳热病证，其病情多在阳旺的春夏季加重，而在阴盛的秋冬季减轻；阴寒病证，其病情多在阴盛的秋冬季加重，而在阳旺的春夏季减轻。此外，在一日之中，疾病受气候的影响，也有"旦慧、昼安、夕加、夜甚"的不同变化，因为平旦人体阳气开始生发，邪气稍退，故病情减轻；白昼人体阳气旺盛，邪气衰退，故病情稳定；日西人体阳气开始衰减，邪气始盛，故病情加重；入夜人体阳气收敛潜藏，邪气亢盛，故病情严重。

2.1.2 顺时摄养的原则和方法

2.1.2.1 顺时摄养的原则

（1）春夏养阳，秋冬养阴

因为四时阴阳互根互用，如果春夏不保养阳气，则无以生长，秋冬不保养阴气，则无以收藏，同时也不能保持阴阳互为生长和连续性。所以要根据四时阴阳变化规律，顺春气而养生，顺夏气而养长，顺秋气而养收，顺冬气而养藏。使人体阴阳之气保持与外环境的协调统一性。

（2）顺应四时，调摄五脏

由于五脏之气与四时阴阳变化相通应，四时风火湿燥寒与五脏功能有密切关系，所以春宜疏肝气，夏宜泻心火，长夏宜燥脾湿，秋宜润肺燥，冬时宜温肾寒。

（3）根据气候，预防疾病

应根据四时气候特点，预防季节性多发病、流行病。

2.1.2.2 顺时摄养的方法

（1）春季调摄

春季万物复苏，阳气升发，呈现活泼的生机，此时有利于人体精、气、血、津液的生化，养生活动应注意养阳，以促进人体的新陈代谢。精神调养宜保持愉快畅达；起居调养宜晚睡早起，多作户外活动，但初春乍暖还寒之际要注意衣着保暖防止感冒；饮食调养宜选用辛甘微温之品，辛甘发散以助阳气生发，温食以护其阳；运动可选择轻柔舒缓的锻炼项目，以助阳气的宣发，使气血调畅，吐故纳新。

肝气旺于春季，肝脏的特性必须疏泄条达。若肝失条达，人就会情绪低落，精神不振，食欲减退。因此要充分利用春天的生机舒展肝气，焕发阳气生长，可选择踏青春游等室外活动来舒畅肝气。而素有肝阳上亢、肝火偏旺的患者，遇春天风阳刺激可助长本来不平之气，更易使阳亢火旺，使病情复发或加重，所以更应注意宣发阳气，可选疏肝泄风之药，预先服之。

同时，春季是阳气升发时期，多风、气候偏温，加之冬时人的避寒就温特点，至初春体内就会蕴积温热之气，所以人体阳气偏旺，热性病较多，随风邪传播流行的呼吸道疾病也较多，因此要做好预防工作。预防的方法，宜多作头面部的保健功或穴位按摩。

（2）夏季调摄

夏季万物繁茂，阳气最盛，气候炎热，人体的阳气也最易发泄，养生活动要注意养阳。精神调养要求神清气和，快乐欢畅，使人体阳气宣畅；起居调养宜晚卧早起，而中午暑热最盛之时适时午睡，以避炎热；饮食调养宜清淡爽口，利于消化，补充气津，提高机体对炎热的耐受力，也要切忌贪凉饮冷太过损伤阳气；运动可选择在傍晚或清晨进行，既助阳气的盛长，又要避其暑热，防止阳气津液外泄太过。

心气旺于夏季，但夏季暑热过度易扰乱心神，使心神不安；加之汗出过多会损伤心液。所以夏季要作好防暑降温工作，居室要保证良好的通风，中午要尽量避免阳光直射屋内，保持室内温度相对低下，有条件的还可采取人工降温措施；夏季工作，特别是体力劳动、露天工作、高温作业的人，要防止烈日下曝晒，以免感受暑热过多而致病。

夏季热盛，长夏多雨，暑湿邪气最容易损伤心脾二脏，发生中暑、疰夏。中暑的表现主要是身热烦躁、胸闷气短、大汗（或无汗）、面色苍白、甚至突然晕倒、不省人事。预防的方法主要是避免在烈日或高温环境下过久，要注意劳逸结合，保证足够的睡眠，也可饮用清暑解渴生津之品。疰夏主要表现为身热不扬、汗出不畅、胸闷纳呆、四肢困乏、精神萎顿、大便稀薄，是由于暑湿伤脾，脾胃消化吸收功能减退，所以应减少食量、少食油腻食品，以减轻脾胃负担，也可以于患病前服芳香化湿、调理脾胃的中药，如藿香、佩兰之品。夏季（长夏）气候炎热多湿，是细菌、苍蝇容易生长繁殖的季节，所以要注意饮食卫生，不吃腐烂变质的食物，不喝生水，生吃瓜果蔬菜要洗净。

冬病夏治是传统的、有效的防治经验，伏夏是夏季中气温最高的时候，阳气最为旺盛，所以对某些阳虚病证和冬季常发病的患者，如久咳、哮喘、痹证等慢性病，可在这一时期进行敷贴疗法、隔姜炙法、中药健脾补肾等，以增强机体免疫力，减少疾病的发作。

（3）秋季调摄

秋季万物成熟，阳气始敛，阴气渐长，燥气当令，气温由温转凉。养生活动要注意收敛精气，保津养阴。精神调养要注意培养乐观情绪，保持安宁的心情，使神气收敛；起居调养宜早卧早起，衣着要根据气候冷暖增减，室内要保持一定的湿度；饮食调养宜多食清凉生津之品，要防燥护阴；运动可适当减少活动时间，以助阳气的内敛，可选择静功锻炼。

秋季气候干燥，容易损伤肺的气阴，发生口鼻干燥，干咳少痰，甚至痰中带血，大便干结，皮肤干燥等症。所以秋季防病要点是防止燥气损伤肺脏，可多食梨、苹果、蜂蜜、甘蔗等生津之品，多饮开水，多食蔬菜。室内要保持一定的湿度，防止干燥太过。

夏秋季节主要要预防暑温夹厉（相当于现代医学之流行性乙型脑炎），蚊子为本病的传播媒介，患者一般以儿童居多，临床表现发病急骤，可见高热、头痛、呕吐、嗜睡、抽风等症状，乙脑至今尚无良好的治疗效果，故预防就格外重要，其预防的基本措施是搞好环境卫生，彻底消灭蚊子，预防蚊子叮咬；儿童要注射“乙脑疫苗”，本病流行期间，也可服用中草药板蓝根以预防。

（4）冬季调摄

冬季万物收藏，阴气盛极，阳气闭藏，水冰地冻。养生活动应注意敛阳护阴，以闭藏为本。精神调养要注意勿使情志过极，宜含而不外露；起居调养宜早卧晚起，以待阳光，衣着要注意保暖；饮食调养宜温补护阴潜阳为原则，但燥热辛辣之品也不宜过食，以免化燥伤阴；运动不要动之过盛，使腠理开泄汗出太过，而导致阳气外泄。

冬季在人体应于肾，肾是人体阴精阳气之本，冬令阳气潜藏于内，阴精固守内藏，冬至以后人体闭藏之中则蕴含着活泼的生机。故冬季进补，填精补髓，闭藏肾气是养精蓄锐的大好时机。冬季保肾固精要点之一是节制性生活，因为肾藏精、主生殖，房事不节会损伤肾精。其二是作好食物补养，在冬季多食一些温性的有血有肉之品，如羊肉、狗肉、鹿肉等，可强健身体。

冬季气候寒冷常易感受寒邪而感冒、咳嗽，或引起痰喘旧疾复发，预防感冒是冬季防病的重要环节，除了饮食、衣着的保暖外，在平时要加强体质和耐寒锻炼，使正气存内，外邪和寒气不易入内。

2.2 精神调养

精神情志，简称为“神志”，是指人体的精神、意识、思维活动，也包括喜、怒、忧、思、悲、恐、惊七情的变化。神志活动是以脏腑化生的精、气、血、津液作为物质基础，同时又是脏腑功能活动的表现形式之一。正常的神志活动有利于促进人体健康，神志异常则有损脏腑的生理活动，导致疾病产生。所以中医养生学十分重视精神情志的调养，要求人们做到“恬淡虚无”。“恬”是安静，“淡”是愉快，“虚”是虚怀若谷，虚已以待物，“无”是没有妄想和贪求。即是说，人具有较为高尚的情操，无私寡欲，心情舒畅，精神愉快，则人体的气机调畅，气血和平，正气旺盛，就可以减少疾病的发生。因此，减少不良的精神刺激和过度的情志波动，对养生防病有着十分重要的意义。

2.2.1 精神情志与健康的关系

精神情志活动是由五脏所藏之精化生，因此人体精神情志的状态可影响五脏的生理功能，良好的精神状态可以促使脏腑气机调畅，气血平和，而增进健康。并且形体的运动也受精神意识的支配，若人能有意识的遵循客观规律，按一定的规范、准则进行生活和工作，主动的适应自然环境的变化，则能保护形体免遭疾病。

精神过劳与情志刺激具有明显的致病作用，它会使人体气机紊乱，降低人体的防病、抗病能力，招致邪气侵害而发病；或导致脏腑功能失常而发病。在疾病过程中，精神刺激、情志失常，会加重脏腑阴阳气血的紊乱，使病情加剧，甚至恶化死亡。

2.2.2 调摄精神情志的原则和方法

调神养生在先秦诸子百家中多有倡导，《内经》集各家所长，从医学的角度首先提出了“调和情志”，以预防疾病的思想。继《内经》之后，历代医家也都十分重视调养精神在养生防病中的地位，如《养生延命录》中提出“少思、少念、少欲、少事、少语、少笑、少愁、少乐、少喜、少怒、少好、少恶。行此十二少，养生之都契也”。孙思邈在其《千金要方》中，强调道德性情修养要注意“莫忧思，莫大怒，莫悲愁，莫大惧，莫跳踉，莫多言，莫大笑，勿汲汲所欲，勿涓涓怀忿恨”。清代养生家曹庭栋在其养生专著《老老恒言》中更明确提出：“养静为摄生首务”，并提出“静时固戒动，动而不妄动，也静也”的静养心神观点。

调摄精神情志，关键在于调养心神。神志活动虽与其他脏腑亦有密切联系，但起决定性作用的仍然是心，心是人体神志活动的主宰。只有心的功能正常，神志活动才能相应健康调畅。长期的养生实践使人们认识到，调摄神志务必从以下几个方面入手。

2.2.2.1 恬淡虚无，精神内守

人体要保持健康，应以强壮正气为基本原则，所谓“正气存内，邪不可干”。而精神内守则可使真气充沛，正气旺盛。所谓精神内守，是要求人能够自我控制自身的意识思维活动，自我调节心理状态，避免外环境的干扰，保持机体内在的脏腑气血协调平衡，则真气充沛，可免遭疾病的侵袭。常用的方法有如下几个方面。

（1）保持乐观

经常保持乐观的精神状态可摒除异常情志因素对人体的影响，使气血畅达，生机旺盛，有益于身心健康。保持精神乐观主要是通过自我控制能力，而与外界社会环境达到协调统一。第一，节制嗜欲。是指人们要做到对一切身名物欲，有所节制。应薄名利，禁声色，廉货财，损滋味，除佞妄，去妒嫉。但并不排除顺情从欲，在可能的情况下，又应当尽量满足人对衣食住行及工作条件的需求，使其心志的安，更加热爱生活，保持乐观的情绪。第二，随应民俗。指不违背社会客观环境，追求难以做到的事情，而应努力使自身的衣、食、住、行等不脱离客观现实。第三，善于解脱。遇不欢之事，要善于自我解脱，《中国养生说辑览·石天基之养生说》中指出：“凡遇不如意事，试取其更甚者譬之，心地自然清凉，此降火最速之剂”。第四，陶冶性情。在生活中可通过交友揽胜、种花垂钓、琴棋书画等情趣高雅的活动培养情趣、陶冶情操、怡养心神。

（2）调和喜怒

喜怒太过会扰动神气，致使神气浮散不藏，躁动而不静。调和喜怒是指要善于控制情绪，调节情志，既不使其太过，又不使其持久，使脏腑气血平和内敛，则形体强壮，身体健康。第一，豁达开朗。是指人们不要乱费心神，要思想开朗，精神豁达，考虑问题要符合客观规律，使情志活动保持在中性状态，不以物喜，也不以己悲。第二，调心养性。是指善于调养心神，加强个人修养。在日常生活中保持思想意识纯正，不图私利，不生妒心，与人融洽相处。

（3）减少思虑

人们在日常生活中不可避免地要进行一些问题的思考和考虑，思虑是正常的精神活动，它属神的功能之一。思虑的主要表现是心神高度集中与某一事物，反复计度之精神状态。正常的思虑对人体无害，过分的思虑则会损伤身体，少思则神和，多思则伤神。减少思虑是指避免过分的、不正常的思虑。第一，劳逸结合。人们在一般的日常生活中，思虑时间不宜过长，在思虑之后，要宁静片刻，

使机体在未疲劳之前，就充分得到休息，或使轻度的疲劳得以迅速的恢复，使大脑和身体各部分始终处于良好的状态。第二，清心寡欲。是指排除一切杂念，使心地纯净如水，不过多地贪求嗜想，避免想入非非，而减少思虑，以养心神。

（4）消除忧愁

忧愁是指情绪低落，意志消沉，精神不悦的一种情志表现，对人体是一种有害的情绪，它能够损伤神气，消弱机体的抗病能力，从而招致病邪入侵。忧愁的产生有由内而生者和自外而生者。由内是由于心胸狭窄、心神怯弱而常常多愁善感；或因力所不达，强思成忧；或因神不能受，思虑伤神成忧。自外者多由事发突然，不能排解，陷入忧伤悲愁；或因社会经验不足，应酬无方，失误屡生，随生忧愁。所以消除忧愁可从以下两个方面入手。第一，修心养性。是指要树立正确的人生观，正确地看待自己，加强思想修养，宽仁为怀，正视现实，面对未来。在生活和工作中注意培养和锻炼自己，使之获得开朗的性格和乐观的精神。第二，顺应自然。人生在世，违乐之事常有，不必妄求事事如意，面对突发事件应坦然处之，身处逆境也应泰然视之。

（5）避免惊恐

惊恐是指人在受到外来刺激时所产生的一种紧张、害怕情绪和心理活动。惊与恐略有不同，自知者为恐，不自知者为惊；惊多自外来，恐常由内生。惊恐可导致心神失守，肾气不固，而出现心慌、失眠、手足无错、甚则二便失禁、神昏僵仆。惊恐还可导致气机逆乱，血脉失常，甚至危及生命。所以在养生防病中，也应注意避免惊恐。防过度惊恐的方法，第一，要有意识的锻炼自己，调整心态，培养勇敢坚强的性格，则面对不良的环境能安然处世，无恐惧心理。第二，避免接触易导致惊恐的因素和环境，以防止惊恐的发生。

2.2.2.2 顺应四时，调摄精神

四时气候的不同变化，使万物形成了生、长、收、藏的自然规律。人体除脏腑阴阳气血等存在着与四时相适应的关系外，神气的活动也必须与四时的变化相适应，才能保持其清静内守的状态。以达养生防病之目的，《内经》十分强调四时调神，列有《四气调神大论》专著，讨论了依据四时之气而调养神气的原则和方法。指出：

（1）春使志生

春季是万物生发的季节，阳气生发，万物推陈出新，天地生机盎然。所以人在春季调摄精神情志，要顺应春天阳气生发、万物生长的特点，宜保持精神愉快畅达，要晚睡早起，并结合踏青春游等户外活动，以悦神爽志，使神志与春生之气相适应。

（2）夏使志长

夏季是万物繁茂的季节，阳气旺盛。所以人在夏季精神调养上要求神清气和，快乐欢畅，使人体气机宣通，要晚卧早起，以适应夏天阳长之规律。

（3）秋使志收

秋季是万物成熟的季节，阳气始敛，阴气渐长。精神调养上要注意培养乐观情

绪，保持安宁的心静，使神气内敛，志意安宁，不使其外露，以顺应秋收之规律。

（4）冬使志伏

冬季是万物收藏的季节，阴寒盛极，阳气闭藏。精神调养上应采用适宜的调神方法，勿使情志过急，使志意入藏不外露，以顺应冬藏之规律。

2.3 惜精养肾

精藏于肾，是构成人体、维持生命和繁衍后代的物质基础。中医学将其称为“先天之本”。因此，保持肾精充盛，以强身防病，延年益寿，历来被医家高度重视，成为养生学的重要内容。如《吕氏春秋》曾专立“情欲篇”，提出顾护肾精首当节情止欲，节制房事，谓“欲有情，情有节，圣人修苑以止欲，故不过行其情也。”《素问·上古天真论篇》亦告诫不可纵欲无度，尤其注意不可“醉以入房”，否则“半百而衰”。自《内经》后，历代医家和养生家也非常重视惜精养肾在防病健身抗衰中的重要性，如葛洪主张“保精行气”，孙思邈倡导节欲保精，朱丹溪注重节欲固精，等等。

2.3.1 惜精养肾与健康的关系

男女两性的性生活是人类的本能，是人类得以延续所必须的，不论男女从青春发育期开始就会自然地产生性行为的要求，这是肾中精气充盈的具体表现。男大当婚，女大当嫁，在人体肾气盛壮之时适时而婚，节制生育在生理上有畅通阴阳的作用，也是人类繁衍昌盛的需要。反之，如果成年之后，没有适当的性生活，不但生理上得不到满足，日久易壅遏多病；而且在心理上由于所欲不遂，隐曲难伸，又易形成气机郁滞之症。

由于性生活要消耗肾精，因此婚育不当，早婚纵欲、早孕多产等均可损伤肾中精气，影响人体的正常生长发育，导致生机失荣、体弱多病，甚至早衰。固肾精不可不惜。

2.3.2 惜精养肾的原则和方法

精、气、神是人体生命活动的基本物质和外在表现，而精在人的生命活动中占有主要的地位，先天之精藏于肾，后天五脏六腑之精代谢后也归藏于肾，所以肾中所藏之精是人体生命活动的物质基础，人有此精可化气生神。因此，只有肾精保持充盈方能维护生命之本。惜精养肾要根据男女的生理特点，遵循其损益规律来进行调摄。主要从以下四个方面入手。

2.3.2.1 婚姻适时，反对早婚

男子16岁而精通，女子14岁而经行，说明初步具备了生殖能力，但是肾气

初盛未壮，整个生殖系统功能尚不稳定，机体发育没有完全成熟，青年男女在20岁以前，仍然处于生长发育阶段，不宜过早结婚和生育。若过早结婚生育，使肾中精气早泄，阴阳之气未充实而早伤，气血未充盛而早破，则严重影响身体的正常发育，甚则罹患多种疾病。

早婚不仅引起多种疾病，由于双方发育尚不成熟即交媾，肾气早泄，故不容易怀孕；或者偶有身孕，也容易因冲任不固而流产；即使孩子出生，由于先天禀赋不足，往往身体虚弱多病，半途夭折。同时，若女子过早结婚，骨盆发育不良，则易导致难产。因此，从优生学角度讲，最好不要早婚早育。

2.3.2.2 顺应自然，反对独身

男子以精为贵，女子以血为体。精盛则思室，血盛则怀胎，婚配是人类发育成熟的必然结果。在适宜的时间结婚，对身心健康是有好处的。相反，如果因某种原因而不能及时结婚，或长期独身者，则会产生不健全的心理。

过晚生育，对产妇健康和胎儿生长发育也不利，研究数据表明25~29岁之间是生育最佳年龄，如妇女高龄以后，生殖器官趋于退化，生殖功能异常，则易导致胎儿生长发育不良或畸形。另外，高龄初产分娩时，还易发生难产。

2.3.2.3 节制房事，反对纵欲

从20~40岁这一阶段，男女的身体都处于发育成熟、生机勃勃的状态。由于精力旺盛，体力充沛，所以性欲较强，但要想保持身体健壮，就要节制房事，以防肾精过耗。

（1）行房有度，切莫纵欲

行房有度是指婚后性生活要有一定节制，不能恣其情欲，漫无节制。对于房事的间隔时间，一般而论，20~30岁者，每10日1~2次；30~40岁者，每20日1~2次；40~50岁者，每月1次；50~60岁者，每两月1次；60岁以上者，最好断绝房事。同年龄中也应根据个人的体质，及其他具体情况而定。应该掌握一个原则，就是性生活后不应出现腰膝酸软、精神萎靡、头晕气短等现象。一旦发生上述情况，则表示性生活过度，应予以节制。节欲可使肾中精气保持充盈状态，对人体体力、智力、抗病力、延缓衰老皆十分有利。

（2）男女分宿控制情欲

中医将男女经常分宿作为节制房事的方法之一，男女经常分宿，则耳目不染，体肤不接，心神安定，易于控制情欲。特别对于青壮年情欲易动难制者，更宜采用此法。

2.3.2.4 入房有忌，惜精保肾

房事应在安静、舒适、健康、愉悦的氛围中进行，历代医家在长期的医疗实践中，发现很多疾病都与房事不慎有密切关系，于是从预防的角度，提出了许多入房禁忌。主要有：酒醉莫入房、饱食莫入房、劳累莫入房、忿怒莫入房、妇女

经期及妊娠期莫入房、气候异常莫入房等。

1）酒醉莫入房。酒醉行房对健康有很大的危害，因酒是刺激性很强的物质，酒后多妄为而不能自制。若酒后行房必用力极强，竭其精而觉后快，易损伤肝肾，导致精气耗泄。醉以入房，还能累及下一代，父母饮酒后受孕的胎儿，易流产、早产，发育不良，甚至出现畸形或智力低下，或出生后易患多种疾病。

2）饱食莫入房。饱食则气血充于脾胃，入房容易损伤脾胃。

3）劳累莫入房。疲劳之时，脏腑功能低下，气血亏虚，如强力入房，必使脏腑虚损，阴阳亏耗，气血逆乱，百病从生。

4）忿怒莫入房。情绪剧烈波动之际，心神被扰，入房容易损伤心肾。

5）妇女经期及妊娠期莫入房。妇女经期，经血来潮，血海空虚，冲任不足，机体抵抗力低下，易于被邪毒感染而产生疾病，所以应严格禁止房事。妇女在妊娠期间，也应静养安胎，节制房事。

6）气候异常莫入房。气象变化剧烈可使人体阴阳平衡失调，气血逆乱，若行房后受孕，容易影响胎儿。

7）病中莫入房。患病期间，气血亏损，脏腑失调，入房过多不利于疾病的治疗和身体康复，应当节欲或减少房事次数。

此外，男女在婚后应养成良好的房事卫生习惯，经常保持性器官的清洁卫生。

2.4 饮食调养

饮食是供给机体营养物质的源泉，是维持人体生长、发育、完成各种生理功能，保证生存的不可缺少的条件，同时又是防治疾病的重要手段。人们在日常生活中如果能够注意调和饮食五味，讲究饮食卫生，掌握饮食宜忌，并根据自身的需要选择适当的食物进行调养，则可以保证机体的营养需求，使五脏功能旺盛，气血充盛，避免疾病的发生。

2.4.1 饮食与健康的关系

2.4.1.1 饮食的营养作用

人体生命活动重要的物质基础是精、气、血、津液，而它们都是在饮食和调的前提下由饮食五味所化生。饮食入胃，通过胃的受纳、腐熟，小肠的泌别清浊，脾的运化功能，化生为水谷精微，进一步通过脾的升清，上交心肺的气化作用，并借助肝肾等脏腑的功能化为精、气、血、津液。作为人体的营养物质是必须依靠饮食源源不断地予以补充，才能滋养脏腑、形体组织，维持人体的正常生命活动。

由于饮食物的五味属性不同，其进入人体后，对人体的脏腑经络就有不同的选择性，因而饮食五味在充养脏腑之气时，就有一个分配的规律性，如酸味入肝脏，苦味入心脏，甘味入脾脏，辛味入肺脏，咸味入肾脏。若五味和调，则各脏腑功能均衡。

2.4.1.2 饮食失调与疾病的关系

饮食失调主要包括饥饱失常、饮食不洁、饮食偏嗜，它们都是导致疾病发生的重要因素。

饥饱失常主要是指过饥或过饱两种情况。过饥，则饮食摄入不足，精、气、血、津液化源缺乏，日久则气血亏虚、精气衰少，导致正气不足，无力抗邪，变生多种疾病。过饱或暴饮暴食，则容易损伤脾胃，导致饮食停滞，或酿生水湿痰饮等病证。

饮食不洁或进食腐败变质的食物可导致胃肠功能紊乱，轻则发生腹痛、吐泻或肠道寄生虫疾病，甚则误食有毒食物则可导致人体中毒，危及生命。

饮食偏嗜包括五味偏嗜、寒热偏嗜、饮酒偏嗜。五味偏嗜是指过分嗜好某种食物，它会造成相应的内脏功能偏盛，久之还可损伤其他脏腑，破坏五脏之间的平衡协调关系，从而导致疾病的发生。若偏嗜肥甘厚味还会内生湿浊痰热，阻滞气血，变生胸痹、中满、疮疡等多种病证。过食生冷寒凉之品，可损伤脾胃阳气，内生寒湿，发生腹痛、泄泻等症。偏嗜辛温燥热之品，可导致胃肠积热，出现口渴、口臭，腹满胀痛，便秘或痔疮等症。偏嗜饮酒可聚湿生痰化热，导致湿热痰浊内生，可见胸闷痰多、消化不良、舌苔厚腻等表现；积毒入血，还可形成腹中癥块、臌胀。

2.4.2 饮食调养的原则和方法

在我国医学发展史上，食疗在防治疾病和病后康复等方面是十分重要的。主要包括饮食有节、饮食卫生、五味调和、因人制宜、因时制宜、进食保健和药膳保健。

2.4.2.1 饮食有节，定时定量

饮食有节是指进食要有节制，包括进食的量和饮食的时间两个方面。

饮食适量，饥饱适中是维护健康的重要条件。人体对饮食物的消化、吸收、输布，主要靠脾胃的功能。若饮食过量，在短时间内突然进食大量食物，势必加重胃肠负担，食物停滞于肠胃，不能及时消化，则可导致脾胃功能受损，影响饮食营养物的吸收和输布；若食入过少，则营养不足，以致气血生化乏源，难以满足人体生命活动所需的营养精微，其结果皆可导致疾病的发生。饥饱适中即可保证人体所需饮食精微的供应，使气血营养生化充足，又能够和胃安脾，调理气机。我国传统的进食习惯是一日三餐，古人有“早饭宜好，午饭宜饱，晚饭宜少”之说。早饭宜好是指早餐的质量、营养价值宜高、宜精，在饮食量上以能提供充足的能量便于人体吸收为度；午饭宜饱是指午餐要保证一定的量，以满足人体白昼活动所需要的能量；晚饭宜少是指晚上接近睡眠，活动量少，故不宜多食，以防止饮食积滞、消化不良、影响睡眠。

饮食定时，有规律的进食可以保证脾胃的消化吸收功能在一日之中有节律地正常进行，使脾胃协调配合有张有弛，饮食物在体内有条不紊地被消化吸收并输

布周身。否则，就会打乱脾胃消化的正常规律，使消化能力减弱、失调，影响饮食精微的正常吸收，损害健康，导致疾病的发生。

2.4.2.2 饮食卫生，预防秽毒

饮食卫生包括饮水卫生和食品卫生两个方面。

饮水卫生，是预防肠道等传染病发生或流行的重要措施之一。首先，要选择好水源。水源的选择，以地下水（最好是深层地下水）为好。因为地下水比较干净，较少杂质、毒邪和寄生虫卵；地面水则容易受污染，含杂质、毒邪和寄生虫卵较多，而以坑水和田沟水的水质最差。现代对水源的一般选择顺序是：熔井水、泉水、浅井水、山溪水、水库水、江河水、湖塘水。第二，加强水源的卫生防护，避免干净水源被污染，具体可视不同的水源进行防护。井水要加设井盖，不留缝隙，并定期清掏污物，井台要高出周围地面；江河水要采用分时间取水或分段取水；池塘水提倡分塘用水等。第三，搞好饮水的净化和消毒。对浑浊或被污染的水，在使用前必须进行净化处理，以改善水质。一般可采用静置而使其杂质自然沉淀，或加明矾（一担水加明矾 3 克左右）搅动后使水中的杂质沉淀，或用砂等过滤物过滤饮水等方法进行处理。饮水的消毒，通常可以使用煮沸消毒法，此法简便，效果可靠。此外，有条件的也可应用漂白粉消毒。

食品卫生，是预防饮食致病的又一个重要方面。食品卫生涉及的面较广，其环节亦比较复杂。一般应当做到以下两点：第一，提倡熟食。食物在生产、运输和销售等过程中，被污染的机会很多，要想杀灭这些被污染的毒邪和寄生虫卵等秽毒之物，烹熟是最简便可靠的方法。《礼记》上早就有“炮生为熟，令人无腹疾”的记载，说明提倡熟食是中华民族的优良传统。对某些可供生食的食物，在食用前必须严格加以清洗和消毒，方可生食。第二，禁止食用污染不洁或腐败变质的食物。包括疫死的六畜，被农药或其他毒物污染的鱼类、蔬菜、水果，以及馊饭、臭鱼、烂肉、腐烂的水果和蔬菜等。鱼肉虽未腐烂，但如果已经变色、变味，亦属变质食品。食物在上述情况下，营养成分遭到破坏，或含有致病的毒素，食后不仅无益于身体，而且会导致疾病或发生严重中毒，所以禁止食用。

2.4.2.3 五味调和，合理搭配

食物有酸、苦、甘、辛、咸五种味道，对于人体五脏各有不同的营养作用，五味调和，可使五脏之功能强健，气血旺盛，腠理固秘，筋脉柔和，骨骼强壮。克服五味偏食，要特别注意不偏食咸味和肥甘厚味之品，这对于防治心、脑血管系统的疾病是比较重要的一个因素。

合理搭配是指饮食结构要全面充足，无太过，无不及。《素问·脏气法时论篇》在叙述食物的组成内容中指出：谷类为主食品，肉类为副食品，蔬菜、水果为辅助。它们之间虽有主次之分，但是对人体具有不同的营养作用，只有做到各种食物合理搭配，兼而食之，才会保证人体生命活动的需求，有益于健康，防止疾病的发生。

现代营养学指出，谷类食品主要含有糖类和一定数量的蛋白质，肉类食品中主要含有蛋白质和脂肪，蔬菜、水果中主要含有丰富的维生素和矿物质，而这些营养素都是人体生命活动不可缺少的。因此，人体要获得全面而合理的营养，就不能偏嗜某种食物。如果不注意食品的合理调配，就会导致营养不良，发育障碍，抵抗力低下，甚至产生疾病。

2.4.2.4　因时制宜，因人制宜

随四时变化而调节饮食，对保证健康，防止疾病的发生也是很重要的。

春季万物萌生，阳气生发，人体之阳气也随之而生发，此时为扶助阳气，在饮食上宜选用辛甘微温之品，如葱、荽、麦、豉、枣、花生等；夏季万物生长茂盛，阳气盛而津液易于外泄，在饮食上宜多食酸甘清润之品，如绿豆、青菜、乌梅、西瓜等，少食辛甘燥烈之食品，以免过分伤阴；秋季阳气始敛，气候多燥，饮食上要防燥护阴，少食辣椒、生葱等，多食芝麻、糯米、粳米、蜂蜜、枇杷、甘蔗、菠萝、乳品等；冬季阳气内藏，宜保阴潜阳，多食谷、羊、鳖、龟、木耳等，还应注意食热饮食，以护阳气。

饮食调养防病还应注意年龄、体质、生活习惯等方面的差异，不可一概而论。

小儿正处在生长发育阶段，其脾胃功能尚未发育完善，饮食在保证其充足的营养供应前提下，也应对其饮食有所节制，使其能充分被消化、吸收、利用。否则，贪食多饮，易伤及脾胃，不但起不到补充营养的作用，反而使胃肠负担过重，伤害消化系统，导致疾病的发生。青壮年生机旺盛，体质坚实，只要一日三餐定时定量，饮食合理搭配，即可达到营养健身防病的目的。处于这一年龄时期的人，忌自恃身体强壮而饥饱无常、寒热无度、饮酒过量，自伤其根。年老之人，身体日趋衰弱，肠胃消化、吸收能力日渐减退，故饮食提倡清淡、温热、熟软，而禁忌滑腻厚味、黏硬、生凉之品；妇女经期及产妇，血液易亏，身体虚弱，在饮食上应注意益气养血，多食小米、大枣、鸡蛋、鱼肉之类，对保证经期妇女及产妇的营养供应、恢复体力大有益处。

人的体质不同，饮食上也有不同的宜忌。体胖之人，痰湿较重，应多食青菜、瓜果等清淡之物及粗粮，不宜多食肥甘滑腻之品；体瘦之人多有阴血亏少，虚热内生，应多食甘润生津之品，如粥、汤、牛奶、鸡蛋、鱼类等，及青菜、果品，少食辛辣燥热之品，如辣椒、桂圆、羊肉、元鱼等；阳盛体质者，内热炽盛，应多食清热、养阴、清淡之品，如水果、蔬菜及绿豆粥、荷叶粥等，也需少食辛辣燥热之品，更不可饮酒，尤其是烈性酒。

2.4.2.5　进食保健

（1）细嚼慢咽，不可暴食

进食时，要细嚼慢咽，可以促进消化吸收，食物中的营养精华易被人体吸收；暴饮暴食即伤肠胃，不利于食物的消化吸收，还容易发生吞、噎、咳等意外，故不主张如此进食。

(2) 食宜专致，不可分心

进食时，应该将头脑中的各种琐事尽量抛开，把注意力转移到饮食上来。这样，既可品尝食物的味道，又有助于消化吸收，更可以有意识地使主食、蔬菜、肉蛋等食品杂合进食。可增进食欲，对胃肠消化功能也有促进作用。倘若进食时，头脑中仍思绪万千，或一边看书报一边吃饭，注意力没有集中在饮食上，心不在“食”，那么也不会激起食欲，纳食不香，自然影响消化吸收。

(3) 进食宜乐，恬愉为务

人的情绪好坏直接影响着进食，愉快的情绪和兴奋的心情都可使食欲大增，胃肠功能增强。即肝疏泄畅达，则脾胃健旺。反之，情绪不好，恼怒嗔恚，则影响食欲，不利于食物的消化吸收。即七情抑郁、情志不舒，气血紊乱，伤及脾胃，则食不得化。故食前、食后均宜注意保持乐观情绪，力戒忧愁恼怒，不使其危害健康。

(4) 食后摩腹

食后摩腹的具体方法是：吃饭以后，将手搓热，放于上腹部，按顺时针方向，环转推摩，自上而下，自左而右，可连续做二三十次不等。这种方法可促进胃肠消化功能，有利于腹腔血液循环。

(5) 食后散步

进食后宜做一些从容缓和的活动，食后便卧会使饮食停滞，食后便行又会使血流于四肢，影响消化吸收功能。食后缓缓活动，则有利于胃肠蠕动，促进消化。饭后，可以一种闲暇之态，缓缓度步，每次以百余步为佳。

(6) 食后漱口

进食后，口腔内容易残留一些食物残渣，若不及时清除，往往引起口臭或发生龋齿。现代医学中有口腔卫生保健，在中医学中，也有注意口腔清洁的保健方法。

2.4.3 一般食物的调养作用

2.4.3.1 谷食类

(1) 粳米

性味：甘，平。

效用：补脾养胃，益气血，长肌肉，和五脏。长期服食能轻身好颜色、聪耳明目。最适宜于病中和病后调养服食，一般以煮粥食较好。对脾虚烦闷、消渴、不思饮食、泻痢、消瘦等，有和胃气、消烦渴、止泻痢之功。若与有关药物配成药粥，其效更佳。

(2) 籼米

性味：甘，温。

效用：益气温中，养胃和脾。对于脾胃虚弱而时有泄泻，或时有小便不利者，宜经常食用。还适用于脾胃虚弱而发生的反胃呃逆、虚烦口渴之症。

(3) 糯米

性味：甘，温。

效用：补中益气，温脾暖胃，敛汗止泻。对于脾胃虚寒而致之食后吐逆、泻利、自汗、小便多、乏力等症，宜食。由于本品黏滞难化，小儿、老人及病弱者不宜多食。本品性温热，多食可导致内热，容易发生大便干燥，小儿易致积滞内热。

（4）小麦

性味：甘，平。

效用：养心安神，益脾厚肠，补养气血。常久食之，于人体甚有补益。对于泄利、气短乏力者，还可作为辅助食疗。小麦尚有止汗除蒸、清热除烦的功能，一般宜用小麦煎汤服。浮小麦效果更佳。

（5）粟米

性味：甘、咸，微寒。

效用：补中益气，养胃益肝。本品既能健脾养胃，又能滋肾益气，对于素体虚弱、形体消瘦、病后、老幼、妇人产后，最宜食用。

（6）高粱

性味：甘、涩，温。

效用：健脾益中，温中固肠。本品对于脾虚湿停，大便泄泻、小便不利、呕逆上泛者，食之佳。胃弱津伤，大便燥结者不宜食。

（7）玉米

性味：甘，平。

效用：补中健胃，除湿利尿。玉米碾细煮粥可为病后体虚的调养食品。还能降脂，老年、中年宜常食之。玉米煎汤饮有清热利湿作用，可用于痢疾、黄疸、泄泻、水肿的辅助食疗。

（8）黄豆

性味：甘，平。

效用：补脾益气，清热解毒，利湿消肿。本品对于营养不良性水肿、疳积、泄泻，均是很好的食疗佳品。

（9）黑豆

性味：甘，平。

效用：补肾滋阴，补血明目，消肿利水。老年人经常服食有益健康，有益于延缓衰老，可乌发。但本品不易消化，不宜多食、久食。

（10）绿豆

性味：甘，寒。

效用：补中益气，和调五脏，清暑解毒，利尿生津。本品煮粥或煮汤饮，有消暑除烦、生津止渴作用，是夏季的清凉饮料之佳品。还有厚肠胃、利小便的作用，可用于水肿、小便不利、暑热泄泻等。还能解毒，可解酒毒、煤气中毒及金石丹火诸药中毒，外敷可治痈疮肿毒。

（11）扁豆

性味：甘，平。

效用：健脾和中，清暑利湿。本品能健脾养胃，祛湿利尿，清化暑热。老弱小儿脾胃素弱，夏季暑湿吐泻及头昏胸满者，宜服食。妇女带下、小儿疳积，食之亦佳。

（12）豇豆

性味：甘，平。

效用：健脾和胃，补肾益精，和五脏，调营卫。本品有健脾补肾的作用，对于脾肾不足者尤宜食，如泄泻消渴、积滞腹胀、遗精尿多、白带白浊者，均可作辅助食疗。

（13）豌豆

性味：甘，平。

效用：益气和中，利湿解毒，生津止渴。本品对于脾胃虚弱、湿浊内停之呃逆呕吐、泄痢腹胀、霍乱、脚气、消渴、小便不利，均宜食。研末敷涂痈肿、痘疮，有解毒之效。

（14）蚕豆

性味：甘，平。

效用：补脾和胃，涩精实肠，清热利湿。对于脾虚气弱、遗精白带、水肿泄泻者，均可作辅助食疗。但多食壅中腹胀。又含巢菜碱甙，可引起蚕豆病，应注意。

2.4.3.2 肉食类

（1）猪肉

性味：甘、咸，平。

效用：益气养血，滋阴润燥。瘦猪肉偏于清补养身，含脂肪及胆固醇较少，其蛋白质富含人体必需的氨基酸。性味甘、平而偏于清凉，适用于各种病后、老幼妇弱的营养滋补。一般病弱之体，以清蒸食用为佳，能益气养血。肥猪肉滋腻肥厚，含脂肪及胆固醇较高，功能滋腻润肤滑肠，可用于老年便秘或热病后阴血亏虚、肠燥便结之症。

注意：猪肉食用宜新鲜者，不新鲜的猪肉、或病猪肉皆不可食，易导致或诱发疾病。

（2）牛肉

性味：甘，平，偏温。

效用：补脾益气，养精血，强筋骨。本品专补脾胃，滋养气血之力甚强，气血虚弱者食之佳。还能强壮筋骨，腰膝酸软、冷痛者食之佳。

（3）羊肉

性味：甘，温。

效用：益气补血，温肾祛寒。本品是温肾壮阳佳品，能温肾散寒，对于腰膝酸软、遗精滑泄、手足发冷、形寒神衰者，甚为适宜。还能温补气血，通乳治带，有益妇人产后，也常用于久病大虚、形羸神萎的辅助食疗。本品宜冬令常食，能暖身健力。

（4）狗肉

性味：甘、咸，温。

效用：补中益气，温肾壮阳。本品能补中益气、温肾壮阳，对于肾阳不足、肾气衰弱之阳痿遗精、腰膝酸冷、久病气虚内寒、疮疡溃不收口、小儿遗尿，皆可用作辅助食疗。

（5）兔肉

性味：甘，凉。

效用：健脾益气，滋阴生津，凉血解毒。本品健脾益气、滋阴生津、凉血解毒，对于久病体虚、脾弱食少、消渴便秘、肠风便血，以及痘疮不出者，皆有治疗作用，可作辅助食疗。

（6）鸡肉

性味：甘，温。

效用：温中益气，补血填精。本品温补气血之功强，能补各种虚损，虚劳羸瘦、营养不良、贫血、消渴、小便频数、崩漏带下、产后乳少、病后体弱，皆宜食用。

（7）鸭肉

性味：甘、咸，平，偏凉。

效用：益气滋阴。本品益气滋阴，养胃生津，利尿，除虚热，对于热病后期、阴虚火旺、消渴内热、小便不利、肠风泄泻，均有较好疗效。

注意：鸭肉滋养健身以老雄鸭为良。但肥腻过食，又易滞气滑肠。

（8）鹅肉

性味：甘，平。

效用：益气补虚，养阴生津。本品能益气补虚，养奶生津，能解铅毒。

注意：食用以白鹅为佳。青花鹅能触发疮毒宿疾。另外，鹅肉肥腻，易生痰动风，不宜多食。

（9）鸽肉

性味：甘、咸，平。

效用：补肝肾，益精气，解毒消痈。本品补肾益精力强，对老年人因肾精不足所致之体弱，或肾虚腰膝酸软、消渴尤宜。本品还有解毒消痈功能，对疮疖疥癣均有疗效。还可用于预防小儿夏日疖肿。

（10）雀肉

性味：甘，温。

效用：温肾壮阳，补气益精。本品壮阳益精暖肾力强，平人常食能使人精力充沛。对于老年、体弱、虚寒之人，有较强的补益作用，可治疗阳痿遗精、小便频数、崩漏带下、腰膝酸冷，还可治百日咳。

注意：本品燥热，素体阴虚火旺者不宜食。

（11）鹌鹑

性味：甘，平。

效用：补中益气，养血填精。本品补中益气，可作为小儿疳积、老人体弱、哮喘、泄利等症的辅助治疗。

（12）鲤鱼

性味：甘，平。

效用：益气利水。本品有益气利水作用，可用于水肿、黄疸、痞积、脚气的辅助食疗。还可催乳，可用于产后乳少者。

注意：鲤鱼有可能触发宿疾，有宿疾者宜慎食。

（13）鲫鱼

性味：甘，平。

效用：益气补虚，健脾利水。本品能益气健脾利水，可用于水肿、黄疸、痞积及病后调养，老幼皆宜。也可用于妇女产后少乳。一般宜清蒸食用。

（14）鳜鱼

性味：甘，平。

效用：补气健脾，养血行瘀。本品滋补益气之力强，能调补各种虚劳损伤，凡久病虚弱、消瘦、气短乏力、肺痨咳嗽、潮热之症，皆可食用。本品还能养血行瘀，可疗血虚血瘀之症，如产后恶血停蓄、肠风便血，均可食用。

（15）白鲢

性味：甘，温。

效用：益气温中。本品可用于消瘦气弱、食少倦怠、水肿便溏之症。

注意：本品性温热，蕴热之人不宜多食。本品尚有触发宿疾疮毒之弊，宜慎。

（16）鳙鱼

性味：甘，温。

效用：温肾补虚，健脾益气。本品性温，温肾益精，补脾暖胃，食之壮身暖中。本品与白鲢相近，但触发宿疾之弊较白鲢小。

（17）草鱼

性味：甘，温。

效用：暖胃和中，平肝祛风。本品甘温，健脾暖胃，补益气血，对于老、幼病后体弱的调养甚宜，且没有触发宿疾疮疥之弊，是鱼中佳品。

（18）青鱼

性味：甘，平。

效用：滋养肝肾，健脾利湿。本品滋肾益肝，明目清热，适宜于产后、病后肝肾阴虚，视物模糊，脚软乏力，可作为食养补品。本品还可健脾益气、利水消肿，适用于水肿、黄疸、脚气、臌胀、疟疾的食疗。

（19）乌鱼

性味：甘，寒。

效用：补气血，益精髓，健脾利水。本品补气补血，填精生髓，适宜于老幼病弱。对气血亏虚、肝肾亏损所致之病证，如妇女干痨、腰膝酸软、精少闭经、痞积及各种虚损重症均可作为食疗品。本品能健脾益气、利水消肿，对水肿日久、黄疸、脚气、妊娠水肿均有较好疗效。本品无触发宿疾疥疮之弊。

（20）黄花鱼

性味：甘，平。

效用：本品补虚益精，调中止痢，健脾开胃，滋补之力佳，对于老弱产后、体虚羸瘦、纳食不香、目昏神倦甚宜。

(21) 带鱼

性味：甘，温。

效用：补虚损，益气血，泽肌肤。本品补益作用佳，脂肪含量高，且富含多种不饱和脂肪酸。本品除补益气血外，还能润肤泽发。对于小儿毛发枯黄有良好治疗作用。平人常食能健身增力、容光焕发。对于气血虚弱、食少羸瘦、皮肤干燥、脚软乏力者甚宜。

(22) 黄鳝

性味：甘，温。

效用：温补气血，强筋通络。还可祛风寒湿痹，阳气虚弱、气血不足者食之甚宜。

(23) 泥鳅

性味：甘，微寒。

效用：滋阴清热，利湿解毒。对阴虚火旺所致之潮热盗汗、消渴虚烦，以及水肿日久、黄疸疳积、疮疥痔瘘，均有较好疗效，常作为食疗应用。

(24) 鳖

性味：甘，平。

效用：滋阴填精，养血益气。适用于阴血亏虚、肾精不足之体。对于消瘦虚弱、结核、疳证、大病衰弱者，食之甚宜。

(25) 虾

性味：甘，温。

效用：益肾助阳，通脉下乳。对于肾阳不足，中有虚寒，阳痿早泄、体虚乏力者尤宜常食。还能通脉下乳，产后宜食。对小儿可促进生长发育，增强体质。也可用于小儿营养不良、佝偻病、骨质疏松等病证的食疗。

(26) 蟹

性味：甘、咸，寒。

效用：滋阴清热，养血行血。对于肝肾阴血亏虚、眩晕健忘、视力障碍等均有疗效。还能养血通络，筋骨折伤、内有瘀血、口眼歪斜者，均可作为辅助食疗。

注意：本物性发，有宿疾及冷积虚寒者宜忌食。可引起过敏症。

(27) 海参

性味：甘、咸，温。

效用：补肾益精，养血润燥。凡久虚成痨、久病衰弱而头晕耳鸣、腰膝酸软、遗精滑泄、小便频数者，均可作为食疗之品。本品还能养血润燥，对于肺痨咳嗽咯血、老年或产后便秘，均有疗效。

(28) 海蜇

性味：甘、咸，平。

效用：补心益肺，清热化痰。对肺热久咳、痰多哮喘、大便燥结，可作为辅助食疗。本品还能消积软坚，与荸荠同食，可消痰核肿硬，并可作为脚气、食滞、癥瘕及高血压的辅助食疗。

注意：本品对脾胃虚寒者不可多食。

(29) 蚌肉

性味：甘、咸，寒。

效用：滋阴养血，清热除烦，利尿解毒。对于肝旺血热、阴血耗伤之目赤目痛、烦热消渴、湿疹疮毒、血崩带下、肿胀等病证，均有较好疗效。

注意：对于脾胃虚寒之人，食之宜慎。

(30) 田螺

性味：甘、咸，寒。

效用：滋阴降火，清热利尿。对于阴虚火旺、湿热内滞之证，如目赤肿痛、黄疸水肿、痔疮便血，均有辅助疗效。

注意：本品性寒，脾胃虚寒者慎食。

2.4.3.3 蔬菜类

(1) 冬瓜

性味：甘、淡，微寒。

效用：益气生津，润泽轻身，清热利水。本品可用于减肥健身。对于急性热病、暑泻、痢疾、水肿、痰火哮喘、消渴、痱疮及冬春内热蕴伏者，可作为辅助食疗。

(2) 丝瓜

性味：甘，凉。

效用：清热化湿，凉血解毒。对于小儿夏秋疖痱疮疹、夏暑潮热、热病后期余热未尽，以及热痢、血淋、黄疸、肠风下血、崩漏者，均可作为辅助食疗品。

(3) 苦瓜

性味：甘，寒。

效用：清热祛暑，明目清心，解毒。对中暑发热、热病发热、烦渴、肝火目赤目痛、湿热痢疾，皆有辅助治疗作用。捣烂外敷，可治痈肿、丹毒、恶疮。

(4) 黄瓜

性味：甘，寒。

效用：清热止渴，利水解毒。对热病身热口渴、胸中烦热、水肿腹胀者，宜食，有辅助治疗作用。

(5) 南瓜

性味：甘，温。

效用：补中益气，利水解毒，杀虫。对于久病气虚、脾胃虚弱之气短倦怠、食少腹胀、水肿尿少，均有辅助治疗效果。南瓜子仁炒吃香甜可口，有滋补强壮作用。南瓜子还有杀绦虫、蛲虫、蛔虫和血吸虫幼虫的作用，宜生吃。

(6) 番茄

性味：甘、酸，微寒。

效用：健胃消食，生津止渴，清热利尿，凉血平肝。对于素体虚弱、老幼者甚宜；对高血压、眼底出血有降压止血之效。

（7）茄子

性味：甘、寒。

效用：清热和血，宽肠解毒。可用于肠风下血、热毒疮痈、皮肤溃疡的辅助食疗。由于本品偏于寒性，尤其是立秋后的茄子，其味偏苦、性寒更甚，若体质虚寒者则不宜多食，多食易发痼疾。

（8）辣椒

性味：辛，热。

效用：温中散寒，开胃消食，除湿发汗，助阳行血。能增进食欲，可用于胃脘冷痛、寒湿下利、风寒感冒。能促进血液循环和新陈代谢。由于本品刺激性强对于溃疡病、高血压、结核病、肝胆及肾病患者，忌食或少食。本品辛热，能动火助阳，阴虚内热者宜慎食。

（9）白菜

性味：甘，微寒。

效用：养胃和中，通利肠胃，利水除烦。对于热病、痰热、内热心烦、大便干结，均可作为辅助食疗食品。宜熟食。

（10）洋白菜

性味：甘，平。

效用：益心肾，健脾胃，清热通络。能促进小儿生长发育，小儿先天不足、发育迟缓、久病体弱、肢软无力、耳聋健忘者均宜。久服健身。本品健胃力强，对胃、十二指肠溃疡有止痛及促进愈合作用，是极好的食疗品。

（11）芹菜

性味：甘、苦，微寒。

效用：清热利湿，益胃平肝。对高血压头晕目痛、冠心病者，均可作为食疗品。还可治黄疸、咳嗽痰多、牙龈肿痛、小便淋痛、白带、月经不调。

（12）菠菜

性味：甘，凉，滑利。

效用：滋阴润燥，养血止血，明目通便。对于老年便秘、贫血、目疾、衄血、便血者，均宜。本品炒食，其性偏于平和，煮汤则滑利，体虚便溏者不宜多食。

（13）韭菜

性味：辛，温。

效用：温阳补虚，行气理血。对老年肾衰、遗精阳痿、腰膝酸痛、小腹冷痛，以及气滞血瘀之吐血、衄血、便血、外伤出血者，均可作为辅助食疗食品。现代研究证明，高血压、冠心病患者宜常食之，有辅助治疗作用。

（14）莴笋

性味：苦、甘，微寒。

效用：利五脏，通经脉，强筋骨，宽胸利气，清热化痰。对于肺热咳嗽痰多、大小便不利、尿血、乳汁不通、食积虫积，均可食用。

（15）大蒜

性味：辛，温。

效用：温中散寒，行气消积，解毒杀虫。本品的药用价值颇高，有较强的广谱抗菌作用及抗真菌和抗原虫的作用，还有抗癌防癌作用，能降血脂，降胆固醇，溶解体内瘀血等。可用于积滞内停、脘腹冷痛、泄泻痢疾。对疟疾、白喉、百日咳、结核等均有效。但本品多食能助火耗气损目。

（16）葱

性味：辛，温。

效用：发表散寒，通阳利窍。本品有较强的抑菌作用，对痢疾、真菌感染效果较好，能降低胆固醇，可用于心血管硬化症；也可用于风寒感冒、小便不利、心胸痹痛；还可杀蛔虫、蛲虫。

（17）洋葱

性味：甘、辛，平。

效用：清热化痰，行气宽中，解毒杀虫。能降低胆固醇，防治心血管硬化疾病，能降低血压。肺热咳嗽痰多、脘腹胀痛、大便秘结等者宜食。

（18）胡萝卜

性味：甘、平。

效用：益气生血，健胃消食，明目养肝。经常食用能健身长寿，对于预防疾病、增强体质很有帮助，老幼皆宜。据研究，本品有抗癌防癌作用，肺癌者宜常食；长期吸烟的人，每日饮半杯胡萝卜汁，有护肺作用；还有降血糖、降血脂、降血压、强心等作用。对于气滞食停、胸脘满闷、食欲不振等可作为辅助食疗。

（19）萝卜

性味：辛、甘，凉。

效用：宽中下气，化痰消积，清热解毒，凉血生津。本品对于痰喘咳嗽、食积吐泻腹痛、结核吐血、腹胀痢疾，均有较好的疗效。本品还能生津润燥，秋天服食尤佳；还有降压止血作用，对于老年头晕、吐衄出血、便血尿血，以及煤气中毒、矽肺均有疗效。

（20）甘薯

性味：甘，平。

效用：补脾益胃，宽肠通便。对于气虚不足、习惯性便秘者均有效。常食本品还可保持血管弹性、保持关节滑利、防止肝肾结缔组织萎缩、减肥、预防血管硬化等。甘薯不宜多食过量；否则，反而碍脾影响消化，脾虚者尤宜注意。

（21）芋头

性味：甘、辛，平。

效用：补气益肾，调中健脾，消肿散结。可用于食少瘦弱、便秘等。晒干研末泛丸服用，可治淋巴结核。但多食过量能滞气碍脾，对于素体脾虚、消化力弱者尤应注意。

（22）马铃薯

性味：甘，平。

效用：健脾益气，和胃调中。本品可治胃、十二指肠溃疡疼痛及习惯性便秘。生用，捣敷可治皮肤湿疹，绞汁涂敷可治烧烫伤及腮腺炎。但发芽变质者，可引起中毒，不宜食。

（23）藕

性味：甘，寒。

效用：健脾开胃，润肺生津，凉血清热。本品熟食滋补力强，以肥白者良，能壮老健身。鼻衄齿衄、吐血咯血、尿血者均可食用。捣汁饮还可用于热病后期余热未尽、口渴虚烦之证。

（24）竹笋

性味：甘，寒。

效用：清热化痰，和中润肠。还有利尿作用，对于肺热痰嗽、食滞腹胀、二便不利、水肿等症，可作为辅助食疗。

（25）木耳（黑、白木耳）

性味：甘，平。

效用：益气补脑，润肺生津，止血凉血。本品久食可养容强志、健身长寿。老幼病弱者皆宜服食。现代研究表明，本品还有抗癌作用。

（26）香菇

性味：甘，平。

效用：补气健脾，和胃益肾。本品是滋补佳品，又是味道鲜美的珍肴，宜熟食，对于老幼病弱甚宜。久食能强身健体、长寿。

（27）海带

性味：咸，寒。

效用：消痰软坚，清热利水。本品可作为瘿瘤、结核、哮喘、冠心病、肥胖症的辅助食疗。还有降血脂、降血压的作用。

（28）紫菜

性味：甘、咸，寒。

效用：化痰软坚，清热利水，补肾养心。可降低胆固醇，预防动脉硬化和冠心病。还能补肾养心。

注意：一次不宜多食，宜少量常食，有益心身。

2.4.3.4 瓜果类

（1）梨

性味：甘、微酸，凉。

效用：养阴生津，润肺止咳，清热化痰。可用于热病及热病后期之烦热口渴者。对于秋燥咳嗽、肺热肺痨、咽干音哑，是很好的食疗果品。

(2) 西瓜

性味：甘，寒。

效用：清热解暑，生津利尿。还能开胃助消化，是暑夏最佳的天然饮料和果品，尤其对于暑热闷烦不适、口渴纳呆、水胀、痱疖、口疮牙痛，均是很好的食疗食品。

(3) 甜瓜

性味：甘，寒。

效用：清暑止渴，生津利尿，并能通利胸膈，增进食欲。老幼咸宜。

注意：由于其性寒，脾虚便溏、产后者宜少食。

(4) 苹果

性味：甘，凉。

效用：健脾益气，开胃生津，润肺顺气。对于气弱神倦、纳呆腹胀者甚宜。本品对于夏秋烦渴、秋燥咳嗽、盗汗、腹泻，均有较好的食疗作用。

(5) 桃

性味：甘、酸，温。

效用：益气生津，活血消积，润肠通便。是老年体虚、肠燥便秘者的滋补果品。还有活血消积作用，对于肝脾肿大、体内瘀块，可用于辅助食疗。

注意：本品生食应洗净细毛，因其滑肠，不宜多食过量，对体弱老幼尤应注意，少食养正，多食伤脾。

(6) 李

性味：甘、酸，平。

效用：清热生津，利水行瘀。对于肝胆蕴热、腹水、痨热骨蒸、渴烦尿少者，可作为食疗果品。

注意：本品不可多食，易伤脾胃，对于老幼病弱者尤应注意。

(7) 杏

性味：酸、甘，温。

效用：生津止渴，润肺定喘。对肺病咳喘、口渴内烦者，可作辅助食疗。

注意：多食则可伤人，体内素热者尤应注意。

(8) 橘、柑

性味：甘、酸，凉。

效用：生津和胃，润肺化痰。本品润肺生津，利胸膈，化痰消滞。咳嗽呕逆、胸痞腹胀、食少而烦者宜食。

(9) 柿

性味：甘、涩，寒。

效用：润肺止咳，清热生津，化痰软坚。还有涩肠作用，可作为肺热痰嗽、热渴、吐血、泄泻、遗精、血压增高的辅助食疗。

注意：本品碍胃滞中，生食时不宜过量，尤其是体弱、老幼者更不可过量。否则，易造成柿石停胃。

（10）枇杷

性味：甘、酸，凉。

效用：和胃生津，润肺止咳。尤其适宜于肺热、肺燥、肺痨之人，或热病之后，津液不足、纳食不佳、咯血口燥、虚烦呕逆者。

（11）葡萄

性味：甘、酸，平。

效用：滋阴生津，补气利尿，健脾开胃。本品宜生食，也可制作成葡萄干、蜜饯等，还可酿酒，葡萄酒味美性温，能滋养气血、舒通血脉、健脾开胃、强筋壮骨。适宜于热病之后，或素体阴虚之人，心悸盗汗、咳嗽咯血、气短乏力、面目轻浮、小便不利等症的辅助食疗。

（12）杨梅

性味：甘、酸，微温。

效用：生津和胃，止呕消食。本品甘酸滋阴生津，生津力强，尤其适用于津伤口渴之症。开胃消食力也强，对于食后饱胀、痢疾腹痛均有较好疗效。还能解酒。

（13）香蕉

性味：甘，寒。

效用：益气生津，润肠通便，清热利尿。本品能益气生津、健胃消食、清热润肠，对老年性便秘、小儿内热便秘、消化不良、热病伤津口渴虚烦，均是很好的食疗果品。

注意：本品容易腐烂变质，腐烂变质或中心变黑者均不可食。

（14）菠萝

性味：甘，平。

效用：生津和胃，益气解暑。本品生津益气、解暑利尿，夏暑用之甚宜。对于病后休弱、元气不足、精神疲惫者，可作为辅助食疗果品。

（15）椰子

性味：甘，平。

效用：椰汁生饮，生津止渴力强，能解暑利尿，用于暑热者佳。椰肉还有驱绦虫、姜片虫的作用，宜用于小儿。椰肉除生食外，还可制成干果、糕点或菜肴。

（16）荔枝

性味：甘、微酸，平，微温。

效用：生津和胃，益气养血。本品滋补，养益气血，对贫血体弱者甚宜。健康人常食，有益脑泽肤作用。

（17）龙眼

性味：甘，平，微温。

效用：补气补血，生津润燥，益智安神。本品滋补力强，甚于荔枝，还能健脑安神，对于儿童、老人、妇女产后，可作为经常的辅助食品，补益气血，增强体质。对于怔忡心悸、贫血、健忘、失眠者，均有较好疗效。

(18) 栗子

性味：甘，温。

效用：补肾强筋，健脾益气，活血止血。栗子素有肾果之称，其补肾气、强筋骨的作用显著。另外，尚能健脾益气厚肠，对于老年虚弱、咳喘、腰膝酸痛有较好的滋补强壮作用，对于儿童生长发育迟缓，以及瘦弱乏力、食少反胃、泄泻等症者，均可服食，熟食则滋补。本品生食还可活血止血，可治吐血、衄血、便血等。本品滋补一般与瘦肉、鸡肉、鸽肉煮食甚佳，也可煮粥食用。

注意：由于本品不易消化，有滞气的不良反应，不宜多食。

(19) 松子

性味：甘，平。

效用：补肾益气，润肠通便。本品补肾益气、养血润肠的作用较显著，对老年体弱便秘、晕眩腰痛、小儿生长发育迟缓，均有较好作用，常食者佳。

(20) 向日葵子

性味：甘，平。

效用：补脾润肠，止痢消痈。本品有健脾胃、润肠燥的作用，宜熟食。生食有透脓消痈的作用，还可止痢。常食本品，有预防高血脂、高胆固醇血症的作用。

(21) 落花生

性味：甘，平。

效用：补脾益肾，润肺通肠，益气养血。本品可用于营养不良、咳嗽痰喘、血小板减少（用花生衣服食）等症。

注意：本品霉变则不可服食，否则可致癌。

(22) 荸荠

性味：甘，寒。

效用：清热生津，消积化痰。本品清热养阴滋液力强，常于秋冬气候干燥时作辅助食品，也用于热病后期的辅助治疗。本品还可消积化痰，对于积滞伤食、咳嗽痰喘，均有疗效。此外，还可解酒。

(23) 甘蔗

性味：甘，寒。

效用：生津润燥，益气和中，清热解毒。本品为脾之果，有和胃益气、滋液生津的作用，又能甘寒清热，对于燥热之证及热病后期甚为适宜。一般用于热病伤津、口渴虚烦、干呕不食、燥咳衄血、便结尿黄等证。

注意：本品茎中黑霉变质者不可食，有毒。

2.4.3.5 乳酪类

(1) 鸡蛋

性味：甘，平。

效用：补气养血，滋阴润燥，安神定志，安和五脏，对于大病久病之后、产后体虚、胎动不安等，均有较好疗效，可作为滋补食疗品。还能增智益脑，对于儿童的生长发育及延缓老年人衰老均有辅助作用。

(2) 鸭蛋

性味：甘，凉。

效用：补益气血，滋阴清热。本品与鸡蛋相比较，性味偏凉，故对于性热之体及热病患者，尤为适宜。

(3) 鹌鹑蛋

性味：甘，平。

效用：补气益血，强筋壮骨，益脑增智。对于贫血、体弱、大病久病、心悸失眠、头晕目眩、血压增高、营养不良、食欲不振等，均有较好的治疗作用。另外，还对风湿性心脏病、血管硬化、结核病、代谢障碍疾病等有效。

(4) 牛奶

性味：甘，平。

效用：补虚益胃，生津润肤，益气养血。本品补益力强，能补虚羸、益肺气、润皮肤、益胃生津、润肠通便，对胃、十二指肠溃疡、出血有良好的治疗作用。

(5) 羊奶

性味：甘，温。

效用：补益精血，温润五脏。本品温补精血力较强，能益心润肺、温肾填精、润泽肌肤、厚肠通便。可用于消渴、便秘、老年虚弱、小儿生长发育不良等的辅助治疗。

(6) 豆腐

性味：甘，凉。

效用：益气和中，生津润燥，清热除烦。此品生食甘、平，熟食甘、凉，能益气和中、清热除烦，对于体虚病后，尤其是老年病弱、热病后期而出现虚烦食少、干哕口燥、咽喉肿痛、目赤肿痛、肺热咳嗽等，均可作为辅助食疗食品。还能用于消渴、疳证的治疗。

(7) 蜂蜜

性味：甘，平。

效用：补中益气，润燥通便，强身益脑。对于贫血、体虚、食欲不振、心悸健忘、失眠、眩晕、便秘均有较好疗效，还能消除疲劳、促进生长发育、新陈代谢的作用。

(8) 白糖

性味：甘，平。

效用：补中益气，润肺生津。对于体虚气弱、肺燥咳嗽、肝炎患者，较为适宜。

注意：对糖尿病、冠心病、高血压、麻疹等患者宜控制。

(9) 花生油

性味：甘，平。

效用：补脾润肺，润肠杀虫。还能治疗蛔虫性肠梗阻。

(10) 菜子油

性味：辛，温。

效用：润肠醒脾，散风消肿。本品外涂可治无名肿毒、烫火烧伤。

(11) 豆油

性味：辛、甘，温。

效用：温肾润肠，杀虫解毒。对于脾肾虚寒、肠燥便秘者宜食之。还有杀虫作用，能驱杀肠寄生虫，还可用于小儿疳积。

(12) 猪油

性味：甘，凉。

效用：补虚润燥。还有润燥泽肤的作用。

注意：本品能使血脂及胆固醇增高，长期过量食用可引起动脉硬化及冠心病。

(13) 食盐

性味：咸，寒。

效用：滋味补益，强筋壮力，涌吐消痰，凉血解毒。

注意：本品不宜过量食用，长期过量食用可引起高血压、水肿、心悸等疾病。

(14) 酱

性味：咸，寒。

效用：清热除烦，解毒，开胃增食。对热病烦满、热烫火毒、鱼肉菜蔬蕈毒均有较好疗效。

注意：本品能生痰动气，不宜过量多食。

(15) 醋

性味：酸、苦，温。

效用：和胃消食，缓急止痛，散瘀止血，杀菌杀虫。对于蛔虫腹痛、蛔厥，食醋可止痛退虫。醋熏还可预防流感等疾病。本品还可用于产后血晕、便血吐血、衄血等。还可用于痈疽、疮疡、疖肿外敷药物的调稀，有散瘀消肿、收敛疮口之效。常服可防治动脉硬化、高血压病等。

2.5 起居调理

早在《内经》时代，就提出了起居调理的原则——“起居有常”。即按照时令气候变化、老幼强弱体质等客观规律，合理的安排生活起居，保持一定的节律，勿使过度，并持之以恒。后历代养生学家对起居调理也多有论述，至清代曹慈山《老老恒言》博引众说，对作息之安寝、盥洗、散步、昼卧、夜坐、燕居、见客、出门，衣着之衣、帽、带、袜、鞋，卧室之房、床、帐、枕、席、被、褥、便器，一一分析宜忌、利弊，指导取舍。

一般来说，起居调理主要包括起居有常、劳逸适度、安卧有方、衣着合时等几个方面。

2.5.1 起居与健康的关系

有规律的周期性变化是宇宙间的普遍规律。从天体的运动变迁，到人体的生命活动，都有内在规律（或称节律）。中医学认为，人生活在自然界中，在漫长的生命过程中与自然界相适应，已不断完善形成了自身的生命节律，而且这种节律具有协调人体各种功能活动，保持机体正常生命规律，防御疾病发生的作用。所以人体的起居动静与四时昼夜阴阳之气相应，就有益于健康。

劳逸结合是健康的源泉，经常合理的体力劳动和脑力劳动有益于通畅气血，活动筋骨，增强新陈代谢，健脑强神。通过一些有意义的劳动还能陶冶情志，开阔胸怀，从而保持旺盛的精力和愉快的情绪，增强体质，防止疾病发生。

在日常生活中起居无常，逆于生乐，以妄为常，则违背了身体固有的节律，使人体内在的脏腑功能发生紊乱，防御疾病的能力低下。

形体过劳或过逸也会引起疾病的发生。形体过度劳倦会使真气耗伤，而过于安逸则会引起气血郁滞，同样不利于健康。

2.5.2 起居调理的原则和方法

自古以来，我国人民就非常重视起居保健，"日出而作，日入而息"，使人体的生理功能保持在良好的协调状态之中，不仅是健康长寿的重要保证，而且使人生气勃勃，精神饱满，防御疾病的能力也较强。此外，《素问·四气调神论》根据人与自然相统一的观点，提出顺应四时气候的变化规律，养成按四时作息的习惯。春季宜"夜卧早起，广步于庭"。即春宜晚睡早起，外出散步，无拘无束，以应生发之气。夏季宜"夜卧早起无厌于日"。即夏应晚睡早起，多动少怒，以应长养之气。秋季宜"早卧早起，与鸡俱兴"。即秋应早睡早起，神态安静，以应收敛之气。冬宜"早卧晚起，必待日光"。即冬日应早睡晚起，神态静谧，避寒就温，减少运动，以应潜藏之气。实践证明，这是有益于人体健康的正确措施。

2.5.2.1 起居有常，生活规律

起居有常是指按照客观规律安排生活起居，定出合理的作息制度作为指导，坚持长期实行。

自然界按照自己的规律不断运动变化，大到一年四季，小到一日四时，其阴阳消长周而复始，循环往复。人类长期生活在自然环境中，也就逐渐形成了体内阴阳气血消长的适应性变更。春夏阳气渐长，秋冬阴气渐旺；平旦至日中阳气旺盛，精力充沛，中午至黄昏阳气渐消，逐渐感到疲倦，入夜阳气潜藏，则需要休眠。所以人体就应自觉遵从客观规律，而不妄加违背。春夏阳气发泄，可以适当增加活动时间，减少一些睡眠；秋冬阳气潜藏，阴气旺盛，应适当增加睡眠时

间，减少一些活动。一日之中，阳长阴消则寤，白天以工作为主；阴长阳消则寐，夜间以睡眠为主。按照时令、时辰和人体的变化规律调节起居，使人体的生理功能保持在良好的协调状态之中。

同时生活作息制度的制定，还要因人而异，要参照年龄长少、性别男女、体质强弱，以及工作性质、生活环境等客观情况，作出符合实际的生活作息安排。

总之，生活作息要有张有弛、有动有静，保持规律，坚持按照一定的常规实行。

2.5.2.2 劳逸适度，合理作息

人体的生理活动有张有弛，劳逸适度，合理作息也是保证健康长寿，预防疾病的重要手段。孙思邈在其《备急千金要方》中指出“养性之道，常欲小劳”，“体欲劳于形，百病不能侵”，说明适当的劳动对健康和防止疾病的重要性。但劳动必须适度，从事脑力劳动或体力劳动，都切勿过度疲倦。同理，适当的休息，尤其是良好的睡眠是消除疲劳，恢复体力的主要形式，它可促使身体各部组织的自我修补，调节机体的生理功能，提高对疾病的抵抗力，但是过度的安逸和睡眠过多，也不利于人体的正常生命活动。一般而言，日间阳气主外，以劳作为主，劳作的内容，因人而异，或作工、或务农、或读书求学、或处理公务、或操持家务。劳作时间，按年龄、体质而异，一般人以 8 小时为宜，年青力壮者可适当增加，年老体弱者可酌量减少。连续劳作之间要有适当的休息，脑力劳动和体力劳动要互相调节，用脑者要多作运动，增加活动量；用体者要注意休息，勿过于疲劳，劳作负担不能过重。但是也要克服惰性，每日要有适度的体力活动，免使体力日益衰减。

2.5.2.3 安卧有方，睡眠得当

睡眠从阴阳学说来分析其机制为，阳气尽阴气盛则入睡，阴气尽阳气盛则觉醒。所以说睡眠是人体调节阴阳平衡的一种表现，故而起居调理要重视睡眠的调摄。具体有如下几个方面的内容。

（1）睡眠时间

睡眠时间的长短问题，古人提倡“日出而作，日入而息”，并根据四时气候的变化而变化。现代医学一般认为，睡眠以 8～10 小时为宜，同时应根据年龄不同而略有差异。如婴幼儿一般 11～12 小时为宜，其中婴儿还可更长一些；青少年 9～11 小时；中壮年 8 小时左右；60 岁左右 7～8 小时即可；70 岁以后，随着年龄增长而睡眠时间则应相对增加，方有益于健康。此外，若条件允许，应尽量养成午睡的习惯（尤其是脑力劳动者）。

由于先天遗传、体质类型和健康状况等多种因素，每个人对睡眠时间的需要是不同的，睡眠的深浅也不一致。实际睡眠时间应因人而定，以充足而不过度为适宜。科学的睡眠时间，应以醒后周身感到舒适轻松，头脑清晰，精力充沛，能很好地适应正常的学习、工作和劳动为标准。

（2）睡眠方位

我国古代养生学家对睡眠方位有如下几种观点：

寝卧东西向：春夏二季，头向东，脚朝西；秋冬二季，头向西，脚朝东。这是根据《内经》“春夏养阳，秋冬养阴”的养生原则而确立的。从季节讲，春夏属阳，阳气上升、旺盛，从方位讲，东方属阳主升，头向东以应升发之气而养阳；秋冬属阴，阳气收敛、潜藏，西方属阴主降，头向西以应潜藏之气而养阴。

寝卧恒定东向：一年四季应恒东向而卧，不应四时变更。其道理为，东方主春，主升发之气，四季头朝东卧，是顺应升发之气的意思。

按季节确定寝卧方向：根据不同季节确定卧向。春季头向东，应春气旺于东方；夏季头向南，应夏气旺于南方；秋季头向西，应秋气旺于西方；冬季头向北，应冬气旺于北方。其机制为随四时之变，应四时所旺之气而卧，顺于自然，协调阴阳。

避免寝卧北向：古代多数养生学家，赞同忌北首而卧的观点。因北方是阴中之阴，主寒主水。而头为人体诸阳之会，阴寒之气则伤阳。忌北首而卧，可避免阴寒之气损伤人之阳气。

（3）睡眠姿势

古人主张的睡眠姿势是向右侧卧，双腿微曲，全身放松。在这个位置上，身体的脊柱向前弯曲，好像一张弓，四肢可以放在较舒适的位置，全身的肌肉能较好地放松。心脏位于胸腔偏左的位置，胃肠道的开口都在右侧，肝脏位于右季肋部，这种卧姿使心脏压力减小，有利于血液搏出，又可增加肝的供血流量，“人卧血归于肝”，有利于肝的新陈代谢；右侧卧可使食物在消化道内吸收、运行，通畅无阻，对血液循环的顺利运行和抗病等方面都有利。一般认为，睡眠的姿势最好不要仰着睡，以免双手压胸，引起恶梦；更不可俯卧，以免使胸部、腹部都受到压迫，呼吸不够通畅，妨碍睡眠。

当然，右侧卧是指成人而言，对于婴幼儿则应经常调换方位，因小儿头部骨骼尚未完全骨化，长卧一侧易使头部变形，事实上对于成人，亦可在以右侧卧为主的基础上，经常适当变换体位。

（4）睡眠卫生

睡前静神：睡眠前要保持思想安静，情绪平和，切忌忧虑、恼怒。否则，会影响心神而导致睡眠不安。

睡不多语：因睡眠贵于神静，多语则神动而躁，影响入睡。故睡前不可多语调笑，扰乱心神。

睡不饱食：饱食之后不宜马上睡觉，因入睡后脾胃运化功能减弱，饱食入睡会使饮食停滞，损伤脾胃，影响正常睡眠。故睡前应节食。

睡时露首、避风：睡眠时切忌蒙头，一定要露首。因为这样可以保持呼吸通畅，以利呼吸新鲜空气，从而有利于健康。而睡眠时阳气入内，卫表虚弱，腠理不固，所以须防风邪侵袭。

（5）卧室卧具

睡眠必须有一个适于安寐的环境，卧室应保持空气流通、温度适宜、光线幽暗、恬淡宁静。

卧具主要包括床铺与枕头。床铺是人睡眠的主要工具，从养生防病的角度来说，它的主要用途是为了有利于睡眠，所以要保持高低适度、软硬适中、宽大舒适。枕是检项之物，其高低应因人而异，一般而言，仰卧时枕高一拳，侧卧时枕高一拳半，使头与躯干保持水平为宜。《老老恒言》中认为：枕太低则项垂，阳气不达，未免头目昏眩；太高则项屈，或致作酸，不能转动。同时枕芯的选择以质地松软、稍有弹性之物为宜，如荞麦皮、木棉、羽毛片等。

2.5.2.4 衣着适宜，慎适寒温

穿衣是人类在长期劳动过程中所产生出来的一种人类文明的体现，它的基本功用是御寒遮体、调节体温、防御外界病理因素的侵袭。其次，它也是人们精神面貌和物质财富水平的体现。从养生防病的角度，主要是侧重于它的基本作用，所以对衣着的要求主要有以下几个方面：

（1）因时变换衣着

气候寒暑变更，衣着要顺应气候的变化而更换。春季阳气由内藏而渐升发于外，衣着应减，但天气寒暄不定，又多风，不可顿去冬装，要防风冷伤人而感冒；待天气和暖之后，备好夹衣，随冷暖而添减，以次减衣。夏季炎热，宜着浅色单衣，勤换勤洗，勿在烈日下或当风处脱衣。秋季天气渐凉，衣服要渐增，但不能增之过快，适量减慢添衣速度，可以锻炼耐寒能力。冬季严寒，北风呼号，衣着要暖和，又不能过重、过硬。

（2）因人制宜，选择衣着

调理衣着还须因人制宜。老人衣着不宜宽长，长则走路时易绊跤，宽则衣服不着身，不能保暖，故须合体贴身，体温不致散失，自然气血流通，四肢和畅。小儿服装要适宜于其稚阴稚阳、又好动的特点，选择保暖（包括背、腹、足、膝）、便于运动的服装。女子在青春期及怀孕期不宜穿紧身衣裤，应选择柔软舒适，不感紧迫的衣着。工作服装要端庄严肃，显示职业特点，符合工作要求。另外，一些素体对毛皮、化纤过敏的人，在选择服装时，要考虑其自身的体质特点，慎重选择衣着。

（3）脱衣着衣禁忌

大汗之时忌脱衣：因为大汗之时人体腠理发泄，汗孔开张，骤然脱衣，易受风寒之邪侵袭而致病。

汗后应及时换衣：因为汗后湿衣不易干，消耗并伤害人体之阳气。汗后腠理较虚，汗湿滞留肌肤，易产生风寒湿之类的病变。

衣服宜宽大，不可紧窄：因为衣服宽大，便于行动，否则衣着过于紧窄，则会使肢体窘迫，气血运行不畅，而对健康不利。

此外，选择舒适、方便、适应寒暑的鞋帽，也具有一定的保健防病作用。

2.6 环境保健

环境主要包括人们的居室和周围环境。环境与人体的健康和疾病有着密切的

关系，良好的环境因素是养生防病的基本要素和必要条件。

2.6.1　环境与健康的关系

中医学认为，人与自然环境是一个有机的统一体，环境是人类生存和发展的基本条件，尤其是居住地区的地理特征、矿物、空气、饮水等，及住宅状况对人体的影响尤为重要。《素问·五常政大论》中指出：居住在空气清新、气候寒冷的高山地区的人多长寿；居住在空气污浊、气候炎热的低洼地区的人多短寿。《吕氏春秋·尽数》中也指出：久居雨露之地，人多易脱发及长瘿瘤；久饮质量差的井水和泉水，人多易患脚肿及瘸腿；久居山溪清泉之地，人多容貌美好；久居温泉辛食之地，人易患疮疖之疾；久居盐碱清贫之地，人多易患鸡胸、驼背、病瘠羸弱。

2.6.1.1　环境适宜，有利健康

适宜的地理环境不仅是人类物质生活的可靠保证，而且是人体健康不可缺少的条件。优美的环境，适宜的地理气候，良好的水土条件，有利于增强人的体质和免疫力，减少疾病的发生，促进身体的健康。

住宅环境的阳光充足，空气畅通，洁静安宁，给人以良好的心理刺激，并可促进正常的新陈代谢。

2.6.1.2　环境不良，导致疾病

我国地理环境复杂，不同地域，人的体质不同，流行和好发的疾病会不同，治疗和预防保健的措施也就不同。《素问》中的“异法方宜论”对此做了专门论述。如居住在东部沿海地区的人，皮肤多色黑而腠理疏松，多内热，易患痈疡一类疾病；居住在西部沙漠地区的人，形体多肥壮，不易受外邪侵袭，所生的疾病，多是由于饮食不调、七情不节或劳倦过度而引起；生活在北部高山寒冷地区的人，则多因气候风寒冰冽而生内寒胀满之疾；生活在南部炎热、低洼地区的人，其皮肤腠理多细腻而色赤，常因湿热内郁而发生筋脉拘挛、麻痹不仁一类疾病；居住在中部平原地区的人，则由于生活安逸，体质较弱，加之物产繁杂，易导致阴阳失调而发生寒热痿厥的疾病。清代温病学家叶天士亦谓：“吾吴地处卑湿”所以他对温热病、湿热病的治疗有独到的发明。与人体健康密切相关的生命元素，在不同的地形类型和地形部位，分布也不同，一般来说，高山地区易发生活泼元素的过少缺乏症，如碘、氟、碳等的缺乏；而河谷、平原、洼地、贫地等地区，易发生活泼元素过多的中毒症，如氟中毒、钠过多等。我国分布最广的三种地方病是地方性甲状腺肿、克山病和氟中毒，其病区分布都与地域、地形有密切关系。地方性甲状腺肿多分布于高山地区，如天山山脉、大兴安岭、秦岭、鄂西山区、大巴山、湘西山地、燕山山脉、长白山脉、大兴安岭等；克山病主要分布在我国第二阶梯级的中山地带，从东北到西南的整个山前地带、中山和丘陵都是克山病的主要流行区；氟中毒病区，主要分布在平原、盆地、洼地等，东北的

松嫩平原、华北平原、晋中盆地、大同盆地、桑干河谷、关中盆地、柴达木盆地、塔里木盆地、罗布泊、吐鲁番盆地等，都是氟中毒的高发区。

有些地区蕴藏的矿物对人体也是有害的，如铀矿、磷矿等，如果有强烈的放射性，可造成当地人患贫血、白血病，癌症发病率增高。还有些地方病，如血吸虫病、森林脑炎、恶性疟疾和某些传染病，都具有地域性。

空气是人类资源的宝贵财富。但随着现代化工业的发展，很多有害物质飘浮在大气之中，造成了空气污染，给人类带来灾难性的危害。主要是生产性污染、交通运输性污染和生活性污染造成的。所以城市的空气污染较为严重。空气污染可引起很多种疾病，如慢性气管炎、慢性咽喉炎、鼻炎、支气管哮喘、尘肺、肺癌等，心肌梗死、胃癌等，亦与空气污染有关。大气的污染又可进一步影响农作物的生长，降低产量，可使农作物含有残毒，又可污染食品和饮水，危害人类健康。

住宅环境的杂乱无章、空气污浊、气味腥臭、喧嚣吵闹，不仅使人心情不畅，而且还会孳生老鼠、苍蝇、蚊虫等害虫，导致多种疾病的传播。

2.6.2 环境保健的原则和方法

人们长期生活在一定的环境中，其生理活动受一定的影响，因而也产生不同的体质和生活习性，具有特有的适应一定环境的能力。人类要想健康长寿，防止疾病的发生，就必须建立和保持同自然环境协调一致的关系。但是人类不能消极地适应自然环境，而要积极的保护环境，控制环境，利用环境，使其有利于人的健康。

2.6.2.1 居处适宜

居处作为人的主要生存场所，对人的健康有着不可忽视的影响，因此应注意选择良好的居处环境。

1）环境优美。如果条件允许，住房应尽量选择在依山傍水、山清水秀、绿树成荫、鸟语花香之宁静处。尽量远离积淤死水、地洼潮湿、污秽肮脏之处。

2）房屋结构适宜。住房的结构精良，建筑合理，也是保证健康的一个有利因素，一般来说，住房宜座北面南，以便接受阳光，树荫不要遮住门窗，以保持良好的光线和通风。

3）房屋间距合理。房屋建筑时应尽量做到布局合理，不可过于密集，否则容易影响空气流通、采光等。

2.6.2.2 美化环境

创造良好的生活环境应从以下几个方面入手。

1）搞好环境卫生。在城市主要应注意搞好生活垃圾的处理和污水的排放；在农村则应开展“两管”（管水、管粪）、“五改”（改井水、改厕所、改畜圈、改炉灶、改环境）。同时，无论农村还是城市，都要积极进行消灭老鼠、蚊虫、苍蝇等的工作，以杜绝多种传染病的流行。

2）消除噪音和防止污染。各地应结合实际情况，采取积极有效的防护措施，处理工业“三废”，防止水源、空气、土壤及食品污染；控制噪音的来源及传播，从而减少某些疾病的发生。

3）保持生态平衡。搞好环境绿化是维持生态平衡的重要一环，应大力提倡在城乡、公路旁、房前屋后等处种植树木花草，以净化空气，调节气温和湿度，减少噪音。

2.6.2.3 住宅卫生

住宅是人居住的场所，人的一生大部分时间是在住宅中度过的，所以搞好住宅卫生，不仅可以美化家庭环境，为生活提供便利条件，而且也是增进人体健康的重要条件之一。黎明即起，洒扫庭除，是我国人民相传已久的卫生习惯。要定期将室内墙壁、屋角、家具、床下等处清扫洗刷，以保持居室的洁净卫生；并定期开窗排除房间内的浊气，保持居室空气新鲜，从而有效的预防疾病。

2.6.2.4 地方病的预防

由于不少疾病的发生与地理条件有关，其原因常常是该地区的水、土、食物中某种微量元素过多或缺乏而引起。现已明确能引起动物及人类地方性疾病的元素有钴、铜、镍、硼、铝、钼、氟、碘、砷、锌等10余种，其中分布最广的是地方性氟中毒和地方性甲状腺肿。

针对地方病发生的特点，对地方病的防治应采取以下原则：

1）过则减之。对过多摄入某种元素而发生地方病的地区，要注意尽量采取措施以减少该元素的摄入。如防治地方性氟中毒和砷中毒的根本措施是改用低氟和低砷的饮用水源，可通过打深井，从低氟、低砷地层取水或收集天然降水，如无合适的水源，则应对该地区的水进行水质处理，除去水中过量的氟或砷。

2）少则补之。因缺乏某种元素而致的地方病可采用适当的方式进行补充。如食用碘化食盐以预防地方性甲状腺肿。

2.7 运动保健

运用传统的体育运动方式进行锻炼身体，达到增强体质、防病延寿的目的，中医学称之为运动养生或运动保健。

2.7.1 运动在养生防病中的意义

根据五脏与形体的关系，心主血脉、肺主皮毛、脾主四肢肌肉、肝主筋、肾主骨，所以运动锻炼不仅能促进气血的流通、肌肉的丰满发达、筋骨的强壮坚固，而且可以促进和协调脏腑的功能活动，尤其是增强脾胃的运化功能，使其对饮食物的消化、吸收、转输更好地进行，从而保证了后天生命活动的营养物质充盈。

人体的生命活动不仅体现于脏腑形体的活动，还包括精神和意识思维活动，而精神活动又是以脏腑的精气作为其物质基础，脏腑的气血和调，使人的精神活动调达舒畅，反过来又可促进和协调脏腑的功能活动，所以中医传统的运动保健不仅强调形体运动，而且在形体的锻炼中讲求形神配合，这样外炼经脉、筋骨、四肢，内炼精神、脏腑、气血，使整个机体得到全面锻炼。

2.7.2 运动保健的原则

我国传统的运动保健有一套较为系统的理论，其核心思想是注重和强调机体内外的协调统一，形神兼顾，动静结合，运动强度适宜，因人、因时、因地制宜。

2.7.2.1 动静结合，形神兼顾

在传统的运动养生法中，最大特点是讲求意识活动、呼吸运动和躯体运动的密切配合。即所谓意守、调息、动形的统一。意守指意念专注；调息指呼吸调节；动形指形体运动。调意识以养神，调呼吸以炼气，动形体以行气血、通经脉。三者的关系是：以意领气，以气动形。这样，在锻炼过程中，内炼精神、脏腑、气血；外炼经脉、筋骨、四肢，动静结合，使内外合谐，气血周流，形神兼备，从而达到“阴平阳秘”的状态。

2.7.2.2 运动适量，强度适当

运动养生是通过锻炼以达到健身的目的，因此，要注意掌握运动量的大小。运动量太小则达不到锻炼目的，起不到健身作用；运动量太大则超过了机体耐受的限度，反而会使身体因过劳而受损。所以，运动健身强调进行适量的锻炼，要循序渐进，不可急于求成。若操之过急，往往欲速则不达。

2.7.2.3 因人、因时、因地制宜

不同的个体可根据自己的身体状况、年龄阶段、体质与运动量的配合，选择相适宜的运动方法和运动量来进行日常的运动锻炼。有慢性病者可选其中的几式，对自己的疾病具有针对性地进行锻炼，由少逐渐增多，逐步增加运动量。太极拳、八段锦、五禽戏可重复锻炼，打二遍三遍来增加运动量，以取得有效的健身效果。一般来说，早晨运动为好，因为早晨的空气最新鲜，到室外空气清新的地方进行运动锻炼，使休息一夜的肢体也为一天的活动做些准备。太极拳、八段锦、五禽戏、跑步等，不需要借助任何器具，也不需要特定的场所，在公园、广场、街道、空地、屋前、走廊等处均可。当然，室外林木繁茂，空气新鲜的地方更为理想。

2.7.2.4 持之以恒，坚持不懈

锻炼身体并非一朝一夕之事，要经常而不间断地进行。因为人体气血的改善，脏腑功能的增强，筋骨肌肉功能的提高，都是渐进的，只有坚持长期、系统

地锻炼，从不间断，守之以一，才能达到预期的目的。

2.7.3 传统的运动保健方法

我国传统的运动保健方法之多不胜枚举，这些方法在理论上各有侧重，动作上自成体系。其在保障人民健康，养生防病方面，发挥了重要的作用。

各类健身运动都有各自的特点，例如，气功是我国劳动人民在数千年前创造的一种独特的健身运动，具有鲜明的民族特色，因此下面将详细的介绍。

2.7.3.1 气功

气功为健身运动的主要内容，古时称为导引、吐纳。这种运动的特点是，注重把人的精神、形体、气息三者能动地结合起来，对机体施以整体性影响，以强身防病。历代气功流派甚多，大致可分为儒、道、释、医、武术五派。总的又分为静功和动功两大类。其中静功以锻炼内脏为主，动功以锻炼外部为主，即所谓“内炼精气神，外炼皮骨筋”。静功主要有内养功、放松功、站桩功、强壮功等；动功主要有五禽戏、八段锦、太极拳等。

（1）气功的强身原理

1）平秘阴阳：气功乃是古人根据“人身亦阴阳也，阴阳谓动静也，动静合一，气血和畅，百病不生，乃得尽其天年”之理而逐渐产生的，练功的目的，主要是为了通过气功的“动静合一”来达到调和阴阳。例如，在正常生理情况下练功时，通过相对的动（属阳），则使人体思想安静（属阴），精神内守，又可使气（阳）血（阴）平和，阴平阳秘。又如，头为诸阳之会，若人体内阴精亏于下，则阳气必亢于上，每见血压升高、头晕目眩、失眠多梦等。此时通过练功，使上亢之阳气下沉丹田，久之必然会使上述诸候逐渐消除。此即所谓“阴病阳治，阳病阴治”，“阴平阳秘，精神乃治”。

2）培育真气：真气又称元气，乃人体生命活动的原动力，是最重要的一种精微物质。气功疗法具有培育真气、促进其再生和蓄存的作用；或通过促进脏腑功能活动而生成真气。长期练功者都可体验到，练功时总感到丹田气足、头脑清醒、精力充沛，觉得体内有一种生气勃勃的力量在萌生。这种感觉在练功后还会延续一定的时间，此即真气趋于旺盛的象征。

3）调和气血：气功主要练的是“气”。气为血之帅，气行则血行，气旺则血生；反之，血无气不行，气滞则血淤，气虚血自虚。所以养血必先养气，气旺而血自生；血行亦必养气，气旺则血能正常运行。气功通过功法锻炼，能显著促进内气的旺盛，从而发挥行血、生血、调和全身气血的作用。

4）疏通经络：经络是气血运行的通道，经络的通畅是气血调和、脏腑组织功能活动发挥正常的基本条件之一。气功通过培养真气，促进内气的循环，推动全身气血的运行，自然有利经络的疏通。故它们之间是相辅相成的。

5）激发脏腑：即激发、推动脏腑组织的功能活动，此乃气功疗法的关键所在。练功时或练功后，全身气血阴阳平调、真气充足、经络通畅，自然有助于各脏腑组织功能活动的正常发挥。如反映于心则精神饱满、意识清楚、思维敏捷，反映于脾则口味良好、食纳正常；反映于肾则精气充沛……。而对于病人（主要为慢性疾病），通过激发脏腑组织，即可使其从病理状态下恢复到正常。

（2）静功的练功要领及常练功法

静功是采用坐、卧、立等静的姿式，结合运用意念，并配合各种呼吸方式进行锻炼的一种方法。其特点是通过一定的练功姿式、呼吸方法和意念活动，使机体的机能在“静”的状态下，进行内部锻炼，以“自我调整”、“自我修复”。

1）练功要领：主要包括姿式（调身）、呼吸（调息）和意守（调心）三大要素。

i. 姿式（调身）　静功练功宜采取固定姿式，一般可分为坐式、卧式和站式三种。无论何种姿式，均应做到松紧自然，姿态端正。

坐式：常用的有平坐式、盘膝坐式。①平坐式。坐在普通椅子上或方凳上，不要过高和过低（以屈膝 100 度为宜）。两脚平行着地，与肩同宽，正头平肩，口齿轻闭，舌尖轻抵下门齿内，眼睑自然下垂微闭。上体端正，腰脊正中，身体放松，肘臂微屈，肩肘稍向下沉。两手相轻握放在小腹处，也可掌心向下，自然地轻放在两大腿上。②盘坐式。在床上放上坐垫，练功时两腿交叉盘起，两脚放在腿下，两膝不要挨着床榻。初学者若感到这种姿式不适，可将两脚略向前移，大趾在膝膑的前方即可。其余要领均同平坐式。此外，尚有跪坐式，即两膝着地，脚掌朝天，身体自然坐于脚掌上。其余均同平坐式。

卧式：常用的有仰卧式和侧卧式。①仰卧式：仰卧床上，枕头的高低以舒适为度。两上肢舒展放在身体两侧，也可两手交叉相握而轻放于小腹上。两腿自然伸直，两脚靠拢或稍分开。两眼微闭，口齿轻闭，舌抵上颚，两眼默视脚的前方。②侧卧式：适宜右侧卧位，头略前俯，手放在离头约 7 厘米处的枕头上，掌心朝上。左臂自然舒展，手放在髋上，掌心朝下，两腿自然微曲，左腿置放于右腿上；或右腿伸直，左腿屈曲，左小腿放在右小腿之后。口眼要求同仰卧式。此外，还可采取半卧式，即在仰卧的基础上，垫高上半身和头部，使身体斜靠在床上。

站式：有自然站式、按球站式、环抱站式三种。①自然站式：身体自然站立，两脚平行分开，与肩同宽，两膝微屈，两脚跟略虚，足趾抓地。臀部稍向下坐，劲合于腰髋部。上体正直，含胸收腹，腰脊放松。肩肘稍向下沉，虚腋屈肘，两臂自然下垂，掌心向内，肘臂稍向外撑，五指分开，微屈曲。正头平视，双目微睁，口齿轻闭，舌轻抵下门齿。②按球站式：即在自然站式基础上，两手在小腹前方作下按状，两臂屈曲如弓，两手平掌下按，与髋相距拳许，两手指尖也约一拳左右，五指分开，稍屈曲，掌心向下，如按水中浮球。身体架式的高度比自然站式略低。其余均同自然站式。③环抱站式：按自然站式要求站好，将两臂抬至胸前，两臂同乳平高。掌心向内，五指分开，微作屈曲，指尖相对，相距两拳左右，两臂圆曲如环抱大树状。其他要求同自然站式。

ii. 呼吸（调息）　即有意识地支配和调整呼吸，使之细长、匀调、自然、柔和。其目的在于调畅气机和帮助入静。

自然呼吸：即在身体放松、心神宁静基础上，将呼吸调整到比平常稍慢稍深一些，但快慢深浅要达到均匀自然，柔而细缓，以呼吸时听不出声音为度。

深呼吸：在自然呼吸锻炼的基础上，逐步使呼吸深长。练时，吸气口齿轻闭，舌舐上腭，把"气"以意引至丹田。并自然稍作停顿；呼气时，舌体放松，口齿微开一小缝，使"气"自丹田经口缓缓呼出。呼气后也自然稍作停顿。如此反复进行。

腹式呼吸：舌尖抵上腭，口齿微闭，然后开始吸气，意念上将气缓缓引至丹田，自然地稍作停顿，小腹随着吸气慢慢鼓起；而后舌体放松口齿微开，将气慢慢呼出，小腹缩回。呼出后，自然地稍作停顿。如此反复进行，称为"顺呼吸"。与"顺呼吸"相反的方法叫"逆呼吸"。方法是吸气时，小腹逐渐向腹内缩回；呼气时，将缩回的小腹向外逐渐鼓起。其他要求与"顺呼吸"相同。此法可促进胃肠功能。

在呼吸方式上，有鼻吸鼻呼、鼻吸口呼、口吸口呼三种。但静功一般要求鼻吸鼻呼。

iii. 意守（调心）　即通过特定的意念活动以排除杂念，促进入静，使"意专神凝"。

意守时，首先要有意识地使身体各部位放松（可从头至足渐次放松），然后把意念集中到身体的某一部位，或空间某一实物，或意想某一词义。意守的部位较多，如膻中、肚脐、丹田、劳宫、涌泉、足三里等。不过最常用的是丹田。意守丹田有助于加速"内气"的形成，以培育真气、增强呼吸功能、疏通脉络、促进脾胃的消化与吸收。

意守空间实物，即把意念集中在空间的某一实物（如花草、树木）上，借以诱导入静。一般意守的实物应在 2 米以外，不宜太近，两眼以平视为宜。

2）常练功法：主要有放松功、内养功、强壮功、站桩功等。

放松功：① 姿式：仰卧、平坐或平站式均可。初练功或年老体弱者，宜用仰卧式；长期练功及体能强者则可以坐式或站式为主。②呼吸：从自然呼吸开始，逐步过渡到腹式呼吸。③意守：主要意守丹田，亦可意守他处。④练功：摆好姿式，调整呼吸，安定神志，随后开始放松。放松的先后次序是：a. 两侧：头两侧→颈两侧→两肩→两上臂→两肘→两前臂→两腕→两手背→十指。b. 前面：面部→前颈→胸→腹→两大腿→两膝→两小腿→两脚背→十脚趾。c. 后面：后脑→后颈→背→腰→两大腿后面→两　窝→两脚跟→两脚底。按此路线，先将意念集中在头部两侧，同时默念"松—"、"松—"或"头松—"。头部放松后，又集中在下一个部位，仍然默念"松—"，如此依次而下。当第一条线完结时，即将意念集中于两中指指端。约 2 分钟；后转入第二条线，结束时再意守双涌泉穴约 3 分钟。此即一个循环，每次可结合个人具体情况练 1~3 个循环（或更多）。⑤收功：收功时，意想从身体各部位把气息缓缓聚集到丹田，即"气息归元"，约意守 5 分钟。然后将一个掌心按在丹田处或肚脐上，另一手的掌心贴在这只手的手背上，两手同时自丹田（或肚脐）中心向左、由内向外、由小圈到大圈，缓慢推转 20~30 圈，即停稳于心窝部；稍停后，再从心窝向右、由外向内、由大圈到小圈，缓慢推转相同的圈数，后停稳于丹田（或肚脐）。最后轻搓两手，睁开眼睛，活动身体，即可收功。放松功简单易行，尤适宜于初练功者；对消除疲劳、恢复精神体力效果较好；对高血压、神经衰弱、肺结核、肝炎、慢性支气管炎等多种慢性疾患者有较好的防治作用。

内养功：①姿式：以侧卧式和平卧式为主，亦可采用仰卧式和盘坐式。②呼吸：内养功特别讲究呼吸，每采用“停顿腹式呼吸法”（与一般腹式呼吸略有不同），同时应配合默念字句（亦可用腹式呼吸）。③意守：主要为丹田。④练法：可先练放松功1~2循环，后始练内养功。方法是：舌尖轻抵上腭，口齿微闭，开始吸气，意念上将气缓缓引至丹田，小腹随着吸气慢慢鼓起；而后舌体放松，口齿微开，将气慢慢呼出，小腹缩回；呼气后，呼吸自然停顿，同时默念字句；念毕后又舌尖轻抵上腭，口齿微闭，开始吸气……如此往复循环进行。停顿时间的长短由默念字数的多少来控制。一般默念3~7个字，每字约念1秒钟。初练者默念字数宜少，尔后逐渐增加。默念的字宜由具有自我暗示的短句组成，如“放松好”、“放松安静好”、“放松安静身体好”等。练功次数一般每日1~2次，每次20~30分钟。初练者时间可稍短；久练者时间可延长。⑤收功：参照“放松功”。内养功亦比较易于掌握。本功法采用腹式呼吸，并周期性地停顿，因而使腹内压力也随之产生周期性变化，有助于活跃腹腔血液循环，促进胃肠蠕动，所以对消化功能有明显促进作用，对消化系统疾病亦有较好的治疗效果。

强壮功：①姿式：平坐式、盘坐式、仰卧式或站式均可。其中一般人宜平坐式或盘坐式；体强者多采用站式；体质弱则以仰卧式为好。②呼吸：多采用自然呼吸或腹式呼吸，亦可采用深呼吸法。③意守：丹田。④练法：强壮功特别强调入静，并以意守丹田为基本练法。由于初练者一时不易做到，故常选用数息或随息方法加以引导，以逐渐过渡到意守丹田。具体做法是：a. 数息法：一吸一呼为一息。摆好姿式后，开始默数息数，从1数到10，然后又从头数起，周而复始，逐渐排除杂念。其间若因杂念干扰，忘了数数，则要从头再数。b. 随息法：意念跟随呼吸升降出入，随息运行。如有杂念干扰，则应重新将意念集中到呼吸上来。此法简便易行，容易引导入静。c. 意守丹田法：将意念集中到丹田，但不要过分用意，只要把意念轻松地、微微地系于该处，若即若离，似守非守，常能较深地入静。若杂念干扰，则重新集中意念于丹田处。强壮功的练习，应由易至难，分阶段进行。第一阶段：第1周练功宜采用仰卧式或平坐式，自然呼吸（应稍深稍慢一些），用数息或随息法排除杂念，每次练15~20分钟即可。第二阶段：第2~4周，改用平坐或盘坐式，宜采用腹式呼吸或深呼吸，初步做到气沉丹田（由数息法或随息法过渡到意守丹田法），逐渐加深入静。每次可练习30分钟左右。第三阶段：第5周以后，采用坐式或站式，呼吸应细缓深长，匀稳悠悠，意守丹田，完全入静。每次可练习30~40分钟。以上练功方法宜每日1~2次。⑤收功：参照“放松功”。强壮功入静程度较深，适用于强壮身体及防治神经衰弱、高血压病、心脏病、慢性支气管炎及其他慢性疾病。

站桩功：①站式：初学者多从自然站式开始，尔后再练按球站式及环抱站式。其中体式愈低，手位愈高，消耗体力愈大，故应酌情而定体式。②呼吸：自然呼吸为主，亦可采用腹式呼吸。③意守：丹田。初练者也可意守外景。④练法：初次练功者，先采用自然站式练放松功1~2个循环，后再练本功。方法是：摆好姿式（自然站式、按球站式或环抱站式均可），宁神调息，然后随吸气，将气引至丹田；稍作停顿后，再随呼气将气引至两脚心涌泉穴处，此时，两脚轻轻地抓地，意想自己的身体像苍劲的松树一样屹立着。久久练习，体内即有一种生气勃勃的内劲产生。⑤收功：详参“放松功”。站桩功主要用以增强和恢复体力，对体质较强者比较合适。初练不宜站的太久（15分钟左右），一般每日1次；久练者每次时间可持续长些，次数亦应逐渐增加。

（3）动功的练功要领及常练功法

动功是取意气相结合的各种肢体或全身运动、自我按摩及拍击脏腑等，以锻炼脏腑组织、筋骨肌肉，促进全身气血运行的一种功法。

1）练功要领：动功的练功要领亦包括姿式、呼吸、意守三个方面。其中练功姿式（调身）有简有繁，形态千变万化，运动量有大有小，诸如五禽戏、易筋经、八段锦、太极拳等，姿式各不尽然，几无规律可循，故宜详参有关功法，在此从略。

动功的呼吸与意守（调息与调心）与静功基本相同，此亦略去。

2）常练功法：动功比静功的功法种类更为繁多。而常用以强身防病治病的则主要有如下几种。

五禽戏：五禽戏是三国时期华佗编创的，为模仿虎、鹿、熊、猿、鸟的姿态动作以强身防病的一种功法。史书记载，华佗的弟子吴普等人以此锻炼身体，活到90余岁还耳聪目明。本功法在长期流传过程中，通过不断改进，逐步形成了多种流派。华佗五禽戏的设计是甚为科学的。如“虎戏”模仿虎的勇猛扑动，着重锻炼上肢肌群、关节；“鹿戏”模仿鹿的伸展头颈与转腰动作，着重锻炼肩颈与腰的肌群、关节；“熊戏”模仿熊的沉稳走爬……这些动作连贯起来，既能“动诸关节”，锻炼全身，又可强体防病，对一些慢性疾患如心血管疾病、消化系统、呼吸系统及关节疾病等，有良好治疗效果。具体练功方法，详见有关书籍。

易筋经：易筋经是采用呼吸与静止性用力来锻炼肌肉，通经活络，改善脏腑功能，以防治疾病的一种传统健身法。所谓易筋经，意即使萎弱的肌肉筋骨改易成壮实的肌肉筋骨。实践证明，长期坚持练本功，具有良好的强身防病治病效果。本功法共有十二段，包括两手当胸、两臂横担、两手托天、摘星换斗、倒拉九牛尾、出掌展臂、拔马刀、三盘落地、左右伸拳、猛虎扑食、躬身、掉尾等。具体练功方法见有关书籍。

八段锦：八段锦以锻炼上肢为主，能加强臂力，锻炼胸部肌肉，有助于防治脊柱后突，以及加强下肢肌力、锻炼头颈和躯干等部位。本功法包括两手托天理三焦、左右开弓似射雕、调理脾胃单举手、五劳七伤向后瞧、摇头摆尾去心火、两手攀足固肾腰、攒拳怒目增气力、背后七颠百病消等八段。具体练功方法，详见有关书籍。

太极拳：太极拳是我国传统的健身项目。其特点是动作柔和、平稳舒展、动静结合、缓慢连贯、均匀协调、圆活自然，因此形象地用“太极”二字命名。太极拳的流派甚多，其中24式简化太极拳包括了多家拳术的基本功姿，简便易学，效果良好，深受人们的欢迎。简化太极拳包括起势、左右野马分鬃、白鹤亮翅、左右搂膝拗步……收式等24式。近年来，太极拳强身延年、防病治病的良好效果已被大量实践证实。如某省太极拳辅导站、北京运动医学研究所等单位对50~80岁长期炼太极拳的中老年人进行了较全面的医学检测，结果表明：坚持练太极拳能够延缓肌力衰退，保持关节韧带的敏捷灵活，全身血管的弹性增强，加强心肌的营养，降低血压，预防各种心血管疾病，改善和提高神经、呼吸和消化系统功能，促进新陈代谢，提高免疫功能，培养乐观性格。特别是在早上空气新鲜时练功，还能收“吸气养神”之效。对一些慢性疾患，如气管炎、肺心病、高血压、肺结核、冠心病、慢性胃炎、溃疡病、慢性肝炎、周期性瘫痪、关节炎等具有良好的治疗或预防复发作用，故特别适用于老人、体弱和慢性病患者。具体练习方法，详见有关书籍。

3）练功的基本要求：①树立“三心”。气功是在人的意识指导下进行的自我锻炼，与其他防治疾病的方法不同。要想达到练功的目的，务必做到有信心、决心、恒心，长期坚持下去。那种“三天打鱼，两天晒网”或急于求成的做法显然是难以奏效的。②循序渐进。初练者应选择适合自已身体情况的功法，最好由易到难，如先练“放松功”。入静只能逐步深入，不要见异思迁而乱换功法。③松静自然。练功时应使全身肌肉处于“松”的状态；同时心情舒畅而安定，思想全部集中到练功上来，逐步进入到安静状态。初练时思想难以集中，这是很自然的，故不要急躁。此时可多练放松功，帮助入静。④意气相随。“意”即意念。气功通过意念活动对人体生理功能施加良好的影响；“气”指呼吸之气和内气（即丹田气）。意气相随，即以意念活动去影响呼吸和内气的运动，使意念和气息运动一致。先用意念来调呼吸；进而用意念去领气下沉丹田或其他部位，做到“以意领气”、“意气相随”的境地。⑤动静结合。练功要动，环境思想要静。只有静，才能使气功更好地平衡机体阴阳、调整气血、疏通经络、培养真气。此外，在练法上，还应注意动功、静功相结合，即静功练毕后可适当练几段动功；或晨练动功，晚间练静功，如此动静交替，方能相得益彰。

4）练功的注意事项：①练功的场所，应选择较安静之处。如室外可在树林、花园等安静而空气新鲜之处练习，室内亦应注意空气流通；练功场所光线宜暗一些，以利入静；同时应避免风寒诸邪侵袭。②每次练功前应做好准备工作，如练功前10分种左右应停止其他各种活动，使思绪定安；排空大小便；松开衣领和腰带等。③不要在过劳、过饱和饥饿时练习；情绪不稳或过于忧郁及兴奋时亦不宜练；体弱及患有慢性疾病如肺结核、高血压等要节制房事。④练功的次数及时间，一般应视练功者的熟练程度而定。如初学者宜每日1次，时间不宜过久（15分钟左右即可）；功法熟练者次数可以增加，每次可练20~30分钟，练习时间大都安排在睡前或起床后，并做到相对固定。⑤练功到一定程度，往往食欲增加、头脑清醒、眼睛清亮、体重增加；或身微汗出、皮肤微痒、肌肉微动；或四肢及意念部位产生温热感等，此均为练功的效应。如果没有效应，就不应强求；出现效应，亦不要过分注意。

练功毕，不要匆匆离去，应以手洗面，后缓缓起立，活动四肢，休息一会再离开。

5）练功异常反应及处理：如上所述，练功到一定程度可产生相应的反应，此乃练功的目的。但是。初练过程中由于功法不熟或其他原因，亦可出现一些异常反应。一般来说，只要掌握好练功要领，这些反应是可以预防的。若已出现，则应采取适当的措施加以调整。

初练者常常有腰酸背痛、下肢酸软、双腿麻木等反应。其中腰酸背痛大多是练功不习惯或姿式不当所致。预防及纠正的方法是，先用卧式，再过渡到坐式，坐累后改为卧式。下肢酸软多为练站桩功引起，故酸软明显时宜改用坐、卧式即可纠正。双腿麻木则多因盘坐式引起，一旦麻木严重，应调换姿式，或按摩麻胀处，或适当活动，然后再继续练。

初练在调息方面，由于急躁，勉强去追求深长呼吸，以意强领，有时会出现呼吸急促、憋气胸闷、头晕眼花、心惊肉跳、肚腹胀满等现象。故练功时要掌握好呼吸柔和自然的要领，不要以意强领；一旦出现上述症状，立即改成自然呼吸，或起身活动片刻，待心情平定后再练；尤其是练内养功闭气时应更加注意。

有的练功者意念活动不稳定，功沉丹田不稳固，常出现气从小腹上冲之感。有这种现象者，应把意念稳定下来，意守不要过紧，精神不要紧张。做不到这一点，可暂时放弃意守，只练放松入静，对呼吸则任其自然。

2.7.3.2 散步

一般来说，中医多主张晨起跑步，饭后和睡前散步。谚语常曰："饭后百步走，活到九十九"；《千金要方》指出："食毕当行步……无百病"；《紫岩隐书》亦谓："每夜入睡时，绕室行千步，始就枕……盖行则神劳，劳则思息，动极而返于静"。可见，散步有利于畅达气机，活动关节，助脾运化，宁心养神，祛病防老。

散步尤适合于壮、老年人。现代研究证明，人到壮、老年，身体各组织器官都逐渐趋于衰退，很不适宜剧烈运动。而散步则能使全身得到运动而不至于太过，是一项十分适宜的活动。其不仅能使四肢和腰部肌肉、骨骼得到锻炼，而且可使心肌收缩加强，外周血管扩张，使血管平滑肌放松，因而有增强心力、降低血压、预防冠心病等效果；步行也能使呼吸器官得到锻炼，改善呼吸功能；促进老年人的消化吸收，防治便秘；加强新陈代谢，推迟细胞衰老；对肥胖体型可起到减肥作用；同时散步还能欣赏到大自然绚丽景色，陶冶性情。故对中老年人具有特别的健身价值。至于散步的时间和方位的选择，则应因人因时因地制宜。

2.7.3.3 跑步

跑步一般在清晨空气新鲜时进行。运动量每天 20~30 分钟为宜。开始速度稍慢，距离不宜太长；尔后逐渐加大运动。老年及体弱者先可步行或快走，然后开始慢跑开始 2~4 公里，尔后可增至 5 公里以上。同时应因人因时而异。如春夏季节宜少跑，秋冬季宜加大运动量；青少年运动量宜大。在长跑中若出现心悸、胸闷、头昏眼花、两腿发软等情况说明运动量过大，此时应减慢速度或步行。应做到持之以恒。

国内外研究结果表明，坚持长跑锻炼对身体健康带来的好处可谓不胜枚举。不仅适合于青少年，亦适合于中老年，是一种良好的强身防病项目。前苏联某医学家指出："坚持跑步的人，体力和智力明显增长，情绪改变、失眠、冷漠、头痛、易怒、忧郁等症状都会随之消失。"前全苏体育科研所的研究人员对一部分以跑步为主要健身手段的50~75岁的中老年人进行了随访观察，发现坚持跑步锻炼者血压正常，血液循环改善，血液中的胆固醇含量下降，激素分泌增加，动脉粥样硬化得到控制，从而说明坚持跑步大有益于身体健康。

2.8 药物调补

合理服用药物，利用药物来调理阴阳，补益脏腑，滋养气血，是防治疾病，延年益寿的基本方法之一。

祖国医学中应用中药保健历史悠久，内容丰富，仅《神农本草经》中所记载的具有"轻身益气，不老延年"的药品就多达160余种。历代以来，对于服药饵以抗老益寿积累了丰富的经验，为人类的健康长寿做出了巨大的贡献。

2.8.1 药物调补的原则

生、长、壮、老、死，是人类生命活动不可抗拒的自然规律，常服补益药物可有效的预防疾病，增强体质，延年益寿。但药物调补的同时，必须结合其他养生防病方法，才能更好的发挥药物的保健作用。而且具体应用时，还需掌握正确的调补原则，才能达到预期的效果。

2.8.1.1 补益扶正，重在脾肾

脾主运化，为气血生化之源、后天之本；肾主藏精，主人体的生长发育及生殖，为先天之本。只有脾肾功能正常，精气血津液才能生化充沛，脏腑组织得以濡养而健康长寿。所以调补脾肾是药物调补中不可忽视的重要原则。

近代研究也证实，大多数补益脾肾的药物具有提高免疫功能，加强机体适应性，延缓衰老等多方面的作用。如近几年开发生产的保健药物清宫寿桃丸、还精煎等都是从培补脾肾而入手的。

调理脾肾的原则应从脾肾的特点入手。鉴于脾胃的特点，调理脾胃的方法是升降相宜、攻补勿过、寒热得当、燥湿相济，总的精神是以健脾益气、滋养胃阴为主；而肾精易泄难密，所以补益肾精的方法以固藏填精为法。

除此之外，由于人体是一个有机的整体，各脏腑与形体之间具有紧密的联系，因此在补益脾肾的同时，也应注意各脏腑之间的统一性。

2.8.1.2 辨质论补，调整机体

体质即人体的素质，它是形成于先天、定形于后天的个体在形态结构、代谢

和生理功能上相对稳定的特性，不同的体质决定了其对某些致病因素的易感性和发病证型的倾向性。人的体质有阴阳偏颇、气血多少的不同，针对体质的不同而选用补益药物，才可有的放矢。

一般来说，症见五心烦热、午后潮热、颧红、盗汗、舌红少苔，脉象细数，为阴虚之象，当以滋阴法补养之，重在补养肝肾，兼及五脏。症见形寒肢冷，乏力自汗，腰膝酸软无力、小便不利或余沥不尽等，为阳虚之象，重在温补肾阳。症见气短懒言，四肢无力，食少便溏等，为气虚之象，常以补脾法，以使中州健运，运化得宜。症见面色萎黄或苍白，头目眩晕，心悸，失眠，手足发麻，爪甲不荣等，为血虚之象，因脾为生化之源，肝藏血，肾藏精，肝肾同源，故其进补，宜以此三脏为主。总之，通过药物的调补作用，以纠正体质的偏颇，增强机体的抗病能力。但补法并非仅指“纯补”，更多的是要用调补的方法。因为体质衰退常非单纯的虚象，有兼夹证者也并不少见。如阴虚多兼火旺，阳虚易见痰饮，气虚常罹外感，血虚多兼瘀滞。故在补虚的同时，要兼以袪邪，或化痰，或清火，或疏风，或活血。若一味纯补，则必恋邪碍脾，呆钝生机，不但达不到补虚目的，反而使体质下降。

此外，药物调补时，还要参合男女体质上的特异性。男女体质的差异，如以阴阳属性来分，男属阳，女属阴；如以气血多少而言，则男多气，女多血。一般男子多阳气虚，女子多阴血亏，在调补时要因人制宜。

2.8.1.3 掌握时令，顺时调补

药物调补，还要考虑到四时气候的变化因素。顺时药养的原则主要有二：其一，用药物调补四时人气阴阳的偏盛偏衰；其二，四时六淫之气常可导致外感疾病或引发旧疾，可预服相应的药物而起到预防作用。

一般而言，春季气候转温，多风，加之冬令以来避寒就温，拥炉熏衣，多食膏粱厚味，使热伏于内，风热相煽，则常表现出体热头晕、痰壅咳喘、四肢软弱、腰膝酸软等症状，宜服消风、和气、凉膈、化痰之剂，若无病状则以饮食调治，性稍凉利，不必服药。夏季天气炎热，脾胃气弱，饮食稍有不慎或贪凉饮冷，则多成泄泻，或感受暑热之邪，内扰心神，伤津耗气，或暑湿困阻脾胃，缠绵难解，宜服清暑、生津、益气、芳香化湿之品。秋季气候转凉，若调摄失宜，则多发宿疾成痰涎喘嗽，或燥气伤肺，宜服清润、养阴补气之剂。冬季严寒，阳虚气弱，易感寒邪，多发喘咳、痹厥之症，宜服温肾、填精之品。此外，冬季是进补的最好时机，时到隆冬，阳消阴长，药力可随季节及体质变化发挥其功效。北方气候严寒，宜用温补，如鹿茸、肉桂、龙眼、何首乌等，南方冬季严寒而干燥，故进补宜用温润之品，如熟地、菟丝子、桑寄生、人参等。之所以强调冬季进补，因其能使营养物质转化的能量较大限度地藏于体内，有助于体内阳气的萌发。

对冬季经常患咳喘、感冒、胃痛的患者，也可采取冬病夏治的方法，在夏季服用滋补肺肾、健脾和胃之剂，以扶正固本，增强机体抗病能力，预防冬季的发病。

2.8.1.4 补勿过偏，补勿过滥

由于人的体质有阴阳虚实不同，药物有寒热温凉的区别。应用保健药物，应有针对性，不可偏颇，也不可峻补太过。否则，反而对身体不利，如补气药多壅滞，过量服用可导致腹胀纳呆、口干胸闷；补血药多黏腻，过量服用可壅滞脾胃；补阴药多甘寒滋腻，过量服用易损伤阳气，滋腻脾胃；补阳药多温燥，过量服用有助火伤阴之弊。所以组方宜平和，缓缓调之，以达防病抗衰的目的。

为避免补之过偏，保健用药组方应法度严谨，补泻升降、温清和补、寒热温凉互相协调，有机配合。

滥用补药也会致害，因此保健用药也应适可而止，不能滥用无度。一般正气不足而体弱多病者，从青少年起可常食补药，但应间隔服药；体格健壮者，则宜从50~60岁以后开始服药；老年人服药也应有间隔时间；服药期间若有不良反应时则应停止服用。

2.8.2 常用的防病延年方药

2.8.2.1 常用的防病延年方

（1）人参汤（《金匮要略》）

方剂组成及服法：人参、干姜、白术、甘草各15克。以上4味研粉，每次服9~15克，每日3次。

功效：益气温中，健脾强身。主要适用于年老体衰、脾胃虚寒者。

（2）无比薯蓣丸（《备急千金要方》）

方剂组成及服法：山药60克，炒杜仲、菟丝子各90克，五味子180克，肉苁蓉（酒浸）120克，茯苓、巴戟天、怀牛膝、山茱萸、干地黄、泽泻、赤石脂各30克。共为细末，炼蜜为丸，如梧桐子大。每次服20~30丸，每日2次，饭前酒服下。

功效：健脾养胃，益肾培元。用于虚劳损伤，肌体消瘦，腰膝酸软，目眩耳鸣，饮食无味等。

（3）仙术汤（《和剂局方》）

方剂组成及服法：苍术300克，枣（去核）150克，炮干姜10克，炒杏仁30克，甘草90克，盐（炒）120克。除杏仁外共为细末，杏仁另研细，与它药和匀。每次服3克，每日3次，饭前温开水送下。

功效：温中健脾，辟秽除湿。适用于脾胃虚寒，痰湿不化，饮食所伤，胸膈痞闷及时暑暴泻者。

（4）人参胡桃汤（《济生方》）

方剂组成及服法：人参3~9克，胡桃肉9~15克，生姜3~5片。水煎服，临卧前送下。

功效：补肺益肾定喘逆。适用于老年慢性咳喘缓解期服用。

（5）枣肉平胃散（《和剂局方》）

方剂组成及服法：大枣、炙甘草、生姜各1千克，陈皮、厚朴各1.5千克，制苍术2.5千克，共煮于水，取出焙干，研细为末。每次服6克，盐汤点服，空腹食前服，每日3次。

功效：补脾益气，祛痰消积。适用于脾胃不和，形体消瘦，食欲不振，胸腹满闷，倦怠嗜卧。

（6）长生固本方（《寿世保元》）

方剂组成及服法：人参、枸杞子、山药、五味子、麦冬、天冬、生地黄、熟地黄各60克。上药加水共煎3次，滤清去渣，浓缩成膏，瓶贮备用。每次服1匙，每日3次，白开水送服。

功效：补脾益肾。久服可补虚弱，乌头发，有益于摄生保健。

（7）保元益寿丹（清宫保健方）

方剂组成及服法：人参、白术、茯苓、薏苡仁各15克，当归、生地黄、杜仲、桑枝、炒谷芽各12克，香附、白芍、桔梗各6克，陈皮4.5克，砂仁、柴胡、炙甘草各3克。共研细末。每次服4.5克，老米汤调服。

功效：补益气血，调理肝脾。久服可健身增寿。

（8）三才封髓丹（《卫生宝鉴》）

方剂组成及服法：天冬、熟地黄、人参各30克，黄柏90克，砂仁15克，甘草20克。共为细末，面糊为丸，梧桐子大。每次服50丸，肉苁蓉15克，煎汤空心送下。

功效：益肾阴、泻相火。适用于肾阴不足，相火妄动，症见梦遗失精者。

（9）二至丸（《扶寿精方》）

方剂组成及服法：女贞子、旱莲草各等份。女贞子蜜酒拌蒸，晒干为末；旱莲草捣汁熬膏，和女贞子为丸。每次服9克，临卧酒送下。

功效：补益肝肾。对于肝肾不足之头目昏花，须发早白，腰膝酸软者，有康复保健之功。

（10）启脾散（《成方便读》）

方剂组成及服法：人参、制白术、莲子肉各90克，山楂炭、五谷虫炭各60克，陈皮、砂仁各30克。共为末。每次服6克，开水送下。

功效：健脾消积。对于小儿脾胃虚损，运化失职，气液干涸所致之疳积，而见面色无华，体瘦发枯，神疲倦怠，腹胀食少，苔腻脉细者，有良好效果。

（11）金刚丸（《素问病机气宜保命集》）

方剂组成及服法：肉苁蓉、杜仲、菟丝子、萆　各250克；再以猪腰子2只，去膜切碎，共为细末，如梧桐子大。每次20克，每日3次，温开水送服。

功效：补益肝肾，强壮腰膝。年老体弱，腰膝酸软，四肢乏力者，常服能强身益寿。

（12）灵芝蜂王精（《中药成药学》）

方剂组成及服法：灵芝50克，鲜蜂王浆30克，党参15克，枸杞子10克，多种维生素少量。先将灵芝、党参、枸杞子用50%乙醇提取成流浸膏，再加入糖浆、蜂王浆及维生素，制备成澄明糖浆。口服，每次 10 毫升，每日 1~2 次，早晚空腹服。

功效：益气健脾，补益肝肾，滋养心神。适用于小儿营养不良，发育迟缓；成人脾虚纳呆，神衰失眠，以及病后和年老体弱者。

(13) 仙方椒苓丸（《御院药方》）

方剂组成及服法：川椒 480 克，茯苓 300 克。共为末，炼蜜为丸，如梧桐子大。每次服 50 丸，温开水送服。

功效：补益心肾，明目驻颜，顺气祛风，延年强身。

(14) 人参养营汤（《温疫论补注》）

方剂组成及服法：人参 10 克、麦冬、五味子、地黄各 15 克，白芍、知母各 12 克，当归、陈皮各 9 克，甘草 6 克。水煎服。

功效：益气养血，生津敛汗。适用于大病之后，气血不足，表里虚怯，饮食及惊动即汗出者。

(15) 望梅丸（《串雅外编》）

方剂组成及服法：乌梅盐渍 120 克，麦冬、薄荷、柿霜、细茶各 30 克，苏叶 15 克。为细末，加白糖 120 克。共捣为丸，约黄豆粒大（加人参 30 克更妙）。每含 1 丸。

功效：养阴润燥，生津止渴。常用于教师及歌唱演员咽喉干燥，声音嘶哑。

(16) 七宝美髯丹（《医方集解》引邵应节方）

方剂组成及服法：制首乌（赤、白各半）1 千克，茯苓、牛膝、当归、枸杞子、菟丝子各 250 克，补骨脂 120 克。共为细末，炼蜜为丸，每次服 9 克，盐汤或酒送下，每日 3 次。

功效：补益肝肾，填精补血，乌发壮骨。

(17) 何首乌丸（《太平圣惠方》）

方剂组成及服法：何首乌 250 克，肉苁蓉 180 克，牛膝 120 克。上药为末，用枣肉蒸和为丸，如梧桐子大。每次服 30 丸，食前服。

功效：补益下元，乌发驻颜。用于肾之阴阳俱虚，腰脊酸痛，身倦无力，须发早白，心烦难寐。

(18) 地仙丸（《太平圣惠方》）

方剂组成及服法：枸杞子、炒神曲、甘菊、熟地黄、桂心各 60 克，肉苁蓉酒浸焙干 45 克。共为细末，炼蜜为丸，如梧桐子大。每次服 30 丸，食前空腹服。

功效：补虚劳，清头目。久服乌发悦颜，轻身延年。

(19) 扶脾散（《寿世保元》）

方剂组成及服法：莲子肉 45 克，陈皮、茯苓各 30 克，炒白术 60 克，炒麦芽 15 克。共为细末。每次服 6 克，加白砂糖 6 克，每日 2~3 次，白开水送下。

功效：益气调中养神。适用于素体虚弱，食欲欠佳，大便不实者。

(20) 参芪膏（《全国中药成药处方集》）

方剂组成及服法：党参、黄芪各 1.5 千克。共煎熬 3 次，去渣取汁，滤清收缩，加冰糖 3 千克收膏。每次服 9~15 克，早晚开水和服。每日 2 次。

功效：补气固表止汗。适用于老年气虚，卫表不固，自汗，易感冒者。

（21）龟龄集（《中药成药处方集》）

方剂组成及服法：鹿茸750克，人参600克，海马、石燕子各300克，附子540克，生地黄、穿山甲、青盐各240克，肉苁蓉270克，熟地黄180克，天冬、川牛膝、地骨皮、砂仁各120克，补骨脂、锁阳、菟丝子、枸杞子各90克，急性子、公丁香各75克，杜仲、蜻蜓、淫羊藿各60克，细辛45克，甘草30克，蚕蛾27克，硫黄9克，家雀脑100个（焙干），朱砂75克，分别研为细末，混合均匀，为散剂，瓶装30克。每日服1~3克，每瓶约服10次。吞服。

功效：温肾助阳，补益气血。常用于阳痿遗精，头昏眼花，步履艰难，腰腿酸软，身倦乏力等症，为清代宫廷重要保健医方，寓有龟鹤延年之意。

（22）斑龙丸（《景岳全书》）

方剂组成及服法：鹿角霜、鹿角胶、菟丝子、熟地黄、柏子仁各250克，补骨脂、茯苓各125克。共研细末，酒化鹿角胶为丸，每次服9~12克，空腹淡盐汤送下。

功效：补肾阳，益精血，安心神。用于阳虚血少，气力衰弱，阳痿遗精，腰酸腿软，自汗心悸，小便频数等症，疗效颇佳。为“滋补中之圣药。”

（23）河车大造丸（《扶寿精方》）

方剂组成及服法：紫河车1具，人参、杜仲、黄柏各45克，怀牛膝、天冬、麦冬各30克，龟板、熟地黄各60克。共研末，另用茯苓18克煮烂和匀，米酒糊为丸。每次服9克，每日2次，空腹淡盐汤送下。

功效：调补阴阳气血。用于小儿发育不良，筋骨软弱，或年老体衰，疲乏无力，须发早白，腰腿酸软。

（24）琼脂膏（《医学正传》）

方剂组成及服法：生地黄10千克（取汁），白蜜（煎沸去沫）、鹿角胶、酥油各1千克，生姜60克（取汁）。先以慢火熬地黄汁数沸，滤取净汁，又煎20沸，下胶，次下酥油、蜜，同熬至如饴状，瓷瓶收贮。每次服9克，每日3次，温开水冲服。

功效：滋补阴阳。用于血虚而皮肤枯燥及消渴者。

（25）六味地黄丸（《小儿药证直诀》）

方剂组成及服法：熟地黄30克，山茱萸、干山药各15克，泽泻、茯苓、丹皮各12克。共为细末，炼蜜为丸，如梧桐子大。每次服3丸，每日3次，空腹开水送服。

功效：滋补肝肾，适用于小儿五迟，而见肾怯失音，囟开不合，神不足，目中白睛多，面色㿠白等，对于改善小儿先天不足体质，促进其正常生长发育有明显效果。后世将该方发展应用于成人之肝肾阴虚者，症见腰膝酸软、头晕目眩、耳聋耳鸣、盗汗遗精、牙齿松动等。

2.8.2.2 常用的防病延年药

（1）人参

性味：甘、微苦，微温。

功效：大补元气，益智安神。适用于体虚欲脱，肢冷脉微，脾虚食少，肺虚喘咳，津伤口渴，内热消渴，久病虚羸，惊悸失眠，阳痿宫冷等。现代药理研究发现本品有益智作用，对大鼠和小鼠的学习与记忆均有改善作用；还可全面增强机体的免疫功能；对心血管系统具有强心、抗心肌缺血等作用；能加强机体的适应性，增强机体对物理、化学和生物学等各种有害刺激与损伤的非特异性抵抗力，使紊乱的功能恢复正常，具有“适应原样作用”。此外，还具有延缓衰老、抗肿瘤等多种药理作用。

人参自古至今，一直被视为保健珍品，但其并不是纯补无害之“神品”，惟有虚损才宜进补，切不可滥用。

（2）大枣

性味：甘，温。

功效：补脾养胃，益血生津，养心安神。本品对于慢性病气血亏损或病后体虚者，确有强身保健的作用。

（3）山药

性味：甘，平。

功效：补气养阴，益精固肾。常服可调整阴阳，健脾养胃，强身健体。

（4）山楂

性味：酸、甘，微温。

功效：健脾和胃，消导食滞，行气活血。现代药理研究认为，本品有增加胃液消化酶，帮助消化的作用及轻度降血脂作用。

（5）山茱萸

性味：酸、涩，微温。

功效：补益肝肾，收敛固涩。有增强体质，抗衰防老之功效，适用于肝肾虚损，精血不足，头晕耳鸣，视物昏花，腰脚沉重，步履无力，遗精滑泄，尿频失禁者。还可用于大病之后，气血大虚，腠理不固，自汗不止。对高血压病也有一定的防治作用。现代药理研究证实本品对免疫功能有调节作用，体外实验能杀死小鼠腹水癌细胞，对环磷酰胺及放疗引起的小鼠白细胞下降有明显升高作用。

（6）天冬

性味：甘、苦，寒。

功效：清肺降火，滋阴润燥。有润肌悦颜，健身延寿的保健作用。现代药理研究认为有抗菌及抗肿瘤作用。

（7）女贞子

性味：甘、苦，凉。

功效：补益肝肾，滋阴明目。现代研究表明，有强心、保肝等强壮作用，并有利尿作用，对于放射疗法、化学疗法引起的白细胞下降有升高作用。

（8）五味子

性味：五味俱全，以酸咸为主，温。

功效：敛肺滋肾，涩精止遗，生津敛汗，宁心安神。本品有良好的补虚健身作用，常服能使人增强体力。现代药理研究认为，北五味子对神经系统能使其兴奋和抑制过程加强，促进二者的平衡，有利于神经衰弱的恢复；并能改善人的智力活动，增强机体对非特异性刺激的防御能力。

（9）白芍

性味：苦、酸，微寒。

功效：养血敛阴，柔肝止痛。为阴血不足、肝阳上亢所常用，尤为妇科常用药。另外，凡筋脉、脘腹疼痛，腿脚挛急者，均可配用。现代药理研究发现，本品对大鼠有抗炎作用，对应激性胃溃疡有预防作用，并可抑制其胃液分泌及胃、肠运动，对子宫亦有抑制作用。对狗冠脉及后肢血管有扩张作用。

（10）玉竹

性味：甘，平。

功效：养阴润肺，益胃生津。现代研究和临床证实有较好的强心作用，可用于各种心脏病之心力衰竭。对一般体弱者，久服可消除疲劳，强壮身体，抗衰防老，延年益寿。

（11）生地黄

性味：甘、苦，寒。

功效：清热凉血、养阴生津。重在补益肝肾，为保健佳品，久服可防病抗衰，润泽肌肤，固齿乌发，聪耳明目。但脾虚有湿，腹满便溏者忌用。现代研究认为，本品有强心、保肝、降压、降血糖等作用。

（12）石斛

性味：甘、淡、微咸，寒。

功效：补虚益胃，养阴生津，清热明目。本品重在益胃生津，清解胃热，也有一定的强壮作用。

（13）龙眼肉

性味：甘，温。

功效：益心脾，补气血，安神志。本品味道甜美可口，其性和平，无黏腻壅滞之弊，为滋补调养、强壮身体之保健佳品，凡心脾两虚、气血不足、体质虚弱者，皆可服之。

（14）冬虫夏草

性味：苦，温。

功效：滋养肺肾，止咳化痰。本品为肺肾两虚，咳喘短气，自汗盗汗所首选；又为肾阳不足，阳痿遗精，腰腿酸软所常用；更为身体虚衰，或病后体弱滋补调养之珍品。该药与鸡、鸭、肉类炖服，则滋补作用尤著。现代研究和临床证明，本药含有人体需要的多种营养成分，具有增强人体免疫功能、促进肾上腺皮质功能、改善肾功能、扩张支气管等作用。另据实验，对多种肿瘤的生长具有明显的抑制作用。

（15）肉苁蓉

性味：甘、酸、咸，温。

功效：补肾益精，润燥滑肠。本品温而不热，补而不峻，暖而不燥，滑而不泄。作用平和，历代视为益寿之佳品。适用于年高气弱，大便不爽而常秘者。本品配伍其他补益肝肾药尚能乌发、润发、悦颜。

（16）当归

性味：甘、辛，温。

功效：补血活血，润肠通便。对气血生化不足或气血运行迟缓以及血虚肠燥便秘者，常服效佳。现代药理研究认为，本品具有抵制血小板聚集、抗血栓、造血和抗贫血作用，对心血管系统具有抗心肌缺血、缺糖、缺氧和扩张血管、降压作用，对子宫的功能状态呈双向调节作用。是一味重要的保健中药。

（17）西洋参

性味：甘、微苦，凉。

功效：补气养阴，清火生津。为清补保健之妙品，宜于病后调补，气血虚弱，阴液不足。与灵芝同用，有良好的健脑效果，久服可令人益智不忘，并有预防脑中风之功。水煎代茶饮，有润喉美声之效。

（18）苍术

性味：辛、苦，温。

功效：健脾祛湿，强壮，明目及预防瘟疫。可用于温暖脾胃，增进饮食，健身明目，延年益寿。现代研究认为，本品具有调节胰岛细胞功能，稳定内环境，提高免疫功能，增强机体抵抗力，达到兴奋、强壮、激发、提高人体功能的作用。本品单用或与它药（如艾叶）同用烧烟熏屋，能预防水痘、腮腺炎、猩红热、感冒和气管炎等疾病。但本品辛燥，阴虚血燥者不宜用。

（19）灵芝

性味：甘，平。

功效：补肺定喘，健脾养肝，益肾填精，安神定志，强壮筋骨。年老及体弱者服用，可促进脏腑的生理功能，增强体质，坚筋骨，助容颜，使人耳目聪明，精力充沛，健康长寿。现代研究表明，灵芝的药理作用十分广泛，如增加心肌营养性血流量、改善心肌代谢，提高实验动物耐缺氧能力、调节中枢神经系统功能、提高机体非特异性免疫功能、增强蛋白质合成、保护肝脏、促进肝细胞再生。临床对冠心病、高血压、高脂血症、神经衰弱、慢性支气管炎、慢性肝炎等多种疾病，有促进康复的效果。对预防高原反应有十分显著的效果。

（20）阿胶

性味：甘，平。

功效：补血止血，滋阴润肺，调经安胎，对阴血虚弱之面色萎黄，头晕心悸，口唇爪甲苍白者，大有裨益。现代研究表明，阿胶能加速人体血液中红细胞的血红蛋白的生成，改善机体功能。但因其性黏腻，且纯厚滋补滞敛，故脾胃虚弱，以及出血而有瘀滞者，宜与健胃或活血之品同用。

（21）枸杞子

性味：甘，平。

功效：补肾生津，养血明目，乌发悦颜。用于肝肾阴虚，腰膝酸软，头晕目眩，视力减退，须发早白。现代药理研究认为，本品具有增强和调节免疫功能、增强造血功能、延缓衰老、抗肿瘤、降脂、护肝、降血糖等作用。

（22）麦冬

性味：甘、微苦，微寒。

功效：养阴润燥，生津止渴，清心除烦。现代药理研究认为，本品能明显提高小鼠的耐缺氧能力，改善心绞痛症状和心电图的作用，能升高血糖，也能降低血糖，并能促使胰岛细胞恢复。

（23）何首乌

性味：苦、甘涩，微温。

功效：补肝肾，益精血，生用润肠通便。亦为乌发、悦颜、润泽肌肤之要药。本品为重要的抗衰老药之一。有促进红细胞发育、降低胆固醇、抗动脉硬化和轻泻等多种药理作用。本品制用性质温和，不寒不燥，又无腻滞之弊，年老体弱及虚不受补者，可常服。

（24）胡桃仁

性味：甘，温。

功效：补肾助阳，益气定喘，润肠通便。用于肺肾不足、久咳气喘者。对于习惯性便秘有较好效果。凡病后体虚阴血不足及中老年肠燥便秘者，尤为适宜。现代研究和临床实践证明，胡桃仁含有蛋白质及多种维生素之类的营养物质，因此对人体有很好的补虚作用。是防病医病、抗衰老、强壮身体、延年增寿，而使用方便、疗效显著的保健良药。

（25）莲子

性味：甘、涩，平。

功效：养心，补脾，益肾，还有乌发、润发、固齿、悦颜之保健作用。

（26）桑椹

性味：甘，微寒。

功效：补益肝肾，滋阴补血，润肠，乌发明目，防老延年。本品秉性平和，补而不峻，滋而不腻，凡阴虚血少，体弱不健者，常服有益无损。

（27）菊花

性味：甘、微苦，微寒。

功效：疏风清热，凉肝明目，还可用于醒酒和脱发。

（28）黄芪

性味：甘，微温。

功效：补气，固表，生血，生肌，利水，为温养强壮保健之佳品。可用以调补人体表里内外一身之气虚者。现代研究和临床应用表明，本药确有强心、保护肝脏、兴奋中枢神经系统等多方面的强壮作用。但其功专温补，用之不当，易生热助火，气郁湿阻、饮食积滞、火热亢盛、阴虚火旺、表实寒热、阳性疮疡，均不宜用。

（29）黄精

性味：甘，平。

功效：补脾润肺，补肾益精，强筋骨，乌须发，抗衰老。常用于肺肾阴亏、气虚体弱之证。现代药理研究证明，黄精能增强心肌收缩力，增加冠状动脉流量，改善心肌营养，防止动脉粥样硬化、及脂肪肝的浸润，并能提高机体免疫力，有促进造血功能、降低血糖等作用。现代用于冠心病、动脉硬化、糖尿病、肺结核及病后体弱等病证的预防和康复保健。

（30）鹿茸

性味：甘、咸，温。

功效：补肾阳，益精血，强筋骨，为血肉有情之品。常服本品有健身防病，抗衰老之效。临床实践和现代研究表明，本品能提高机体的工作能力，减弱疲劳，改善睡眠，改善营养不良及蛋白质代谢障碍，能促进红细胞和白细胞的新生。鹿茸虽阴阳双补，但究属甘温，禀纯阳之质，以补元阳为主，故对年迈体弱而偏阳虚者最为适宜。

（31）淫羊藿

性味：辛、甘，温。

功效：补肾壮阳、强健筋骨。本品常用于男子肾阳不足，腰膝酸软，阳痿滑精，早泄或精少不育。常服可维持性功能不衰。

（32）菟丝子

性味：辛、甘，平。

功效：补肾益精，养肝明目，乌发悦颜，轻身益寿。

（33）黑芝麻

性味：甘，平。

功效：补益肝肾，填精养血，滋润五脏，益脑乌发，延年益寿。本品气味和平，不寒不热，养血润燥而无黏腻壅滞之弊，平补肝肾，有疗疾防衰之功，年老体弱及未老先衰者，服用有益无损。

（34）蜂蜜

性味：甘，平。

功效：补中益气，润肺止咳，润肠通便。常用于慢性衰弱性疾病，虚劳咳嗽及老人阴虚肺燥干咳，津枯肠燥便秘。本品还有多种人体需要的营养成分，少量久服大有益处，但脾虚便溏者不宜用。

（35）酸枣仁

性味：甘、酸，平。

功效：养心益肝，滋补安神，敛汗补虚。

（36）熟地黄

性味：甘，微温。

功效：滋阴补血，大补肝肾，填精补髓，强筋壮骨。不论男女老幼，大凡虚损不足之证服用本品确有改善体质，增强抗病能力，使人健康长寿的作用。但其味厚腻，有碍脾胃，故脾胃虚弱、内有痰湿以及气郁者当慎用。

（37）杜仲

性味：甘，温。

功效：补肝肾，强筋骨，安胎。适用于年老体弱肾阳不足，腰膝冷痛无力者。也是保胎的良药，常用于妊娠肝肾亏损，胎动不安者。现代研究和临床证实，本品有较好的降血压作用，一般用于高血压属于肾虚而肝火旺者。

（38）沙参

性味：南沙参甘、微苦，凉；北沙参甘、苦，淡凉。

功效：南、北沙参清养肺胃之功相同。北沙参滋阴力强；而南沙参功同北沙参而力稍逊。本品的功效为养阴清肺，常用于肺胃阴虚之证。

（39）砂仁

性味：辛，温。

功效：行气温中，宽中除胀，行脾开胃。用于脘腹胀痛，食欲不振，恶心呕吐，泄泻，痢疾。又可用于行气安胎，主治气滞胎动不安，妊娠恶阻。

（40）茯苓

性味：甘、淡，平。

功效：健脾补中，宁心安神，利水渗湿。也可用于防老驻颜，乌发护发，润泽肌肤，美容艳色。

（41）党参

性味：甘，平。

功效：补中益气，养血生津。为平补保健之品，久服令人长寿，最适用于病后体衰，年老体弱者。

（42）紫河车

性味：甘、咸，温。

功效：补气养血，补肾益精。本品为血肉有情之品，得人之精气，滋补力强，久服能强壮身体，预防疾病，延年增寿，对于虚损劳怯，气血不足，体质衰弱者，大有裨益。现代药理研究证明，本品具有激素样作用，可促进乳腺和子宫等器官的发育，并能增强机体抵抗力。

附　文献摘录

《素问·上古天真论篇》："上古之人，其知道者，法于阴阳，和于术数，食饮有节，起居有常，不妄作劳，故能形与神俱，而尽终其天年，度百岁乃去；今时之人不然也，以酒为浆，以妄为常，醉以入房，以欲竭其精，以耗散其真，不知持满，不时御神，务快其心，逆于生乐，起居无节，故半百而衰也。"

《灵枢·本神论》："故智者之养生也，必顺四时而适寒暑，和喜怒而安居处，节阴阳而调刚柔，如是则僻邪不至，长生久视。"

《素问·八正神明论篇》："是故天温日明，则人血淖液而卫气浮，故血易泻，气易行；天寒日阴，则人血凝泣而卫气沉。"

《素问·四气调神大论篇》："春三月，此谓发陈，天地俱生，万物以荣，夜卧早起，广步于庭，被发缓形，以使志生，生而勿杀，予而勿夺，赏而勿罚，此春气之应，养生之道也。逆之则伤肝，夏为寒变，奉长者少。"

"夏三月，此谓蕃秀，天地气交，万物华实，夜卧早起，无厌于日，使志无怒，使华英成秀，使气得泄，若所爱在外，此夏气之应，养长之道也。逆之则伤心，秋为 疟，奉收者少，冬至重病。"

"秋三月，此谓容平，天气以急，地气以明，早卧早起，与鸡俱兴，使志安宁，以缓秋刑，收敛神气，使秋气平，无外其志，使肺气清，此秋气之应，养收之道也。逆之则伤肺，冬为飧泄，奉藏者少。"

"冬三月，此谓闭藏，水冰地坼，无扰乎阳，早卧晚起，必待日光，使志若伏若匿，若有私意，若已有得，去寒就温，无泄皮肤，使气亟夺，此冬气之应，养藏之道也。逆之则伤肾，春为痿厥，奉生者少。"

《素问·四气调神大论篇》："夫四时阴阳者，万物之根本也，所以圣人春夏养阳，秋冬养阴，以从其根，故与万物沉浮于生长之门。逆其根，则伐其本，坏其真矣。"

《千金要方·道林养性》："故云冬时天地气闭，血气伏藏，人不可作劳汗出，发泄阳气，有损于人也。又云冬日冻脑，春秋脑足俱冻，此圣人之常法也。春欲晏卧早起，夏及秋欲侵夜乃卧早起，冬欲早卧而晏起，皆益人。虽云早起，莫在鸡鸣前；虽云晏起，莫在日出后。凡冬月忽有大热之时，夏月忽有大凉之时，皆勿受之。人有患天行时气者，皆由犯此也，即须调气息，使寒热平和，即免患也。"

《寿亲养老新书·四时养老总序》："春温以生之，夏热以长之，秋凉以收之，冬寒以藏之，若气反于时则皆为疾疠，此天之常道也。顺之则生，逆之则病。经曰：观天之道，执天之行，尽矣。人能执天道生杀之理，法四时运用而行，自然疾病不生，长年可保。"

《素问·上古天真论篇》："夫上古圣人之教下也，皆谓之虚邪贼风，避之有时，恬惔虚无，真气从之，精神内守，病安从来。"

《素问·上古天真论篇》："黄帝曰：余闻上古有真人者，提挈天地，把握阴阳，呼吸精气，独立守神，肌肉若一，故能寿敝天地，无有终时，此其道生。"

《素问·上古天真论篇》："醉以入房，以欲竭其精，以耗散其真，不知持满，不时御神，务快其心，逆于生乐，起居无节，故半百而衰也。"

《类经·摄生》："欲不可纵，纵则精竭。精不可竭，竭则真散。盖精能生气，气能生神……故善养生者，必宝其精，精盈则气盛，气盛则神全，神全则身健，身健则病少。神气坚强，老而益壮，皆本乎精也。"

《寿世保元》："补羸女先养血壮脾，补弱男则壮脾节色。羸女宜及时而嫁，弱男宜待壮而婚。"

《寿世保元》："精未通而御女以通其精，则五体有不满之处，异日有难状之疾。"

《寿世保元》："男子破阳太早，则伤其之体，男子有成劳怯，女子多成崩淋……"

《素问·生气通天论篇》："是故谨和五味，骨正筋柔，气血以流，腠理以密，如是则骨气以精，谨道如法，长有天命。"

《灵枢·师传》："食饮者，热无灼灼，寒无沧沧，寒温中适，故气将持。乃不致邪僻也。"

《素问·刺法论篇》："欲令脾实，气无滞饱，无久坐，食无太酸，无食一切生物，宜甘宜淡。"

《养老奉亲书·序》："是以善治病者，不如善慎疾；善治药者，不如善治食。"

《寿亲养老新书》："故修生之士，不可以不美其饮食。所谓美者，非水陆毕备异品珍羞之谓也。要在乎生冷弗食，粗硬弗食，弗强食，弗强饮，行饥而食，食不可饱；先渴而饮，饮不过多。"

《老老恒言》："饭后食物停胃，必缓行数百步，散其气以输于食，则磨胃而易腐化。"

《论语》："食不厌精，脍不厌细。食饐而餲，鱼馁而肉败不食，色恶不食，臭恶不食，失饪不食，不时不食，割不正不食，不得其酱不食。"

《论语》："食不语，寝不言。"

《养生延命录·食诫篇》："故人不要夜食，食毕但当行中庭如数里可佳，饱食即卧，生百病，不消成积聚，食欲少而数，不欲顿多难消，常如饱中饥，饥中饱，故养性者，先饥乃食，先渴而饮。恐觉饥乃食，食必多，盛渴乃饮，饮必过。食毕当行，行毕使人以粉摩腹数百过，大益人。"

《备急千金要方·道林养性》："是以养性者，先饥而食，先渴而饮，食欲数而少，不欲顿而多，则难消也，常欲令如饱中饥，饥中饱耳。盖饱则伤肺，饥则伤气，咸则伤筋，酢则伤骨，故当学淡食，食当熟嚼，使米脂入腹，勿使酒脂入肠，人之当食，须去烦恼，如食五味必不得暴嗔，多令人神惊，夜梦飞扬。每食不用重肉，喜生百病，常须少食肉，多食饭及少菹菜，并勿食生菜、生米小豆、陈臭物，勿饮浊酒，……勿食生肉伤胃，一切肉惟须煮烂，停冷食之，食毕当漱口数过，令人牙齿不败、口香。……每食讫以手摩面及腹，令津液通流。食毕当行步踌躇，计使中数里来，行毕使人以粉摩腹上数百遍，则食易消，大益人，令人能饮食，无百病，然后有所修为为快也。饱食即卧，乃生百病，不消成积聚，饱食仰卧成气痞，作头风。触寒来者，寒未解食热食，成刺风。人不得夜食，又云夜勿过醉饱。食勿精思，为劳苦事，有损余，虚损人。"

《养老奉亲书·宴处起居第五》："其衣服制度，不须宽长，长则多有蹴绊，宽则衣服不著身。缘老人骨肉疏冷，风寒易中，若窄衣贴身，暖气著体，自然血气流利，四肢和畅。虽遇盛夏，亦不可令袒露。其颈后连项，常用紫软夹帛，自颈后巾帻中垂下著肉，入衣领中至背甲间，以护腠理。"

《摄生消息论》："正二月间，乍寒乍热。高年之人，多有宿疾，春气所攻，则精神昏倦，宿病发动。又兼冬时，拥炉熏衣，啖炙炊煿成积，至春发泄。体热头昏，壅隔疫嗽，四肢倦怠，腰腿无力，皆冬所蓄之疾，常当体候。若稍觉发动，不可便行疏利之药，恐伤脏腑，别生余疾。惟用消风、和气、凉膈、化痰之剂，或选食治方中，性稍凉利，饮食调停以治，自然通畅。若无疾状，不必服药。"

"三伏内腹中常冷时，忌下利，恐泄阴气，故不宜针灸，惟宜发汗。夏至后夜半——阴生，宜服热物兼服补肾汤药。……少食瓜茄生菜，原腹中方受阴气，食此凝滞之物，多结癥块。若患冷气痰火之人，切宜忌之，老人尤当慎护。"

"立秋以后，稍宜和平将摄。但春秋之际，故疾发动之时，切须安养，量其自性将养，秋间不宜吐并发汗，令人消烁，以致脏腑不安；惟宜针灸，下利进汤散以助阳气。……若夏月好食冷物过多，至秋患赤白痢疾兼疟疾者，宜以童子小便二升，并大腹槟榔五个细剉，同便煎取八合，下生姜汁一合，和收起腊雪水一钟，早朝空心，分为二服，泻出三两行夏月所食冷物，或胸膈有宿水冷脓，悉为此药祛逐，不能为患。此汤名承气，虽老人亦可服之，不损元气，况秋痢，又当其时；此药又理脚气，悉可取效；丈夫泻后两三日，以薤白煮粥加羊肾同煮，空心服之，殊胜补药。"

"冬三月，天地闭藏，……。斯时伏阳在内，有疾宜吐；心膈多热，所忌发汗，恐泄阳气故也。宜服酒浸药，或山药酒一、二杯，以迎阳气。寝卧之时，稍宜虚歇，寒极方加绵衣，以渐加厚，不得一顿便多。惟无寒即已，不得频用大火烘炙，尤甚损人；手足应心，不可以火炙手，引火入心，使人烦躁。”

复习思考题

1. 简述养生防病理论的主要观点。
2. 简述养生防病的常见措施。
3. 试述顺时摄养的基本原则及原理。
4. 调摄精神情志的关键是什么？为什么？
5. 顺应四时调养神气的具体原则是什么？
6. 惜精养肾主要从哪几个方面进行调摄？
7. 简述饮食调养的基本原则。
8. 药膳保健在使用时应注意哪几个方面？
9. 起居调理包括哪些内容？试简述之。
10. 我国地方病的发生有何特点？其预防措施主要有哪些？
11. 试述运动保健在养生防病中的意义。气功的强身原则主要有哪几方面？
12. 何谓静功？何谓动功？其各自常见的功法有哪些？
13. 药物调补的原则有哪几个方面？为什么说补益扶正重在脾肾？

（师建梅）

3

既病防变

目的要求

1. 掌握既病防变的概念及主要措施。
2. 掌握伤寒、温病及内伤杂病早期诊治的要点。
3. 熟悉伤寒、温病及内伤杂病的传变规律及预防措施。
4. 熟悉病理从化的规律及一般预防措施。
5. 了解控制疾病发作的常见措施。
6. 了解一般常见疾病的既病防变。

重点内容

既病防变主要是针对疾病发展过程中出现的先兆或刚刚萌芽的证候，根据疾病的发生、发展及传变规律，采取各种有效措施，以截断或逆转疾病的进一步传变，控制疾病的发展，促使疾病朝痊愈方向转化。主要措施有早期诊治、控制疾病的传变、防止病理从化和控制疾病发作。

伤寒病的早期诊治主要是对太阳病进行正确而有效的治疗，以截断伤寒病势的发展。卫分证的正确治疗是温病早期治疗的关键，但应同时兼清气分之邪，以阻断病情的发展。内伤疾病的早期治疗关键在于能够识别各脏腑疾病的早期证候表现，重在调理脏腑气机，并实施预见性治疗，协调脏腑之间的相互关系，以控制其病理传变。

未病先防是最理想的措施，但是如果疾病已经发生，则应早期诊断、早期治疗，防止疾病的发展与传变，使疾病治愈于初期阶段，这就是既病防变。

既病防变，属于中医“治未病”的范畴。“治未病”有两个方面的内容，一是指病前的养生防病，如前章所述；二是指已病后阻止和逆转病情恶化的趋势，为本章所述主要内容。

既病防变的思想首见于《黄帝内经》。如《素问·刺热篇》中说：“肝热病者，左颊先赤；心热病者，颜先赤；脾热病者，鼻先赤；肺热病者右颊先赤；肾热病者，颐先赤。病虽未发，见赤色者刺之，名曰治未病。”在古代“疾”指不易觉察的小病，发展到明显可见的地步便成为“病”。所以这里的“病虽未发”是指有先兆小疾，并非指没有疾病，而是指疾病早期症状较少且又较轻的阶段，在其症候尚未充分显露之时，仔细观察五脏之色在头面的分部，若某处独见赤色，即为相应之脏热病先兆，据此进行治疗，便可将五脏热病消灭在萌芽阶段。即《素问·八正神明论篇》谓“上工救其萌芽”之意。《灵枢·逆顺篇》中也云：“上工刺其未生者也；其次，刺其未盛者也，……故曰，上工治未病，不治已病，此之谓也”。《难经·第七十七难》进一步发挥了《黄帝内经》治未病的思想，由防止病证的加重推广到预防疾病的转化，即阻止疾病由此处蔓延到他处。提出：“所谓治未病者，见肝之病，则知肝当传之与脾，故先实其脾气，无令得受肝之邪，故曰治未病焉。”张仲景全面继承了《黄帝内经》、《难经》治未病的思想，对外感热病和内伤杂病的“未病”治疗，从防止病证的恶化与病位的传化，都以临床举例为示范，作了较为完善、系统的阐述。其后，各代医家针对不同疾病的防变防传，都有所发挥。如清代叶桂运用治未病思想于温热病中，指出：当热邪较重而尚在中焦的阶段，“虽未及下焦，先自彷徨矣，必验之于知，于甘寒之中加入咸寒，务在先安未受邪之地，恐其陷入易易耳。”温热之邪虽然尚未深入下焦，如其人肾水素亏，则欲传之势在所难免，故在用甘寒药治疗中焦的同时，预加咸寒药以滋阴清热，“先安未受邪之地”，以阻断病邪传入下焦。由此可知，已病防变这一属于治未病的医疗思想，源远流长，具有深刻的理论意义和巨大的实际意义。

既病防变的内容主要是针对疾病发展过程中出现的先兆或刚刚萌芽的征候，根据疾病的发生、发展及传变规律，采取各种有效措施，以截断或逆转疾病的进一步传变，控制疾病的发展，促使疾病朝痊愈方向转化。

在决定并影响疾病传变的各种因素中，邪正斗争及其盛衰变化起着决定性的作用，它不仅决定其疾病传变与否，而且决定着传变的方向和速度。因此既病防变应始终抓住挫邪势与扶正气两个方面，以阻遏病情的发展。此外，引起疾病的传变，除去邪正相争及其盛衰变化的原因外，也是人体内外其他各种因素共同作用的结果，如体质、气候、情志、饮食、劳逸等，也会通过正气发生作用而影响疾病的进程。因此，既病防变的措施既寓有预防为主的精神，又包含已病防传、未盛防盛、以盛防逆等具体治疗手段。

3.1 早期诊治

疾病初期，病情轻浅，正气未衰，所以比较易治。倘若不及时治疗，病邪就会由表入里，病情由轻而重，正气受到严重耗损，以至病情危笃，此时虽有良医，也无能为力了。因此既病之后，就要争取时间及早诊治，防止疾病由小到大、由轻到重、由局部到整体，做到防微杜渐，这是防治的重要原则。

要做到疾病的早期诊断和早期治疗，医者必须见微知著，在临床上不忽略细微征兆，了解各种疾病的先兆症状及其发生、发展规律；同时，应定期对某些常见病、多发病、职业病进行普查，建立完善的体检制度和保健体制。对病者要加强自我保健意识，提高人群对疾病的警觉性，做到及时就医。

3.1.1 外感疾病的早期诊治

一般而言，外感疾病的传变规律，多为由表入里、由浅入深。因此，外感疾病的早期治疗重在表证期的诊断与及早治疗。

3.1.1.1 伤寒的早期诊治

伤寒是以风寒之邪入侵为主的一类外感病，大多从太阳而入，正气奋而抗邪，所以初期首先表现出的是太阳病。伤寒病“循经传”的一般规律是由太阳而阳明，而太阴，而少阴，而厥阴。由于感邪有轻有重，正气有盛衰，以及医药诸因素的影响，尚有“越经传”、“表里传”、“随经入腑”等传变形式。虽形式不一，但多始于太阳，因误治而造成传变者亦以太阳病阶段为最多，因而，伤寒的早治必须把握住太阳病这一关键。“脉浮，头项强痛而恶寒”是太阳病的临床基本特征，太阳病表证每以发散外邪为主要治法。太阳病阶段的正确而有效的治疗，是截断伤寒病势发展的最好措施。

其次，伤寒病的早期治疗，无论在哪一经，都应该抓住时机，“救其萌芽”。如《伤寒论》对于小柴胡汤的运用，主张“伤寒中风，有柴胡证，但见一证便是，不必悉具”。其意为少阳证的治疗只需见到一部分主证，即可应用小柴胡汤和解之，不必等待主证全部出现后再投药，以免错失良机，导致病情恶化，陷入药不胜病而不可收拾的地步。

3.1.1.2 温病的早期诊治

温病是一种感受热邪所导致的急性病。叶天士将其病变发展趋势概括为卫、气、营、血四个阶段。把由卫分传气分，而营分，而血分，称之为“顺传”；把卫分之邪直接传入营血，内陷心包，称为“逆传心包”。由于顺传、逆传均始于卫分证，因而卫分证的治疗是温病早期治疗的关键。卫分证，以发热、微恶风寒、口微渴，苔薄白边尖红，及脉浮数为其临床特点，以辛凉解表为大法。在实际运用时，由于温热病邪致病，初始在卫分但多短暂，易于涉及到气分，因而温病的初期治疗，应在辛凉解表同时兼清气分之邪，从而阻断病情的发展。

此外，热毒是贯穿温病发展始终的一个重要因素，对此温病各期均需清热解毒，使邪气由气分向外透泄，以扭转整个温病的病势。

3.1.2 内伤疾病的早期诊治

内伤疾病，多由情志刺激、劳逸损伤、饮食失宜等引起。病多由内生，多首先影响脏腑气机，导致功能失调，进而造成脏腑身形的各种病理改变。

内伤疾病的早期治疗，关键在于能够识别各脏腑疾病的早期证候，主要注意以下两个方面：一是仔细观察五脏系统的外象（包括各脏腑所属经络、所主之体、所充之部、所应官窍、所应脉象等）有无异常改变；二是仔细观察各脏腑气机升降有无异常改变。二者相互参合，以获正确诊断。但某些脏腑疾病在早期的微小证候，并非全部可以通过医者的望、闻、问、切而直接获取。随着中医现代化的发展将现代科学设备不断引进到中医诊断中来，在中医理论体系的指导下，通过逐步实现四诊的微观化、客观化，以丰富中医早期诊断的手段。

内伤疾病早期的病机是以脏气的功能失调为主，故治疗首先以调理本脏阴阳气血，顺应其气机升降规律为主。其次根据人体“五脏相通，移皆有次，五脏有病，则各传其所胜。”（《素问·玉机真藏论篇》）的脏腑传变规律，实施预见性治疗，协调脏腑之间的相互关系，以控制其病理传变。

3.2 控制疾病的传变

所谓传变，是指疾病在机体脏腑经络等组织中的传移和变化，又称“传化”，疾病的传变，大多数会使病证趋于深重复杂，而不利于治疗和痊愈。因此，应采取措施，阻遏防范其传变。其要点有二：一是应掌握疾病的传变规律，预先采取措施，截断邪传途径。二是应根据疾病的传变规律，考虑其传变趋势，采取“先安未受邪之地”的措施，以防止疾病的发展或恶化。

3.2.1 外感疾病传变的预防

3.2.1.1 伤寒传变的预防

伤寒病的传变是以六经病证的传变为主，当一经发生病变时，常常会涉及另一经或多经，因而出现相互传变。其传变规律主要有：一、循经传，是指病证由太阳而阳明，而少阳……而厥阴，循六经次序相传。二、越经传，是指病邪隔经相传，如太阳传少阳，太阴传厥阴。三、表里传，是指病邪由阳经向其对应之阴经传化。如邪本在太阳，由于误下内伤阳气，病邪由太阳之表传入少阴之里。四、随经入腑，是指病邪循阳经内传，进入该经所属之腑。如太阳病不解，其邪随本经内传所属膀胱之腑，与血相结而形成蓄血证。

决定传变与否的因素较多，但归纳起来，主要有三个方面：一为正气强弱，二为感邪轻重，三为治疗当否。发生传变的情形虽然复杂，某一病证传入何经，虽难准确预料，但也有一定的规律可循，即某经阴阳有偏盛偏衰趋势，或素来某经阴阳偏盛偏衰，则往往是受邪之所。一般而言，有阳盛者多入三阳；阴盛者多入三阴。

综上所述，伤寒传变的预防，应注意把握以下两个方面：

1）从整体而言，把握太阳病一关是预防其传变的关键。因为循经、越经、表里等传化形式，皆多始于太阳，另外误治造成的传化也以太阳病阶段为最多。因此阻遏伤寒病势，最有效的是对太阳病的正确治疗。

2）具体而言，对各种可能传变形式的预防，要区别对待。循经传的判定，是按其传化次序，在临床上当某经既病之后，又出现下一经的个别症状，即可判断为欲循经相传之势，此时治疗应针对其欲传之势及时加以阻断，寓防于治。越经传多由误治所致，往往有邪气内陷之势，故为防邪气尽入，应以扶正气和挫邪势相结合，使病邪不能继续传入。表里传多由素体薄弱或误治所伤，以致表邪未解而里气亏虚，所以在解表的基础上，辅以强壮里气，使欲向里传之势得以遏止。随经入腑主要是指三阳之病，由于腑气失调，致使所属之经病邪得以传入本腑，此时治疗不必等待腑实明显，就应通泄腑气，以阻止腑邪内结。

3.2.1.2 温病传变的预防

温病的传变主要有卫气营血传变和三焦传变两种途径。

卫气营血传变是指在急性温热病过程中，病变部位的变化出入，发生于卫、气、营、血四个阶段之中的病理过程。卫分是温病的初期阶段，病位在肺卫；气分为温病的中期，病位在肺、胃、肠、胆、脾；营分乃温邪深入于里，为温病的严重阶段，病位主要在心与心包；血分属温病的晚期阶段，病位在心、肝、肾。卫、气、营、血的病位传变，一般多从卫分开始，经由卫，而气，而营，而血的发展，称为“顺传”。但临床所见，除上述“顺传”外，也可出现“逆传”，即邪 入卫分后，不经过气分阶段，而直接深入营分或血分。此外，卫气营血传变还有初起即不见卫分阶段，而径入气分、营分者；亦有卫分病证未罢，又兼见气分证而致“卫气同病”者；或气分证尚存，同时出现营分、血分证而成“气营两燔”、“气血两燔”者；更有严重者为邪热充斥表里，遍及内外，出现卫气营血同时累及的局面。总之，卫气营血病位传变，由卫分、气分传至营血，病情多由轻变重、由浅入深，病势则趋向恶化；而病变由营血传出卫气，病情由重变轻、由深出浅，病势则趋于好转或向愈。

湿热性温病大多呈上、中、下焦传化的规律。上焦病在肺心，中焦病在脾胃，下焦病在肝肾。三焦病位的传变，也有上下相传的“顺传”和“逆传”两种形式。

根据上述温病传变的规律，其预防的措施主要有三个方面：

1）遵循温病传变的一般规律，采用相应的治疗方法，以截断传变的途径。在卫分时应着力宣散其邪，借汗法阻止其内传；入气分则重在清气泄热，逐温热之邪外出，防范其入营；即使入营，仍当“透热转气”，驱使邪热复由气分透泄而出，以截断其入传血分之途，防止病情趋于深痼。

2）根据温病传变易于逆传的特点，采取截断扭转之法。即不囿于“在卫汗之可也，到气才可清气”的治疗准则，在卫表之期即投清气之剂，以减轻热毒症状、阻断病程进展，防止疾病进入营血阶段。

3）根据温病的传变规律，先安未受先之地。如叶天士根据温热病伤及胃阴之后，病势进一步发展每能伤及肾阴的传变规律，主张在甘寒养胃的方药之中辅以咸寒滋肾之品。

3.2.2 内伤杂病传变的预防

内伤杂病以脏腑内伤为主，所以其病变的传变也以脏腑之间的传化为常见。引起杂病病理传化的因素多种多样，其传化的形式也较为复杂。所以内伤杂病传变的预防，应首先把握其传变规律，根据其不同的传变形式，而采取相应的措施。

3.2.2.1 内伤杂病传变的规律

（1）形脏内外传变

形脏内外传变主要是指外邪通过形体而内传相合之脏腑。一者外邪侵袭肌表形体由经脉传入脏腑，如风寒之邪侵袭肌表，客于手太阴肺经，必内舍于肺而致肺失宣降，发生咳嗽、喘促等症。反之，病变由脏腑传至经脉，也可反映于体表，如肝气郁结会通过其所属经络，在其循行的体表组织表现出少腹、两胁等胀满疼痛。二者形体患病后，久则可按五脏相合关系而传入本脏，如《素问·痹论》说：“五脏皆有合，病久而不去者，内舍于其合也，故骨痹不已，复感于邪，内舍于肾；筋痹不已，复感于邪，内舍于肝；脉痹不已，复感于邪，内舍于心；肌痹不已，复感于邪，内舍于脾；皮痹不已，复感于邪，内舍于肺”。

（2）脏腑之间传变

病变在脏腑之间的传变，可分为脏与脏传变、脏与腑传变和腑与腑传变三种类型。

脏与脏的传变，是指病位传变发生于五脏之间，这是疾病最为常见的病位传变形式，其发生传变的机制，除经络的联系外，则为五脏间五行的母子、乘侮关系，气血的生化、储藏、运行失常，津液代谢的失常，以及气机升降出入的失常等所引起的。

脏与腑的传变，是指病位传变发生于脏与腑之间，或脏病及腑，或腑病及脏，其具体传变形式主要是按脏腑之间表里关系而传。但是脏腑表里相合关系的传变，并不是脏与腑之间病位传变的唯一形式，如肝气横逆犯胃、寒滞肝脉导致小肠气滞等，虽是由脏传腑，但不属于表里相合传变，然其传变机制则仍属脏腑病变的相互影响。

腑与腑传变，是指病变部位在六腑之间发生传移变化，其传变的发生是由于其中某一腑的气滞不通及其引起的气机上逆，均可破坏六腑整体“实而不能满”、“通而不宜滞”的正常关系，从而使病变部位在六腑中发生相应的传移。

3.2.2.2 内伤杂病传变的预防

内伤杂病传变的预防，主要是根据其传变规律，预先采取措施，截断邪传途径和根据其传变趋势，采取“先安未受邪之地”的措施。

（1）形脏内外传变的预防

根据形脏内外传变的规律，脏腑功能的强弱在疾病的传变过程中起决定性的作用。所以无论是形体病变内传脏腑，还是脏腑病变反映于形体，都应采取调理脏腑功能为主的原则。如病邪由肌表通过手太阴肺经，有欲传于肺的趋势，则治疗应以调理肺气为主，辅以疏风解表，以防病变进一步内传。又如关节痹痛日久，邪在筋骨，治疗时则须以调补肝肾为主，以助祛风胜湿药之力，也是根据筋骨内合于肝肾的理论，寓有固本防传之意。而脏腑功能失调，病变由脏腑传至经脉，反映于体表，其防治措施也是本着以协调脏腑功能为主的原则而进行。

（2）脏腑之间传变的预防

脏与脏病变的传变，根据其传变机制，防治措施主要有两方面的内容。一是根据病变的部位，协调本脏的阴阳气血。二是根据五脏的母子关系和所胜、所不胜关系，预先采取“先安未受邪之地”的措施，以截断邪传途径。例如，临床常用的逍遥散便是一例典型的泻肝实脾之方。

脏与腑病变传变的预防，可根据脏与腑的表里关系特点，采用实者泻其腑，虚者补其脏的方法，以顺应五脏藏精气，藏而不泻和六腑传化物，泻而不藏的特性。例如，心火亢盛可有下移小肠之势，在治疗上，则采用利小便清心火之法。

腑与腑病变传变的预防，凡一腑向另一腑有传化之势者，可两腑并治，使邪传之势受挫，不再复传。例如，胃有实热，消灼津液，有欲致大肠燥结不通之势，此时可采用清泻胃热与通泻大肠腑气并用之法，以阻止胃热向大肠传化之势。

此外，脏腑之间病变的传变，在临床上尚有多种传变形式，根据其生理功能的相互配合，其病理影响也是错综复杂的，所以病变的传变具有多向性，具体方式也有因人因时因地的不同，临证当辨证而防。

3.3 防止病理从化

“从化”是指病情从体质而变化的意思。所谓体质是指形成于先天，定型于后天的个体在形态结构、代谢和生理功能上相对稳定的特性。人的不同体质特征也会常常影响着疾病的传变和转归，有学者创用“质化”一词，来表征这一转归规律。一般而言，“形寒迟呆质”者，感邪生病后病易以寒化、湿化；“身热虚亢质”者，易从热化燥化；“身萎疲乏质”者，易转为正虚邪恋之慢性病理过程，“形胖湿腻质”者，病情易有起伏变化，常较迁延缠绵；“晦暗瘀滞质”者，不病则已，罹疾较易陷入深痼难愈境地。“质化”趋势，是可以借助及时有效的针对性防范或截断措施，一定程度上加以阻止或扭转的。

3.3.1 形寒迟呆质防寒化湿化

“形寒迟呆质”体型可胖可瘦，以肥胖白者为多，其人形体虽胖而腠理不密，形虽盛而功能低下偏于阳虚者多，喜卧少动，动则喘息汗出，怕冷畏寒，饮食喜温恶凉，食后难以运化，舌体肥嫩或偏紫暗，脉沉细。此类病人患病后，极易寒化湿化，故在用寒凉药物治疗热证时，清热生津不可太过，以免寒凉更伤阳气，加重寒湿之变；或在辨证方药中，分别酌加益气或化湿之品。

3.3.2 身热虚亢质防热化燥化

“身热虚亢质”体型偏清瘦，其人多有阴虚、功能虚性亢奋之象，常有五行烦热，急躁焦虑，耐冬不耐夏，口干欲饮等症。此类病人较易感受阳热病邪，患病后也容易化热化燥。所以，为防热化和燥化，此种体质的病人在用温燥药祛湿时，应防太过伤阴，或酌加养阴之品。

3.3.3 身萎疲乏质防病迁延

“身萎疲乏质”形体偏虚弱，功能低下，精神不振，易疲乏无力，不欲多言，不喜运动，面色萎黄无华，即畏寒又怕热，易感受外邪而生病，但病后反应不明显，多迁延难愈。所以此类病人患病后，在用药时可适当酌加益气扶正之品，以助正气祛邪之力，使病程缩短，并防邪气入内。

3.3.4 形胖湿腻质防湿滞

“形胖湿腻质”体型多见肥胖肥嫩，其人机能多有紊乱，代谢多有障碍，肢体多因重而赖于动作，但能胜任一般劳作，成人可见大腹便便、脘腹痞满、口中黏腻、舌苔厚腻、不欲饮水，易患心痹、中风等病证；中青年妇女则可见月经不调、不孕、白带增多等。此类病人患病后，易寒化湿化、损伤阳气，若为湿热之证必黏滞难解。所以在治疗防变方面，与“形寒迟呆质”防寒化、湿化相似，同时还应考虑宣阳通痹，保持气机畅达。

3.3.5 晦暗瘀滞质防气滞

“晦暗瘀滞质”体型可正常，可偏瘦，肥胖者少见，其人机能明显紊乱，气血运行迟缓甚瘀滞，新陈代谢障碍，可见肤色晦暗、灰滞，也可见眼眶黧黑，唇舌紫暗，手指末端粗大青紫，皮肤粗糙，甚有鳞状脱屑，或有丝丝红缕斑痕，常有疼痛之症。此类体质患者，患病后多迁延日久，较难痊愈，且易罹患肿瘤癥瘕之类病证。故在治疗防变方面，应以调理脏腑气机，使气血调畅为主要手段。

3.4 控制疾病发作

在临床上，有些疾病的病理信息已存在于机体中，但尚不能明确诊断其病证类型，在疾病的早期刚刚呈现出少数先兆症状或体征，基本上不影响正常的生活及工作，有的可能工作效率较正常人差，但它不久可能发展为具有明显症状的疾病，如中风。

还有一些疾病在其发展过程中，呈现出稳定、缓解、轻浅与急性发作相互交替反复出现的病变形式，此类疾病在缓解期，病情平稳，症状轻浅，病势的发展也较缓慢，临床表现出以慢性虚弱为主的征象。如哮喘病，在缓解时，只有轻微喘促、咳嗽，或仅感到活动时呼吸比较紧迫等，其余则可有自汗、畏风、神疲、腰酸肢软等正虚现象。如果调养失宜，为六淫之邪或情志、饮食、劳伤等诱发，则呈现急性发作状态。此时迅即出现呼吸困难，表现为哮息迫塞、喉中痰鸣、张口抬肩、心悸、冷汗淋漓、面色发绀等。如果喘促持续不解，甚者有生命之虞。

另外，还有一类疾病，其病变发展呈现出一种休作有时的特殊形式，即疾病休止时全无症状，与常人无异，但定时而发，发作时病情严重，势如潮汛，移时即止，此类病症反复发作之后，病情会日趋深重。如休息痢，是根据其发病休作相间而命名。此类疾病，在休作时并非无邪，只是邪气隐匿，未与正气相争。但由于休作期毫无临床征象，极易被人们误认为已经痊愈，而耽误治疗时机。

针对以上几种情况，结合其各自的发病特点，有目的的进行预防，可控制其病变的发展或中止其发作。其预防的措施一般包括养生防病健身、饮食调护与方药内服和针灸、按摩、敷贴等综合方法的防治。而防治的机制主要是针对久病多弱之理，采用重在提高正气的抗病能力方面。

3.4.1 提高诊断的预见性

对于某些疾病，虽然体内已有潜在的病理信息，而临床上表现出的症状却较为轻微，或患者自身未发现明显病状，或虽有小病小恙，但尚能坚持和胜任正常工作和生活，如不及时治疗而任其发展，则可能发展为具有明显症状的疾病，甚至危及生命。因此广泛开展健康检查，普及人群卫生知识，提高诊断的预见性，是发现重大疾病的一种重要手段。及早检查出一些隐匿性疾病，如高血脂症、无症状之胆结石、澳抗阳性者，使潜在的疾病得以明确诊断，从而确立相应的防治方法，是防止这些重大疾病发作的重要前提。

在健康检查中，除常规性检查外，还要加强有针对性的专病预防性检查，即结合某些疾病的发病特点，开展对相关人群的专项检查，如中风预报、癌症的检测、肝炎及哮喘可疑对象的化验等，均可及早发现潜在疾病的指标，也是提高诊断预见性的一种重要措施。

3.4.2 加强缓解期的防治

当疾病由急性发作进入慢性缓解期，其病理特点是邪势已退，正气已衰，正邪处于相持、相恋阶段，临床表现是主症时有时无，或虽持续存在，但不明显，因正气不足而神倦乏力，生活和劳动能力较常人为低。为防止病情再度急性发作，首先，应针对容易引起该病诱发的各种因素，严格采取预防调护措施。如慢性肝炎在缓解期，要注意调摄精神情志，饮食规律，忌纵酒无度，避免过劳等。如哮喘病缓解期，应避免受寒、疲劳，禁食海腥生冷，防止接触花粉等。又如淋证缓解后，应注意劳逸结合、不可房事太过。总之，需根据不同疾病与个体，采取辨证施调与施护。另一方面，缓解期内，尚有余邪留恋，故因兼理余邪，根治疾病。

其次，有些疾病在反复发作两次发病的间隙阶段，其貌似痊愈，而实则仍潜有一定的病理信息，所以要巩固疗效的远期效果，控制疾病的再次发作，仍需坚持不懈的扶正固本，促使正气完全恢复。中医学在大量反复发作性疾病的巩固治疗中，多采用补肾固本为法，由此也推动了对肾本质、肾与免疫及补肾药机制的研究。

3.4.3 注重休止期的调治

某些疾病在休止期，其病邪并未除去，而是隐匿于机体内，所以疾病休止一段时间后会定期发作。此类疾病的调治，主要是在休止期积极祛除病邪为主，辅以调补正气。

在疾病发作后的休止阶段，邪势已衰，此时是治疗的最佳时机，否则待其发作之时，邪势方张，正面治疗则需大剂量的投药，恐有伤正之虞。如疟疾的治疗，《素问·疟论篇》有“疟之未发”时，“因而调之”的论述，就是强调治疗疟病，必须在发作后的休止阶段，乘邪势已衰，才有好的治疗效果，因为“疟之未发”的休止期内，因正气与邪气呈相离状态，乘此积极治疗，有利于病邪的祛除和“真气得安”。

此外，这类休作有时的疾病，由于反复发作，会导致人体正气的耗伤。所以在治疗时，如不扶补正气，则祛邪药物难以发挥其应有的作用。故而在治疗时，以祛除病邪的同时，需酌情辅以补益气血之品，或扶正与祛邪交替进行。例如，《金匮要略》的鳖甲煎丸，即是以攻邪兼以扶正之品组成，用来治疗疟病后期出现的“疟母”。又如何人饮（何首乌、人参），是考虑到疟久遇劳即发者的特点，乃正气大虚，故以补为主，待正气恢复后，仍以祛邪为主，属于疟病的变通治法。

3.5 常见疾病的既病防变

3.5.1 咳喘

本病常见于现代医学之急慢性支气管炎、慢性阻塞性肺气肿、慢性肺原性心脏病等，临床以咳、痰、喘及反复发作的慢性过程为特征。

3.5.1.1 发病特点

本病多于秋末冬季寒冷季节发病或急性发作加重。老年人多见，尤有吸烟史者。患病率随年龄增长而增加，而且高山区比平原为高，北方较南方为高，接触工业刺激性粉尘和有害气体者远较不接触者为高。由此可见，刺激性烟雾、大气污染、吸入粉尘、接触有害气体、过度劳累、气候变化或受凉感冒等，为本病重要诱因。病情波动与当天的温度、温差有明显关系。其发病缓慢，病程长，反复急性发作而加重，夏季气候转暖时，可自然缓解。据调查，大多发病前有受凉、感冒病史先兆。

3.5.1.2 预防措施

（1）一般措施

首先，加强体育锻炼，增强抗邪能力。坚持跑步、散步、练气功等。还可做耐寒锻炼，夏天始用冷水擦身，先头面渐全身，气温降低时，水温可作适当调整，体质好者，冬天也可冷水擦身或沐浴。做到劳逸结合，动静适度。

其次，加强劳动保护，改善环境卫生，避免和减少烟雾、粉尘和有害气体对呼吸道的刺激。注意保持厨房空气流通，最好安装排油烟机等。

第三，注意生活起居，预防感冒。寒冷季节或气候骤变时，注意保暖，避免受凉感冒，防止呼吸道感染。平时常户外活动，居处和工作环境宜经常开窗通风。

第四，戒烟戒酒，保持情绪舒畅。

（2）饮食调养

平素饮食宜清淡，多食蔬菜水果。如萝卜、梨、枇杷、冬瓜、西瓜等水果蔬菜可润肺化痰清热。少食辛辣等有刺激性的食物，以及虾、蟹等，同时还可选用一些有固本作用的食疗方。

四仁鸡了粉：白果仁、甜杏仁各 1 份，胡桃肉、花生仁各 2 份，共研末，每天清晨取 20 克，鸡蛋一枚，加调料冲服，连服半年。

胡桃肉：临冬前每晚就寝时，把 1~3 个紫衣胡桃肉与 1~3 片生姜同细嚼，慢慢咽下；若加 1~2 片生晒参同嚼则效便佳。连服数月。

紫河车粉：宜装入胶囊，每日 3~6 克，临冬前服。

（3）辨证用药预防

素体气虚，易感冒者，用玉屏风散加桔红、茯苓、桔梗等改汤剂服用。亦可用补肺汤加减。

素体肥胖痰湿偏盛者，用二陈汤合三子养亲汤或苓桂术甘汤加减应用。

肺燥阴虚干咳者，用麦门冬汤煎服，每日 1 剂。或服养阴清肺丸或膏，每日 2 丸。也可取百合 9 克、梨 1 个、白糖 9 克，混合蒸 2 小时，冷后顿服。

素日怕冷，脾肾阳虚者，用金匮肾气丸或右归丸，每晨起 2 丸。或用温阳片（附子、生地黄、熟地黄各 6 克，山药、仙灵脾、补骨脂、菟丝子各 9 克，陈皮1.5克，制成流浸膏片），每年9月底至次年4月初服用。若服药过程中有口干、大便干结或其他热性症状者，则合用滋阴片（生地黄、熟地黄、天冬各6克，山药、黄精各9克，女贞子15克，陈皮1.5克，制成流浸膏片），以调节阴阳。

一般药物预防应连续服药3年以上。

（4）其他措施

对于本病的预防，也可采用穴位敷贴或按摩、针刺等方法。如穴位敷贴：白芥子、细辛各21克，元胡、甘遂各12克，冬虫夏草16克，研末分三包。取穴肺俞、心俞、膈俞、膻中。生姜适量捣汁，调上药末一包成糊状，分摊在7块白布上，贴上述穴位，胶布固定。每年三个伏天各1次，4~6小时取下，至下一伏再用。连贴三夏。又如，砒椒散穴位按摩：白砒1.5克、白胡椒9克，共研末，用四层细纱布包好，酒精适量浸渍散药，使之微湿润，取少许用按摩用。取穴肺俞、膻中和大椎、天突2组。每组穴日1次，交替按摩。初伏始，连续按摩3个月。

3.5.2 中风

中风是以猝然昏倒、不省人事，伴有口眼歪斜、语言不利、半身不遂或不经昏仆而仅有口眼歪斜、半身不遂为主要临床表现的病证。本病起病急骤，证见多端，变化迅速，相当于现代医学的脑溢血、蛛网膜下腔出血、脑血栓形成、脑梗死、可逆性缺血性脑损害和短暂脑缺血发作。

3.5.2.1 发病特点

中风的发生，主要因素在于气血亏虚，肝肾阴亏于下，肝阳鸱张，阳化风动，挟痰挟火，横窜经络，上蒙清窍，则突发本病。现代医学认为，本病主要与高血压病、脑动脉硬化、脑血管畸形、颅内动脉瘤有关，情绪激动、用力太过或血压降低、血液凝固性增高等为常见发病诱因。

本病一年四季均可发生，但与季节气候变化有关，尤其入冬气温骤降或早春乍暖之时。好发于中年以上，老年尤多。

3.5.2.2 预防措施

本病致残率和致死率很高，做好预防甚为重要。

（1）一般措施

首先，休息起居适度。本病发生多在剧烈运动或夜间睡眠中，所以在日常生活起居中，处理好动与静的关系，合理安排脑力劳动与体力劳动十分重要。脑力劳动者不可终日伏案，应参加适当的体育锻炼。体力劳动者，不可过度劳累，应注意休息。本病常在冬季寒冷、气候骤变和伏暑盛夏、气候炎热时发生，故中老年人既要注意保暖防寒，又要避暑防热。

其次，精神情志舒畅。情志过极可使血压升高，诱发本病。已患者，还可能因精神紧张，情绪激动而复发。故切忌过分激动，避免愤怒、焦虑、兴奋、大惊大恐等。

第三，既往病早查治。本病既往多有高血压、动脉硬化、风湿性心脏病、糖尿病、肥胖病等，早期检查诊断和治疗这些潜在病变，具有重要意义。

第四，避免诱因。本病多在原有脑血管病理变化基础上，由某些诱因引发。故凡可疑发病者，均应尽量避免那些足以引发的诱因。

（2）饮食调护

饮食宜清淡，易于消化，富于营养。多食蔬菜水果，如白菜、芹菜、萝卜、山楂、苹果、西红柿等；多食植物蛋白，忌食动物脂肪和胆固醇含量高的食物，如动物油、奶油、动物内脏、蛋黄等；戒烟戒酒，少食辛辣之品，少食盐。也可结合具体情况选用一些食疗方。

木耳粥：木耳 10 克、小米 100 克，煮粥。

枸杞粥：枸杞子 30 克、葱白 10 克、薤白 10 克、炒豆豉 10 克、粳米 100 克，先煎枸杞子、薤白、豆豉等，去渣，入米煮粥食用。

葛根粥：粟米 100 克，水浸一夜滤干，与葛根粉 60 克同煮粥食，每日 1 次，常食。

（3）先兆防治

中风发病前往往有先兆症状出现，中老年人若经常有头痛、头晕、肢麻震颤、筋肉跳动以及一过性语言不利等症状时，演变为中风的可能性就越大，有效的防治中风先兆对本病发生的预防有重大关系。根据患者的具体情况进行辨证治疗。

见面红头胀，眩晕烦躁等先兆，证属肝阳偏亢者，用镇肝熄风汤加减，或酌情选用牛黄清心丸、牛黄降压丸和首乌片等。

见体胖苔腻，眩晕肢麻，属痰湿偏盛者，用半夏白术天麻汤加味：法半夏、白术、茯苓、天麻各 12 克，柴胡、陈皮、天竺黄各 9 克，僵蚕、胆南星、石菖蒲、大黄各 6 克，红花、石决明、泽泻、桑枝各 10 克，怀牛膝、代赭石、丹参各 30 克。

见体瘦虚热，失眠头晕，属肝肾阴虚者，用六味地黄汤加减。兼瘀血，可加活血之品或选用丹参片、天麻丸，也可用红花注射液 4~8 毫升，入 5%葡萄糖液中静脉滴注。

（4）其他措施

本病在防治上亦可采用针灸、按摩、气功等疗法。

关元百日灸法：即每年从立冬起，将艾点燃，对准关元穴灸 15 分钟，灸至局部皮肤红润为度。连灸 100 天。

气功疗法：凡患有高血压病、动脉粥样硬化者，应开展气功锻炼，根据高血压病的病理特点，宜练静功；始练放松功，后练站桩功；先练座式，后练站式。练功时要求心静、放松、气沉，意念导气下行，以减轻头部充血，有利于血压下降。

脚腕转动法：于每日早晚在床上开展此疗法，先将脚背伸直，两脚腕向外转动 15 次，向内转动 15 次；然后两脚背缩回竖直，两脚再向外转动 15 次，再向内转动 15 次。

3.5.3 胃脘痛

胃脘痛可见于现代医学的急、慢性胃炎，胃及十二指肠球部溃疡，胃下垂，胃神经官能症及胃癌等多种疾病。

3.5.3.1 发病特点

胃脘痛的发生，常因饮食不节或不洁、精神情志影响及外邪侵袭，导致脾胃运化失调，气机不畅所致。胃脘痛为临床常见病、多发病。初期多在气分，病情较轻，较易根治。但如不及时治疗或调理失当，可使病迁延日久，深入血分，使病情加重，难以治疗，每每缠绵难愈，少数病人还可有恶性变可能。

3.5.3.2 预防措施

（1）一般措施

首先，注意调节精神情志，经常保持心情乐观舒畅，慎防七情内伤。

其次，生活、工作、学习要有规律，注意劳逸结合，慎防过劳；经常开展体育锻炼，如气功等。

第三，禁用或慎用对胃（尤其是溃疡病）有刺激的药物，如激素、阿司匹林、利血平等。

第四，饭后漱口刷牙，清洁口腔，保护牙齿，防止口腔牙齿疾病，以免病从口入，引起消化道疾病。

（2）饮食调养

饮食有节，注意饮食卫生。饮食要有规律，尽量定时定量有节制。不食过热、过寒、过硬东西，更不暴饮暴食，进食应细嚼慢咽。注意饮食卫生，不喝生水，不食腐果、败肉、霉饭，食物要保证新鲜清洁。

禁忌酗酒，力戒烟，慎饮茶。调和五味，少食肥甘、辛辣之品。

胃脘痛的食疗方法较多，一般可用山药、薏苡仁、莲子、大枣、糯米等健脾益气之品煮粥常服。

（3）辨证用药

见胃痛暴作、恶寒喜暖者，属寒邪客胃，宜用良附丸加味治疗。

见胃痛、脘腹胀满、嗳腐吞酸者，属饮食积滞，宜服保和丸之类。

见胃脘疼痛因情志因素而作，并伴嗳气、呃逆者，多为肝气犯胃，宜用柴胡疏肝散加减治疗。

见胃脘灼痛，烦躁易怒，泛酸嘈杂、口干口苦者，属肝胃郁热，以化肝煎为主方加减治疗。

见胃脘疼痛、痛有定处而拒按，或见吐血便黑者，属瘀血阻络，可用失笑散合丹参饮加减治疗。

见胃痛隐隐、口燥咽干、大便干结、舌红少苔者，属胃阴亏虚，可用一贯煎合芍药甘草汤加减治疗。

见胃痛隐隐、喜温喜按、空腹痛甚、得食痛减，泛吐清水者，属脾胃虚寒，可用黄芪建中汤或理中丸、香砂六君子汤调理治疗。

（4）其他措施

胃脘痛的防治也可采用灸法、气功、针刺等法进行防治。①灸法：取穴足三里、中脘、神阙，早晚各1次或每日1次，每穴灸10~15分钟。②气功：可采用放松功、强壮功。③针刺：取穴内关（双）、中脘、足三里（双），用平补平泻法。

3.5.4 心痛

心痛是指心脏本身病损所致的一种病证，即以膻中部位及左胸部疼痛为主要临床表现。历代医籍有“卒心痛”、“厥心痛”之称，又把心痛严重，并能迅速造成死亡者称为“真心痛”。《金匮要略》又称本证为“胸痹”。现代医学本病主要见于冠状动脉粥样硬化性心脏病、心肌梗死引起的心绞痛，以及其他心脏疾患引起的心前区疼痛。

3.5.4.1 发病特点

祖国医学认为，本病的发生一为寒邪内侵，病人素体阳虚，胸阳不足，阴寒之邪乘虚侵袭，寒凝气滞，痹阻胸阳；二为饮食失节，恣食膏粱厚味，日久损伤脾胃，运化失司，聚湿生痰，上犯心胸；三为七情内伤，忧思恼怒，肝郁气滞，血脉瘀阻；四为年老体衰，肝肾亏虚致心气不足或心阳不振，血脉运行不畅。

冬季是高发期，多见于40岁以上男性，脑力劳动者。精神长期紧张，以及肥胖和糖尿病患者，易患本病。其诱发因素主要有劳累、激动、饱食、寒冷、吸烟等刺激。此外，心肌梗死往往在饱餐，尤其进食多量脂肪后，安静或睡眠，及用力大便后发生。

心绞痛发作之前，常有血压增高，心率增快，胸部不适，情绪不稳等轻度异常；心肌梗死发生前，大多病人数日或数周有乏力，胸痛不适，动则心悸、气急、烦躁，甚则心绞痛发作；猝死型以隆冬好发，部分病人有疲劳、胸闷或情绪改变等异常先兆。

3.5.4.2 预防措施

（1）一般措施

避免精神高度紧张，保持心情舒畅乐观，既不可过喜，也不宜恼怒。

坚持锻炼身体，做到有劳有逸。视个人体质而适量运动，可散步，打太极拳，做各种健美操，以增强体质，有利气血运行。锻炼中如有不适，应及时停止或减少运动量。

注意生活起居和寒温适宜，冬季更当防寒保暖。寒冬晨起，应先在室内活动，待体暖后再出去锻炼。夏天应防暑，避免出汗过多。改变体姿位置时，不宜用力过猛。还当慎节房事。

（2）饮食调养

宜食辛温宣化、苦温行气之品，以利通心阳、化痰湿、开瘀结。故在饮食中，应适当食用葱、姜、香菜、杏仁、萝卜、洋葱、大蒜等。应忌寒凉之物，防湿痰不化，加重瘀阻。另外，大豆、蘑菇、海藻类、玉米油等有预防本病作用。

饮食有节，不能暴饮暴食或过饥过饱。可饮少量低度酒，不可饮烈性酒。

饮食宜清淡，多食富含维生素 C 和植物蛋白的食物（如新鲜蔬菜、水果和豆类及其制品）。在可能条件下，尽量以豆油、菜籽油、麻油等为食用油。不可过食膏粱厚味肥甘之品，如动物脂肪和含胆固醇较高的食物（肥肉、猪油、肝、骨髓、蛋黄、奶油等）。

适当饮茶，力戒吸烟。另外，根据不同的情况也可选用一些食疗方。

寒凝心脉，宜常食薤白粥：白米 50 克，薤白 10 克，常法煮粥食用。

痰浊阻滞，宜常食萝卜粥：大萝卜数个，煮熟绞取汁，加米熬粥食用。

莱菔子粥：炒莱菔子研末，与米同煮粥。

心血瘀阻，用桃仁粥：桃仁 10 克，煮熟去皮取汁，与梗米同熬粥；山楂煎：鲜山楂 30 克，打碎加红糖 30 克，水煎服。

气阴两虚者，用人参粥：人参 6~10 克，茯苓 10 克，麦冬 6 克，粳米 50 克。先以水煮人参、茯苓、麦冬，去滓取汁，煮米做粥，作为早餐。

（3）辨证用药

本病在发作时，速选用宽胸气雾剂或麝香气雾剂喷雾吸入。也可用冠心苏合丸或苏心丸、苏冰滴丸等。

在缓解期则辨证用药。心阳不振，痰浊闭阻，用瓜蒌薤白桂枝汤或瓜蒌薤白半夏汤，也可用苏合香丸、冠心苏合丸。

心脉瘀阻，用人参合失笑散加三七粉或琥珀粉冲服。也可用冠心Ⅱ号（红花、川芎、丹参、赤芍、降香）方或丹参针剂。

心气不足，用保元汤合甘麦大枣汤；心阳亏虚，用人参汤加减，如兼肾阳虚，可合肾气丸；如兼阳虚水饮上凌，合真武汤。

（4）其他措施

针刺或按摩内关、膻中、间使、心俞、足三里；耳针刺心、神门、降压沟中1/3。

推拿肺俞、心俞、膈俞、内关（双侧）。每穴按揉 100 次，以酸胀能忍为度，必要时加热敷，每周治疗 3 次。

推擦前臂内侧三阴经：左右两掌互擦，发热后，分别从手指端至肘部左右互相推擦 30 次左右。

3.5.5 消渴

消渴是以多饮、多食、多尿或尿有甜味，形体日渐消瘦为特征的一种病证。

本病主要见于现代医学糖尿病一病。尿崩症也可出现消渴多饮的证候。

3.5.5.1 发病特点

消渴的形成，与肺、脾、肾的功能失调有密切关系。由于长期恣食甘肥，喜醇酒厚味，损伤脾胃，脾胃运化失职，酿而内热蕴结，化燥消谷耗津，而发为消渴。或因情志失调，五志过极，郁而化火，消灼津液，以致阴虚阳亢，也可引发消渴。或因恣情纵欲，肾虚精耗，肾虚固摄无权，气不化水，故小便多而消渴。总之，以上各种原因，都可引起阴虚燥热，而发生消渴。

现代医学认为本病在血统亲属中比非血统亲属中高5倍，主要是胰岛β细胞有遗传缺陷。同时还认为与内分泌功能紊乱、精神刺激、病毒感染和肥胖多食等均有密切关系。

3.5.5.2 预防措施

（1）一般措施

饮食有节，忌食甘肥，戒烟节酒，饮食以清淡为宜，不可过饱。心情愉快，避免精神刺激，即使是身处逆境，也要自我调适，保持轻松稳定的情绪。劳逸结合，多锻炼，节房事。

（2）早期诊治

本病早期无症状，对疑似糖尿病者要早诊断，早预防。直系亲属中有患糖尿病者，40岁以上肥胖超重者，过早发生动脉硬化或视力减退者，皮肤反复感染者，分娩巨婴（体重7.4公斤）或本人为巨婴者，高血压患者，要及早检查，及早诊断。对初期无症状的糖尿病着重进行控制饮食和体育疗法。对有症状者，当先用饮食疗法和药物疗法，待增高的血糖下降后，开始有计划的锻炼。

（3）饮食疗法

对糖尿病人的饮食控制是非常重要的。要定时、定量、定种，首先确定一天的总热量和三人营养素（糖、脂肪、蛋白质）的比例。轻者每日三餐，重者每日五、六餐，每餐只吃七八成饱，每日进食热量不超过 1046×10^4 焦耳（2500大卡）。主食最好选含糖量少的食物，如大米、小麦、大麦、筱麦、荞麦、燕麦、薏苡仁、麸子等。副食选用高蛋白多纤维素的食物，如瘦肉、豆制品、植物油、芹菜、卷心菜、韭菜、白菜、菠菜、冬瓜、黄瓜等。

亦可交替使用一些食疗偏方：①生山药250克，菠菜200克，加水同煮，随意吃。②核桃6枚，每日早晚分食。③鲫鱼胆1个，鸡内金50克，花粉150克，为末糊丸，每服10克，冬瓜皮汤送服。④山药100克、黄芪50克，水煎服，日服3次。⑤猪或牛胰焙干研粉，每日食10~15克。⑥天花粉粥：生地黄60克，煎取汁，加粳米100克、生姜2片，煮粥服用。⑦绿豆200克，梨子2个，青萝卜半斤，共煮熟服。

（4）运动疗法

采用中等强度的体育运动，如步行、慢跑、保健操、太极拳、气功（以内养功或内养操为宜）等，有规律地长期坚持锻炼，可增强抵抗力，改善心功能，预防糖尿病并发症的出现。

在体疗时要注意：根据病情计算运动强度，不要过度疲劳。锻炼要定时，根据胰岛素的使用情况及进餐时间去运动，不要在发生低血糖反应的时间内进行。随身携带糖果。定期复查血糖及尿糖。

（5）辨证用药

1）燥热伤肺证：生石膏 30 克，炙黄芩 10 克，地骨皮、知母各 15 克，天冬、麦冬、花粉、粳米各 20 克，生甘草 8 克，水煎内服。

2）气津两伤证：党参、沙参各 15 克，黄芪 30 克，麦冬、花粉、玉竹、生地各 20 克，五味子 5 克，炙甘草 8 克，水煎内服。

3）中焦燥热证：栀子、玄参各 15 克，酒大黄、黄芩各 10 克，生石膏 30 克，天冬、麦冬、花粉、粳米各 20 克，炙甘草 5 克，水煎内服。

4）肺肾虚衰证：生地黄、女贞子、桑椹子、麦冬各 20 克，山萸肉、枸杞子、炒山药、党参各 15 克，五味子、黄芪 20 克，水煎服。

5）肾阳亏损证：熟地黄、炒山药各 20 克，覆盆子、巴戟天、菟丝子、山萸肉各 15 克，五味子 10 克，制附子 8 克，黄芪 25 克，砂仁 5 克，水煎内服。

3.5.6 痹证

痹是阻闭不通的意思，凡风寒湿热之邪侵袭人体肌表经络，致使气血阻塞，运行不利，引起肢体的筋骨、肌肉、关节等部位发生疼痛、酸麻、重着、屈伸不利，关节肿大等症状的病证均称痹证。如风邪偏胜的，则其关节疼痛游走不定，称为行痹或风痹。寒邪偏胜的，则疼痛比较剧烈，痛处固定，称为痛痹或寒痹。湿邪偏胜的，虽痛不甚，但肢体重着，活动不灵，称为着痹或湿痹。如平素阴虚阳亢，或素有内热，复感风寒湿邪，郁而化热，或感受湿热之邪，表现关节红肿热痛的，则称为热痹。

痹证主要表现于现代医学风湿性关节炎、痛风、类风湿性关节炎、风湿性皮肌炎等一类疾病。

3.5.6.1 发病特点

痹证的发生，主要因风寒湿热之邪，乘人体虚弱袭入人体，引起气血运行不畅，经络阻滞，或痰浊瘀血，阻于经遂，深入关节筋脉，而发为痹。

痹证日久，容易出现下述三种病理变化：一是风寒湿痹或热痹日久不愈，气血运行不畅日甚，瘀血痰浊阻痹经络，可出现皮肤瘀斑、关节周围结节、关节肿大、屈伸不利等症；二是病久使气血伤耗，因而呈现不同程度的气血亏虚的证候；三是痹证日久不愈，复感于邪。病邪由经络而病及脏腑，而出现脏腑痹的证候。其中以心痹较为常见。

3.5.6.2 预防措施

（1）一般措施

痹证一般病情较长，多呈正虚邪实之候，因此，要注意休息起居，痹证急性期要卧床休息，减少受累关节的活动，并指导正确的卧姿和良好的体位，以防屈曲畸形。对于病程长，关节功能活动障碍患者，要鼓励患者日常生活的训练，如体位的变换，拭面、梳头、进食、更衣、起坐、步行等日常生活动作。更重要的是患者要适寒湿，避免风寒湿热邪的侵袭，以促进痹证的康复。

（2）自然疗法

根据痹证的性质，选用温水或热水浴，一般以全身或半身长时期作矿泉水洗浴法，疏通气血达到痹证康复的目的。也可采用泥土疗法，日光浴疗法等。

（3）针灸、按摩疗法

针灸疗法：上肢常用穴位有肩髃、曲池、外关、腕骨、合谷；下肢常用穴位有环跳、承扶、梁丘、膝眼、阳陵泉、丘墟、昆仑；腰背部常用穴位有身柱、腰阳关、大椎、腰俞、厥阴俞。行痹加膈俞、血海；痛痹加肾俞、关元；着痹加足三里、商丘。痛痹可加灸法或隔姜灸；着痹以针、灸并用；行痹以针刺为主。也可用温针、皮肤针、拔罐等方法。

按摩疗法：痹证病人可根据肢体疼痛的部位选用下列穴位，如脊背部的水沟、身柱、腰阳关。髀部的环跳、悬钟。股部的秩边、承扶、阳陵泉。膝部的犊鼻、梁丘、阴陵泉。踝部的申脉、照海、昆仑、丘墟。偏风者加血海、膈俞。偏寒者加肾俞、关元。偏湿者加足三里、商丘。偏热者加大椎、曲池、阿是穴等。采用按、叩、揉、摩等手法，亦可沿着病患肢体的经络进行推、拿、揉、摩等手法，以促进气血流通，消散患部凝滞为目的。

（4）熏洗疗法

熏洗疗法是利用药物煎汤，乘热在皮肤或患部进行熏蒸或洗浴的一种治疗方法。痹证常采用下列几种熏洗疗法。

蒸气疗法：利用中药加水煎煮时产生的蒸气熏病人身体，以促进康复的方法。例如，风湿痹可用海风藤、豨莶草、防风、秦艽、桑枝、松节、木瓜、白芷、细辛、川芎、当归、川断。除细辛10克外，其他各药各用30~50克，加水煎煮产生蒸气而熏蒸病人身体，此法多用于全身关节疼痛的患者为宜。

烫洗疗法：用中药煎水烫洗病人全身或局部的方法，又称药浴疗法。烫洗疗法是用中药煎水直接烫洗患部或全身，利用药性或温热之功，以直接清洁皮肤又消炎杀虫、驱风除湿、流血畅气、温经通络、驱散风寒、清热解毒，从而达到治疗疾病的目的。

熨敷疗法：是采用中药加热直接敷于患部或穴位，或以布袋盛装外熨以达到康复治疗的一种方法。例如，保元熨风方（《寿世保元》）：苍术60克，羌活25克，独活25克，蛇床子15克，蔓荆子15克，穿山甲15克（土炒），雄黄15克，硫黄9克，麝香3克。上药炒热，以绢包，或经醋拌炒作饼，用绢布，烧粹锤放饼上，熨之。治冷痹麻木，或遍身肩背骨节痛、腰痛，熨之无不即效。以上几种熏洗疗法，可根据病情在医生指导下试用之。

（5）运动疗法

适当的体育活动，对促进气血畅通，恢复关节的障碍十分必要。要根据病情和功能障碍程度，循序渐进地进行关节运动范围的训练、肌力训练。卧床者在床上进行被动到主动的训练和抗阻性训练，关节症状改善后即在医生指导下练习站立、扶拐步行、上下二阶梯活动，每日2~3次。日常生活自理者可以鼓励一般性的游戏，或做广播操、太极拳等体育运动，但要避免剧烈跑跳、踢足球等运动。

（6）饮食调养

痹证多为正虚外邪侵袭而发病，因此，要注意饮食的调养，除日常喜用的水果、蔬菜、肉食外，还应根据病情和病因选用薏苡仁粥、附子粥、羊骨粥等，或根据脏腑气血不足的情况，酌情选用各种补养食品，以增强人体抗病能力。

（7）辨证用药

蠲痹汤加减：羌活、独活、桂枝、秦艽、当归、川芎、木香、乳香、防风、细辛、防己、薏苡仁。适用于风寒湿痹的患者。

乌头汤加减：川乌（先煎）、麻黄、白芍、黄芪、桂枝、川芎、全蝎、甘草。适用于痛痹的患者，注意方中川乌必须先煎两小时，否则出现中毒反应。

独活寄生汤加减：独活、防风、秦艽、细辛、肉桂、人参、茯苓、当归、川芎、地黄、芍药、杜仲、牛膝、桑寄生、甘草。适合于风寒湿痹兼肝肾及气血不足的患者。

桃红饮加减：桃仁、红花、川芎、当归尾、威灵仙、穿山甲、地龙、土元、全蝎、白芥子、胆南星、乌稍蛇。适合病程后期关节肿大、变形，由痰瘀互结所引起者。

3.5.7 癫痫

癫痫是一种发作性脑功能紊乱的疾病。临床上以突然仆倒，昏不知人，口吐涎沫，两目上视，肢体抽搐，移时苏醒如初，或发作时口中如作猪羊怪叫声为主要特征。现代医学将癫痫分为原发性和继发性两大类。原发性癫痫与先天遗传因素有关，多发于20岁以前的人，神经系统检查无异常体征；继发性癫痫又称症状性癫痫，多见于颅脑外伤、颅内感染、颅内肿瘤、脑血管疾病等所致，神经系统检查常有异常体征发现。

3.5.7.1 发病特点

癫痫的形成主要由于七情所伤，饮食不节，劳累过度，先天因素或患疾病之后，影响了心肝脾肾等脏腑功能，脏腑功能失调，阴阳升降失常，风、火、气、痰四者合杂，导致痰浊阻滞，痰火内盛，气血瘀滞，气机逆乱，风阳内动，而引发癫痫。其中，与痰邪关系最为密切，故有“无痰不作痫”之说。癫痫是以神志失常和肢体抽搐为主症，具有突然起病，反复发作的特点。一般临床上常将本病分为发作期和休止期。

3.5.7.2 预防措施

癫痫病程较长，且有较长之休止期，因此，施以必要的保健措施，可巩固疗效，或可终止发作。

（1）一般措施

癫痫患者在病情基本控制或发作不频繁的情况下，可以和正常人一样生活、学习。特别是有些病人易在睡眠或休息不足、体力或脑力过度疲劳时发病，因此，生活规律、按时作息、劳逸结合、保证充足的睡眠时间，就显得更为重要。

病情不严重的患者，可继续参加工作、学习和日常活动，但应选择合适的工种，注意不要到有潜在危险的地方去，如近水、近火、近电和高空、海上作业，避免驾驶机动车辆等，以免发病时发生危险。

通常，还应注意外界四时气候变化，每当天气冷热变化较为剧烈的时候，特别要注意调节精神情志，要乐观，保持心情舒畅、情绪稳定，尽量减少精神刺激，从而使气血调顺，五脏安和。切记不可喜怒无常或忧思过度。剧烈的精神和情绪变化，都可以造成脏腑气血的功能紊乱，导致癫痫发作。

（2）饮食调养

1）饮食合理：癫痫患者饮食原则上与常人无别，尽可能做到食品多样化，富于营养，易于消化吸收，面食、豆类、瘦肉、鸡蛋、鱼、牛奶都要多吃一点，还要尽可能地多吃些新鲜水果和青菜。饮食应该有规律，注意饮食有节，安排合理，克服偏食、异食、暴饮暴食、饥饱不匀等不良习惯。尤其是儿童，饮食过量往往可以诱发癫痫发作。还要注意不宜多食零食以及油煎油炸和不易消化的食品，因为多食可以生痰化热，害脾腻胃，不利于疾病康复。

2）控制水盐摄入：癫痫易在体内积蓄水分过多的情况下发病。所以建议病人平时要低盐饮食，不要过量饮水。

3）烟酒宜忌：烟酒等可使神经兴奋性增高，诱发癫痫发作。因此癫痫患者应绝对禁止喝酒，并限制烟、茶、咖啡等刺激性物质的摄入，以免影响康复。

（3）善后治疗

在癫痫控制后的休止期，除生活调养外，应施以积极的善后治疗。

首先，应坚持长期服药。癫痫是一种慢性疾病，具有病程长，反复性大，根治困难的特点。病人应坚持长期治疗，按时耐心服药。尤其是对单独使用中药治疗的患者更应注意，中药治疗癫痫不是单纯地控制癫痫发作，而是从根本上调整机体气血脏腑以及阴阳平衡，最终达到根治目的。

其次，服药要有规律。在治疗时，不管是用中药还是中西药同用，一定要在医生的指导下进行，切不可自行其是，任意更方选药，没有规律性。

第三，正确用药。在辨证准确的基础上，要选择确有疗效又无不良反应的方药。在使用朱砂、铅、巴豆等有毒之品，千万注意勿过量、勿久服。需要长期服用的药物，用药剂型应以片、散、丸、丹、膏、饼为宜。用药宜简不宜繁，不要多种方药混治，应掌握服用最小剂量药物，达到最好治疗效果的原则。

第四，用药重在健脾补肾。在癫痫休止期，促进脾肾功能正常，对巩固疗效，加速康复有直接影响。脾肾强壮了，可以抑制肝风蠢动，这就是中医常说的“培土抑木”。脾气健运，还能够消除痰湿，从而使癫痫发作次数减少。对久痫患者，症见面色萎黄，形体消瘦，经常出汗，食欲不振或局部肌肉抽搐者，可用此法，常用的药物有党参、黄芪、茯苓、白术、山药、大枣、甘草等。痫证日久及肾，肾水不足则肝阴亦亏，肝肾两虚，常因虚风内动而影响痫证康复。因此，症见患者神识呆滞，头晕耳鸣，腰膝酸软，阳痿遗精者，可选用滋补肝肾药物调治，如熟地黄、何首乌、山萸肉、女贞子、龟板、鳖甲、紫河车、枸杞子、杜仲、五味子等。

3.5.8 疳积

疳积又称“疳疾”或“疳症”，是以形体干枯羸瘦为主要特征的一种慢性病证。临床上每见气血亏虚、形瘦无华、精神萎靡、毛发焦枯、睡眠不宁、纳呆、头大颈小、青筋暴露、肚腹膨胀或凹陷如舟。

3.5.8.1 发病特点

本病多发生于3岁以下小儿，可严重影响小儿的生长发育。

疳积的形成，中医学认为其因有三：一是饮食不节，损伤脾胃；二是喂养不当，饮食搭配不合理，使营养失调；三是其他疾病如慢性吐泻、久咳不愈、久热不退（如夏季热）、感染肠道寄生虫等，失治、误治而渐转化成疳。

3.5.8.2 预防措施

疳积的预防和调理较之治疗更为重要。

（1）一般措施

经常带小儿到户外活动，呼吸新鲜空气，多晒阳光，多锻炼身体，以增强体质。

积极根治小儿各种慢性疾病，如慢性腹泻、久咳、发热、肠道寄生虫等，以阻止转化成疳。

注意小儿卫生（尤其是饮食卫生），防止各种肠道传染病及其他疾病的发生。

（2）饮食调护

由于母乳是婴儿最适宜的食物，故尽可能给予母乳喂养。喂养方法，应按不同月龄，定量、定质、定量给予乳食；同时，要掌握先稀（菜汤、米汤）后干（奶糕、鸡蛋黄）、先素（青菜汤、豆制品）后荤（鱼、肉末）、先少后多的原则。不要过早或过迟断乳（宜1岁左右），断乳后给予易消化而富有营养的食物为宜。不可偏嗜饮食，尤其应防止食生冷、不易消化的食物，以免食积于中。

食物疗法也对疳证有一定的治疗作用。① 山药鸡内金饼：山药 120 克，鸡内金 20 克，面粉 250 克。先将山药、鸡内金分别烘干研细末，与面粉混匀，加水做成 20 个小饼，烙熟，每次 1 个，每日 3 次，有益脾消积之功，适用于脾气虚弱、腹胀或伴肝脾大者。② 山药苡米粥：用山药 15 克，薏苡仁 15 克，加水适量，煮粥食用，有补脾渗湿作用，大便稀溏者加扁豆 12 克，以补脾敛肠。

（3）辨证施治

疳证一经形成，即须立刻给予恰当的治疗。首先应审因论治，切不可一见形体瘦弱，即认为是虚证而蛮用温补。疳证虽属虚损之证，但尚有寒热虚实之别。因此，应重视审因论治。因积者，治以消积导滞，佐以补脾；因喂养不当者，除调整饮食，并应调养脾气；因疾病者，除治疗原发病外，并应予以病后调理，伤津者养胃生津，气阴并伤者，调补气阴；湿浊蕴里者，应重化湿；因虫者驱虫。

（4）针灸、推拿疗法

取中脘、气海、足三里、大肠俞等穴位，治疗 5~7 天，还可加刺脾俞、胃俞。

针刺四缝：用三棱针，刺两手四缝穴，进针 0. 5~1 分*，出针后挤出黄色液体，以消毒棉球擦干，隔日 1 次，可消积健脾。

按摩腹 5 分钟，捏脊 5 遍，每日 1 次，3~5 日为 1 个疗程。

附 文献摘录

《素问·阴阳应象大论篇》：“故邪风之至，疾如风雨，故善治者治皮毛，其次治肌肤，其次治筋脉，其次治六府，其次治五藏。治五藏者，半死半生也。”

《素问·八正神明论篇》：“上工救其萌芽，必先见三部九候之气，尽调不败而救之，故曰上工。下工救其已成，救其已败。救其已成者，言不知三部九候之相失，因病而败之也。知其所在者，知诊三部九候之病脉处而治之，故曰守其门户焉，莫知其情而见邪 形也。”

《素问·移精变气论篇》：“中古之治病，至而治之，汤液十日，以去八风五痹之病，十日不已，治以草苏草荄”之枝，本末为助，标本已得，邪气乃服。暮世之治病也则不然，治不本四时，不知日月，不审逆从，病形已成，乃欲微针治其外，汤液治其内，粗工凶凶，以为可攻，故病未已，新病复起。”

《金匮要略·脏腑经络先后病脉证第一》：“问曰：上工治未病，何也？师曰：夫治未病者，见肝之病，知肝传脾，当先实脾，四季脾旺不受邪，即勿补之；中工不晓相传，见肝之病，不解实脾，惟治肝也。”

“夫肝之病，补用酸，助用焦苦，益用甘味之药调之。酸入肝，焦苦入心，甘入脾。脾能伤肾，肾气微弱，则水不行；水不行，则心火气盛，心火气盛，则伤肺；肺被伤，则金气不行；金气不行，则肝气盛，故实脾，则肝自愈，此治肝补脾之要妙也。肝虚则用此法，实则不在用之。”

《景岳全书·卷七》：“伤寒传变不可以日数为拘，亦不可以次序为拘。如内经言一日太阳、二日阳明。三日少阳之类，盖言传经之概，非谓凡患伤寒者必皆如此也。盖寒邪中人，本无定体。观陶节庵曰：风寒之初中人也无常，或入于阴，或入于阳，非但始太阳终厥阴也。或

* 此处为同身寸，不好换算成法定计量单位，以下再出现者同理。

自太阳始，日传一经，六日至厥阴，邪气衰不传而愈者；亦有不罢再传者；或有间经而传者；或有传至二三经而止者，或有始终只在一经者；或有越经而传者；或有自少阳阳明而入者；或有初入太阳不作郁热，便入少阴而成真阴证者。所以，凡治伤寒不可拘泥，但见太阳证便治太阳，但见少阴证，便治少阴，但见少阳阳明证便治少阳阳明，此活法也。”

《卫生宝鉴·卷二十四》：“病宜早治。仲景伤寒论曰：凡人有疾，不时即治，隐忍冀瘥，以成痼疾。小儿女子，益以滋甚。时气不和，便当早言，若不早治，真气失所。邪方萌动，无惮劬劳，不避晨夜而即治之，则药饵针灸之效，必易为之。不然，患人忍之，数日乃说，邪气极盛而病极，成而后施治，必难为力。内经曰：其善治者治皮毛，其次治肌肤，其次治六腑，其次治五脏。治五脏者，半死半生矣，正以谓此。”

《医学源流论》：“盖病之始入，风寒既浅，气血脏腑未伤，自然治之甚易；至于邪气深入，则邪气与正气相乱，欲攻邪则碍正，欲扶正则助邪，即使邪渐去，而正气已不支矣。若夫得病之后，更更劳动、感风、伤气、伤食，谓之病后加病，尤极危殆。所以人之患病，在客馆道途得者，往往难治，非所得之病独重也，乃既病之后，不能如在家之安适，而及早治之；又复劳动感冒，致病深入而难治也。故凡人少有不适，必当即时调治，断不可忽为小病，以致渐深；更不可勉强支持，使病更增，以贻无穷之害。此则凡人所当深省，而医者亦必询明其得病之故，更加意体察也。”

《外感温热篇》：“大凡看法，卫之后方言气，营之后方言血；在卫汗之可也，到气才可清气，入营犹可透热转气，如犀角、玄参、羚羊角等物。入血就恐耗血动血，直须凉血散血，如生地、丹皮、阿胶、赤芍等物。否则前后不循缓急之法，虑其动手便错，反致慌张矣。”

“若斑出热不解者，胃津亡也，主以甘寒，重则如玉女煎，轻者如梨皮、蔗浆之类。或其人肾水素亏，虽未及下焦，先自彷徨矣，必验之于舌，如甘寒之中加入咸寒，务在先安未受邪之地，恐其陷入易易耳。”

复习思考题

1. 既病防变的内容包括哪两个方面？
2. 为什么说伤寒早治太阳？
3. 温病早期治疗为何重在清透？
4. 控制疾病的传变主要把握哪两点原则？
5. 伤寒和温病传变的预防，各应采取哪些主要措施？
6. 何谓病理从化？试举例说明之。
7. 对于某些慢性疾病和高危疾病，如何控制其发作？

（师建梅）

4

瘥后防复

目的要求

1. 掌握瘥后阶段病人的特点。
2. 掌握瘥后调理的基本原则。
3. 熟悉瘥后防复感新邪、防劳复、防食复、防药复的原则。
4. 了解常见瘥后病证的调治方法。

重点内容

处于瘥后的病人，具有以下基本特点：一是阴阳未和，即机体阴阳气血营卫虽已基本平复，或接近平衡，但极不稳定。二是正虚邪恋，由于病时饮食锐减而消耗增多，病中与瘥后又需对机体损害进行修复。因而正气必然不足。另一方面，正气亏虚，则脏腑气化功能减退，源于体内代谢的各种内生之邪势将留恋不解。三是体用失谐。一般系指脏腑、躯体虽无形质损害，但其功能活动尚未达到正常水平，甚至废而勿用。

瘥后调理的基本原则主要有三个方面：一是调理正气，二是廓清余邪，三是慎防诱因。

瘥后，是指疾病刚刚初愈，基本证候已解除，但正气尚未复元或尚有余邪留恋，人体的精神状态和体能尚未完全康复如常人，正处于恢复期的阶段。处于瘥后阶段的病人，还需要通过适当的调养和机体的自调和、自康复，才能完全康复痊愈。

处于瘥后的病人，具有以下基本的特点：一是阴阳未和。即机体阴阳气血营卫虽已基本平复，或接近平衡，但极不稳定。在日常生活中，稍有劳累，即心悸、气促，是阴不涵阳；或动辄汗出，多属阳不固阴；或夜寤不安，则为阴阳失交；或乍寒乍热，又是营卫失和。这种现象见于大病之后，中医学都可归入阴不与阳和，或阳不与阴和的范围。二是正虚邪恋，由于病时饮食锐减而消耗增多，病中与瘥后又需对机体损害进行修复。因而正气必然不足。另一方面，正气亏虚，则脏腑气化功能减退，源于体内代谢的各种内生之邪势将留恋不解。这种正虚邪恋的瘥后病理状态，若失于调治，可延续一个相当长的时期。如伤寒病后胃虚喜唾，即是胃阳未复，水津不化所致。而且，余邪若不廓清，甚至有传为劳损者。三是体用失谐。一般系指脏腑、躯体虽无形质损害，但其功能活动尚未达到正常水平，甚至废而勿用。如长期疾病折磨后，经治疗形体虽无异常，但精神仍萎弱不振，意志消沉；某些形体伤残者，其伤残治愈后，功能恢复尚需锻炼一段较长时间等。

处于瘥后阶段的病人，如果不注意预防调护或未继续给予巩固性治疗，并在多种诱发因素的影响下，就会导致旧病复发，而使机体再一次遭受到病理性的损害。复发时其基本证候可类似于原先初病之时，但却不是原有病理过程的简单重复再现，其病理损伤和病变程度，常较初病有所加甚，病症也更为错综复杂，治疗难度增加，病程比原先初病时延长，预后和转归更差，故瘥后防复是十分重要的。

4.1 瘥后调理的基本原则

瘥后调理是减少和防止复发的重要前提。一般而言，促使复发的基本因素有三：一是余邪未尽除、尽退；二是正虚未复；三是诱因引动。三者交错作用，而使旧病复发。所以瘥后调理的基本原则，主要是针对上述三个方面的因素而制定。

4.1.1 调理正气

在疾病病理过程中，正邪相争，病邪损正，正气必伤，从疾病新瘥到病体完全康复还存在着一个正虚未复的过程。所以在此前提下，当诱因作用于人体，就易于邪盛正负而导致疾病复发。而疾病的完全痊愈，也与能否充分调动激发正气，使其抗病祛邪能力得以有效发挥，自调和、自修复能力有所加强；同时，使未廓清之余邪受到抑制和祛除，病理反应得到适度纠正，也是一个重要的因素。故瘥后调理的多数措施都是围绕着调养正气来进行的。

调理正气，应采取综合调治的方法，如精神调养、饮食和药物调理、针灸、气功等。

精神调养，主要是要病人保持乐观欢愉的精神状态，使其气血营卫畅达无滞，滋养神气，则五脏阴阳气血安和。饮食和药物调理，主要围绕培补五脏之气为主，尤以脾肾两脏为调理的中心环节，因脾为后天之本，气血生化之源，肾为先天之本，具有滋养五脏六腑之气的功能，脾肾功能强健，则体内精气充盈，五脏得养。某些疾病的病后调理，如中风瘥后偏瘫，应以针灸、药物等手段，帮助其康复。总之，综合调理的措施以气血流通为贵，而且须坚持不懈，缓缓图之，使机体逐步恢复其有序的平衡状态。

4.1.2 廓清余邪

疾病初愈，病邪已去大半，尤未尽祛。正因为尚有余邪未尽除，才为复发提供了必要的条件。因此，临证当注意廓清余邪，以免瘥后复发。如急性痢疾，常因治疗不甚彻底，以致经常反复发作，所以，为防其瘥后复发，应在身热、腹痛、里急后重等症状消失之后，再根据患者的整体与局部情况，继续服用一个时期的清利湿热之剂。正如叶天士所云“热减身寒者，不可就云虚寒而投补剂，恐炉烟虽息，灰中有火也”（《外感温热篇》）。

4.1.3 慎防诱因

导致疾病复发的一个重要因素是诱因引动，如新感病邪、过于劳累、饮食不慎、用药不当、精神因素等，均可助邪而伤正，使正气更虚，余邪复燃，从而引起旧病复发。所以在瘥后调理中除须注意祛邪务尽、扶助正气外，还应避免各种诱发因素。

4.2 瘥后复发的预防

根据引起复发的原因，瘥后防复的内容主要有以下几个方面。

4.2.1 防复感新邪

疾病瘥后进入静止期，余邪势衰，正气也虚，若复感新邪则势必助邪伤正，使病变再度活跃。这种复感新邪而致病复者，多发生于热病新瘥之后。其预防的方法主要注意病后调护，慎避风邪和防寒保暖，扶正助卫两个方面。

4.2.1.1 慎避风邪

这里的风邪是泛指风、寒、暑、湿、燥、火六淫之邪。患者瘥后一般抵抗力较差，特别容易感受外邪。所以衣着冷暖要当心，应根据气候的变化，及时增减衣服。严寒、酷暑、风雨天气不要外出。传染病流行时，不要去人群集中的公共场所，不要与传染病患者接触，感染传染病后会使病情更加复杂。居室是病人养病的场所，要保持空气新鲜，经常开窗换气；室内温度要适中，不要过高或过低，夏季采取降温措施，冬季安装取暖设备；还要保持一定的湿度，并定时消毒。

4.2.1.2 扶正助卫

人体卫气主要分布于肌腠、皮毛，具有防御外邪入侵的能力，卫气充盛，则肌表固密，外邪难以入侵。卫气来源于脾胃所化生的水谷精气，因此调节饮食，培补脾胃之气，是扶正助卫的必要措施。如《伤寒论》中张仲景对服桂枝汤，采用以米粥助养卫气之法。后世玉屏风散（黄芪、防风、白术）也是补脾实卫的代表方剂，可作为虚人预防复感新邪的良方。在自然调养方面，常以日光浴、空气浴来使卫气得到锻炼，以提高卫气的反应能力。

4.2.2 防瘥后劳复

疾病初愈，因劳力、劳神或房劳太过而致复病者，称“劳复”。例如，某些外感热病的初愈阶段，可因起居作劳而复生余热；慢性水肿，以及痰饮、哮病、疝气、子宫脱垂等，均可因劳倦而复发并加重；某些疾病因劳致复，如中风的复中，真心痛的反复发作等，均一次比一次的预后更为凶险。历代医家尤其对大病初愈后，又房事不谨，以致复发的病理变化，尤为注重，称其为“女劳复”，一般后果较差。

根据瘥后劳复的因素，其预防的原则和方法主要有以下三个方面。

4.2.2.1 少劳多逸

病后，特别是大病新瘥，既有营养物质的消耗，又有脏腑功能的失调，其精气耗伤，功能减退，所以机体亟待休养恢复。少劳，可以保养元气，恢复其生生之机；多逸，可以积蓄饮食营养，减少能量消耗。其具体方法，初始宜静卧，勿勉强活动，待体力渐复，然后逐步增强活动量。忌过早过多活动，劳顿机体，或多言多语，消耗精气。

4.2.2.2 形动神静

病后初愈虽有正气的虚衰，但也存在气机失调壅滞之机。形动可以防止气机呆滞，血流不畅；而神静，可以避免思虑，安定精神。这样以形调神，以神养形，形神相互促进，达到阴平阳密，气血调和，使其早日恢复健康。其具体方法，可以轻微的体力劳动和脑力劳动相结合，也可作适当的娱乐活动，如欣赏音乐、赏花散步、弹琴、下棋、钓鱼、书画等，以排遣寂寞，安定情绪，但一定要适度。忌忧愁抑郁，思虑恼怒，好操琐事，劳心任性，以免劳心伤神，不利于疾病的康复。

4.2.2.3 禁欲保精

肾主藏精，肾精是人体生命的基础，具有滋养各脏腑组织器官的作用。疾病初愈，精虚气弱，元气未复。所以应禁欲保精，若行房则耗精，使正气更不得复元，轻者疾病复发，重者乃至影响人的生命。古代医家对瘥后房劳，历来视为大忌。因此，凡大病新瘥后，应分别对病人和配偶说明瘥后行房的危险性，强调身体完全康复前，独宿静处，不犯房劳。

4.2.3 防瘥后食复

在疾病初愈时，脾胃尚很虚弱，此时由于饮食不当，而导致旧病复发，称为“食复”。在疾病恢复过程中，由于病邪的损害，或药物的影响，脾胃已被损伤，初愈之际，纳运之功尚未恢复，若多食、强食或不忌口等，可导致脾胃的再次损伤，余邪得以宿食、“发物”或酒毒之助而复发。如腹泻、痢疾、慢性胃脘痛等患者，多因饮食不当而复发。

瘥后防食复的原则和方法主要有三个方面。

4.2.3.1 不助邪势，不使邪留

瘥后的病人，由于余邪未尽，故凡有助于增邪伤正的饮食，皆应注意忌口，如热病瘥后忌温燥辛辣之品；水肿瘥后忌盐；痢疾瘥后忌滋腻肥厚之品；瘾疹瘥后忌鱼虾海腥，等等。

4.2.3.2 护养胃气

一般来说，大病之后，脾胃之气未复，正气尚虚。宜选用补益胃气的食物，以帮助胃气恢复，胃气旺盛则身体易于康复。不可食用有碍胃气、不易消化的食物，且需少食多餐，以防胃弱不化；宁可少食，切忌贪多强食，以免损伤胃气。如瘥后常用米粥食养就是一例，米粥清淡、容易消化，又助胃气，适宜于各类疾病的调养，对于肠胃道疾病尤为有益。

4.2.3.3 辨证用膳

由于病者在瘥后具有阴阳失和、正虚邪恋的特点，在饮食调养时需辨证用膳。如热性病证瘥后宜清养，可选用蔬菜类的白菜、菠菜、白萝卜、黄瓜、苦瓜、丝瓜、冬瓜、芹菜等；水果类的梨、西瓜、菠萝、椰子等；肉类的鸭蛋、鸭肉、瘦猪肉等。寒性病证瘥后宜温养，可选用温热性的油菜、花菜、桃、枣、鸡蛋、鸡肉、牛肉、羊肉、狗肉等。但虚证瘥后不宜大补、峻补，应防止因补而碍邪。

4.2.4 防瘥后药复

疾病瘥后调理药物运用失当而致病复者称为“药复”。疾病瘥后的调理用药，目的是使精气恢复，但若急于求成，以致药过病所；或滥施峻补，反而壅正助邪；或辨证失误，以致药性与证不符，反徒增邪伤正，而致病复。

为防止药复的发生，应采取扶正宜平补、祛邪宜缓攻，辨证酌情用药、缓缓

图之的原则。切勿急于求成、迭进大补或滥投补剂。

4.3 瘥后常见病证的调治

本节所论内容主要是针对外感热病瘥后的诸证，包括伤寒与温病瘥后诸证的调理。

4.3.1 伤寒瘥后诸证的调治

历代对伤寒瘥后诸证的记载，由于角度不同，归纳不尽一致。如《伤寒论·辨阴阳易瘥后劳复病脉证并治》载伤寒瘥后七证；明代王肯堂的《证治准绳》发展为十四证；清代吴坤安撰《伤寒指掌》中又列出瘥后诸证二十一条之多。现择要叙述伤寒瘥后水气滞留证、瘥后喜唾证、瘥后气虚津伤证的调治。

4.3.1.1 瘥后水气滞留证

水气滞留证是指伤寒瘥后，由于气化不利，可使湿热壅滞，水气不行，停聚下焦而出现腰以下肿满，二便不利，脉沉等。《伤寒论》说："大病瘥后，从腰以下有水气者，牡蛎泽泻散主之。"

伤寒瘥后发生水肿原因很多，必须辨别虚实，瘥后肿于腰下，腿足肿胀而坚，二便不利，脉沉实有力者，其证属实；瘥后头面浮肿，胸腹胀满，少气倦怠，脉沉细少力者，其证属虚。

瘥后水气滞留证的调治方法可采用药物疗法、针灸疗法、饮食疗法等多种调摄方法。药物疗法，证实者宜牡蛎泽泻散治之；证虚者宜参苓白术散或六君子汤治之。针灸疗法，可取水分、气海、三焦俞、足三里、三阴交、阴陵泉等穴，若体质虚弱或较难接受针刺疗法时，医者可在上述穴位采用指针法进行按摩揉压；饮食疗法，常用薏米粥（《本草纲目》方）、赤小豆粥（《日用本草》方）或鸭粥（《肘后备急方》）。

4.3.1.2 瘥后喜唾证

《伤寒论》中说："大病瘥后，喜唾，久不了了，胸上有寒，当以丸药温之，宜理中丸。"此处"胸上有寒"是指肺脾虚寒，痰饮停蓄不化，而时时上泛，其证可见涎沫清稀，口不渴，喜温畏寒，小便清长，舌淡苔白，脉象沉缓等。瘥后喜唾的病机除肺脾虚寒外，尚有胃中有热喜唾，胃中有热者，其涎沫稠浊，小便黄赤，《温热经纬》中说："瘥后喜唾，胃虚而有余热也。乌梅十个，北枣五枚，俱去核，共杵如泥，加蜜丸弹子大，每用一丸噙。"

瘥后喜唾证的药物调治，属寒者治以理中汤温之，属热者治以梅枣丸（《疫疹一得》方）噙化治之；针灸疗法可取脾俞、胃俞、中脘、章门、内关、足三里等穴；饮食疗法可选用山药粥、茯苓粥、扁豆粥、八宝粥、百合粥、桑椹粥、竹叶粥、枸杞粥等。

4.3.1.3 瘥后气虚津伤证

《伤寒论》中说："伤寒解后，虚羸少气，气逆欲吐，竹叶石膏汤主之。"此乃热病后，津气亏虚，而余热未净，常兼有口干喜饮，但饮不多，舌质红干，脉虚数等。故用补益津气，清热和胃之方竹叶石膏汤调治。也可选用山药粥、茯苓粥、扁豆粥、八宝粥、百合粥、桑椹粥、竹叶粥、枸杞粥等食治的方法。

4.3.2 温病瘥后诸证的调治

明清以来温病学说日趋完善，其中不少温病学专著对温病瘥后诸证的论述甚为详尽。如清代余霖的《疫疹一得》载："瘥后二十症"，何廉臣重订戴麟郊《广温疫论》时，曾新增温热遗证二十二条。嗣后，《通俗伤寒论》又发展温病瘥后为二十四证。现为便于临床应用，对温病瘥后诸证分为温热遗证和湿热遗证两大类。温热遗证又包括气血亏损证、气液两虚证、肺胃阴虚证；湿热遗证又包括余邪未净证、脾胃虚弱证。

4.3.2.1 温热遗证

(1) 气血亏损证

温病瘥后，邪热已除，脉静身凉，但临床表现面色少华，气弱倦怠，声音低怯，语不接续，舌质淡红，脉虚无力者，称为瘥后气血亏损证。治宜调补气血，可用集灵膏（《温热经纬》方）加减。

(2) 气液两亏证

温病瘥后，证见精神萎顿，不饥不食，睡眠不酣，舌干少津者，称为瘥后气液两虚证。治宜益气养液，可选用薛氏参麦汤（《温热经纬》方）治之。

(3) 肺胃阴虚证

温病瘥后，证见身热已退，干咳或稍有黏痰，口舌干燥而渴，或唇裂咽燥，舌红少苔或无苔者，称为瘥后肺胃阴虚证，多见于风温恢复期。若兼见大便秘结，可视为瘥后胃肠阴液不足。治宜滋阴养液法，可选用沙参麦门冬汤或益胃汤治疗。若肠燥便秘者，可服增液润肠之剂，或用蜜煎导法通便，切不可冒投苦寒攻下之剂。

4.3.2.2 湿热遗证

湿热性质的温病病机虽有卫气营血之变化，但基本稽留于气分，以脾胃为病变中心。所以其瘥后诸证，仍然以脾胃证候为特点。

(1) 余邪未尽证

湿热病后，胃气未醒，余邪未尽，蒙蔽清阳，导致脘闷不畅，饥而不欲食，舌苔薄白不甚垢腻等。治宜芳香醒胃，清涤余邪，可选薛氏五叶芦根汤（《温热经纬》方）治疗。

（2）脾胃虚弱证

湿热病后，外邪已解，但脾胃虚弱，运化失职，内湿复生，从而导致纳呆不化，四肢无力，大便溏薄，脉象虚弱，舌苔薄白，甚或肢体浮肿。治宜健脾和中，理气化湿，可选用参苓白术散或香砂六君子汤。

温病瘥后进行药物调补时，应该注意若正气虽虚而余邪未尽者，补益之中务必兼以祛邪。如果纯于补益，则余邪易于复燃，不利于疾病的康复。

温病瘥后的饮食调理以节制为重，一般须在热退舌净无苔时，始可进食，先进清粥，后次进浓粥，再次进糜粥，切勿过食，酒肉之品尤当禁忌。温病瘥后食疗的具体处方也当辨证，如风温瘥后肺胃阴伤者可选用五汁饮（《温病条辨》方）、生地黄粥（《二如亭群芳谱》方）；湿温瘥后余邪未尽者，宜宣气醒胃，可选用山楂荷叶茶（《饮食疗法》方）、山楂绿豆汤（《百病饮食自疗》方）；湿温瘥后脾胃虚弱者，宜补脾健胃，可选用参苓粥（《圣济总录》方）、山药粥（《饮膳正要》方）、薯蓣鸡子黄粥（《医学衷中参西录》方）等。

一般瘥后病证的调理，除药物、饮食、针灸外，其起居调理、精神调摄对病体也是很重要的，为使人体正气恢复，尚可采用气功、按摩等其他疗法。

附　文献摘录

《素问·热论篇》："帝曰：热病已愈，时有所遗者，何也？岐伯曰：诸遗者，热甚而强食之，故有所遗也。若此者，皆病已衰而热有所藏，因其谷气相搏，两热相合，故有所遗也。帝曰：善！治遗奈何？岐伯曰：视其虚实，调其逆从，可使必已矣。帝曰：病热当何禁之？岐伯曰：病热 少愈，食肉则复，多食则遗，此其禁也。"

《医学源流论》："古人病愈之后，即令食五谷以养之，则元气自复，无所谓补药也。黄、农、仲景之书，岂补益之方哉？同有别载他书者，皆托名也。自唐《千金翼》等方出，始以养性补益等，各立一门，遂开后世补养服食之法。以后医家，凡属体虚病后之人，必立补方，以为调理善后之计。若富贵之人，则必常服补药，以供劳心纵欲之资，而医家必百计取媚，以顺其意。其药专取贵重辛热为主，无非参、术、地黄、桂、附、鹿茸之类，托名秘方异传，其气体合宜者，一时取效，久之必得风痹阴痼等疾，隐受其害，虽死不悔。此等害人之说，固不足论。至体虚病后补药之方，自当因人而施，视脏腑所偏而损益之。其药亦不外阴、阳、气、血，择和平之药数十种，相为出入，不必如治病之法，一味不可移易也。故立方只问阴阳脏腑何者专重而已。"

《诸病源候论·卷八》："伤寒病新差，津液未复，血气尚虚，若劳动早，更复成病，故劳复也。若言语思虑则劳神，梳头澡洗则劳力。劳则生热，热气乘虚还入经络，故复病也。"

"伤寒病新瘥，及大病之后，脾胃尚虚，谷气未复，若食猪肉、肠、血，肥鱼及油腻物，必大下利，医所不能治也，必至于诸果脯物，及牢强难消之物，胃气虚弱，不能消化，必更结热。适以药下之，则胃虚冷，大利难禁。不下之必死，不可不慎护也。"

"夫病之新瘥后，但得食糜粥，宁少食令饥，慎勿饱，不得他有所食，虽思之勿与，引日转久，可渐食羊肉糜若羹，慎不可食猪狗等肉。"

"阴阳易病者，是男子妇人伤寒病新瘥 未平复，而与之交接得病者，名为阴阳易也。其男子病新瘥 不平复，而妇人与之交接得病者，名阳易。其妇人得病新瘥未平复，而男子与之交接得病者，名阴易。"

《医门补要·卷上》："病退缓进饮食。病将退去，胸中多嘈杂难安，乃胃经浮火冲激，欲得食物来填始快。但病中消耗脏腑脂膏，肠胃必为枯细，务忍饿一日，周十二时，待胃气渐回，若遽与之食，恐脾土虚不克磨化，则无形余邪，必藉有形谷气为依附，遽搏结不散而微焰又能复炽，壮热神昏，治难于初病，每致深陷不救。仲景谓之食症，主以枳壳栀子汤，再加消滞清热药，俟四五日方渐退。亦有延迁不起者。凡既饿一日，先须进米饮，二三日再食稀粥可也。"

《伤寒补亡论》："盖大病之后，脏腑气血不与平日同也……盖一劳复之后，必困于前病时，再复之后，又困于一复时，况有三复、四复，殆不甚其困矣，是以往往以疾复而死。"

复习思考题

1. 何谓瘥后？瘥后病人有何特点？
2. 试述瘥后调理的基本原则。
3. 如何预防瘥后复感新邪？
4. 为什么中医强调瘥后房劳的危险性？
5. 瘥后预防食复的原则和方法主要有哪几个方面？
6. 为什么瘥后不宜峻补？

（师建梅）

下篇　治　疗

治疗是消除疾病的方法或手段，包括治则、治法和方药。治疗是辨证施治中的一个重要环节，以辨证为基础，针对辨证的结果立法、选方、用药。治疗是在辨证的指导下产生的，辨证又以中医基础理论为基础。因此，中医的基本理论，如阴阳五行、脏腑经络、气血津液、病因病机等也是中医治疗学的理论基础。

为了充分体现临证治疗的意义，达到治疗疾病的目的，除了熟练掌握中医基本理论、诊断学、中药学、方剂学、针灸学等有关的知识和技术外，还要钻研中医治疗学，搞清理法与方药间固有的逻辑联系，懂得临证治疗过程中正确的思维方法。因为病证既已诊断，便要求医生运用正确的思维方法，根据治疗学原理而确定正确的治疗措施。

本篇重点讨论中医的治疗原则、治疗方法、治疗方法的综合运用及治疗手段四个方面。

5

治疗原则

目的要求

1. 掌握治病求本、标本缓急、扶正祛邪、调整阴阳、调理气血、调整脏腑经络以及三因制宜的治则。
2. 了解临床施治的思维方法。
3. 掌握治则与治法的关系。

重点内容

治病求本的含义，正治与反治的概念及内容，反治法与反佐法的区别，同病异治、异病同治的概念并举例；标本的含义以及在治疗方面的应用；扶正祛邪的含义以及在临床的应用；调整阴阳的方法并举例说明；调气的内容以及调节气机的方法和注意事项，理血的内容和方法，调理气血之间关系的内容；调整脏腑的内容，特别是调整脏腑之间的协调关系；因时制宜、因地制宜、因人制宜的概念和内容；治则与治法的关系。

治疗原则，简称治则。中医治则是中医治疗疾病时必须遵循的指导性原则。它包括治则的概念、内容及临床运用。

中医治则，是历代医家治疗实践的理论概括，是中医基础理论的重要组成部分，是中医辨证论治和理法方药中的重要环节。中医治则理论始于《黄帝内经》、

《难经》及《伤寒杂病论》，后经历代医家大量的医疗实践，使之得到不断总结、发展而日趋完善，逐步形成了内容丰富的治则理论体系。本章所介绍的主要内容有治病求本、标本缓急、扶正祛邪、调整阴阳、调理气血、调整脏腑经络、三因制宜，以及临床施治的思维方法、治则与治法的关系。

5.1 治病求本

5.1.1 本的含义

本，就是根本、本质。治病求本，就是针对疾病的根本病因病理，即疾病的本质进行治疗。这是中医学又一重要的治疗原则。疾病的发生和发展，一般总是由一定的致病因素作用于人体，人体的正气与之相争，从而产生一系列的病理变化，出现若干症状和体征。但这些症状和体征只是疾病的现象，还不是疾病的本质。只有通过四诊来全面收集患者的症状和体征，再用中医辨证论治的方法，加以综合、分析、归纳，透过现象，找出疾病的根本原因和病理，才能抓住疾病的本质进行治疗。例如，头痛分外感和内伤两大类。外感头痛可由风热和风寒引起，治宜辛凉和辛温解表；内伤头痛，则由气虚、血虚、血瘀、痰湿、肝阳、肝火等多种原因引起，治宜分别予以补气、补血、活血化瘀、燥湿化痰、平肝潜阳和清泻肝火等法。这些都是治本的具体措施。中医治疗学中“治病求本”的“本”之含义是多方面的，历代医家对此理解亦不同，多从“本于病因”的观点。

万事万物的发生、发展都有其根由，就疾病来说，其根由则是病因，治病求本，就是求其原因。如咳嗽，其原因就有寒、热、燥、痰湿、肺阴虚、肺气虚等不同，所以治疗时不能单纯镇咳，必须针对其不同的原因，分别采取散寒宣肺、清热宣肺、润燥宣肺，涤痰宣肺、滋阴润肺、补益肺气等相应的方法治疗。决不是见咳止咳，见痰治痰；而是通过辨证，寻求其根本原因，针对其病因施治。所以辨证求因，审因论治，是中医治疗的总则。此外，还有以下几点。

5.1.1.1 本于阴阳

中医认为，阴阳失调是疾病发生的根本。阴阳失其平衡，则气血失其和调，人体的脏腑功能就紊乱。相反，若人体的阴阳能保持平衡，则气血和调，人体的脏腑功能亦正常。所以，治疗时必本于阴阳而调之，使其恢复于相对的平衡状态。治病若不明阴阳逆从的道理，就是犯了治疗上的错误。

5.1.1.2 本于六要

六要，即表里寒热虚实。因外感者，本于表也；因内伤者，本于里也；病热者，本于火也；病冷者，本于寒也；邪有余者，本于实也；正不足者，本于虚也。万病之本，此表里寒热虚实六者即是。中医治病是辨证施治。证，是施治的依据，而六要是证之纲领，表里反映疾病的部位，寒热反映疾病的性质，虚实反映邪正的盛衰，故六要是对疾病本质的概括，是论治的准则。“其在皮者汗而发之”，“中满者，泻之于内”，“寒者热之，热者寒之”，“实则泻之，虚则补之”。就是针对表里寒热虚实六要而确定的治疗法则。

5.1.1.3 本于脾肾

本有先天后天之别，先天之本在肾，肾为北方之水，水为天一之源；肾为水火之宅，五脏之阴非此不能滋，五脏之阳非此不能发，为人身阴阳之根。后天之本在脾，脾为中方之土，土为万物之母，脾为气血生化之源。故先天后天为人体之根本，脾肾两脏在人体脏腑的功能活动中起着举足轻重的作用。

5.1.1.4 本于证候

本着中医辨证施治的诊疗特点，可以认为本与证相当。疾病是发展变化的，病因、病位等都可随疾病的阶段不同而发生变化。因此，治病要针对证候治疗。因为证候是对疾病任何一个阶段病因、病位、病性、邪正盛衰等方面的病理概括。正由于这些原因，证也就较完整地反映疾病的本质，故证同治亦同，证异治亦异。所以求本就是辨证施治。

5.1.2 求本的方法

疾病总是通过若干症状显示出来的，这些症状虽然只是疾病的现象而不是疾病的本质，但还是认识疾病的主要依据，临证时可以通过外部的征象，去掌握疾病内部的本质。具体的说，求“本”的方法主要是运用望、闻、问、切四诊，并尽可能参考现代医学的一些检查结果，详细地掌握能反映疾病本质的证据，进而分析、综合、辨证，透过现象看本质，才能找出疾病的根本原因，从而确定正确的治疗方法。

疾病的临床表现是千变万化、错综复杂的，疾病的本质有时是隐蔽的，不容易很快被认识，疾病外部所表现的征象也常常不能正确反映疾病的真正本质，既有“阳胜则热，阴胜则寒”的真寒真热；也有“寒极似热，热极似寒”的假寒假热；既有“邪气盛则实，精气夺则虚”的真象；也有“至虚有盛候，大实有羸状”的假象。在本质与现象不一致的情况下，古人以科学态度对现象进行分析，从而认识现象的本质和现象的规律，透过现象，揭露疾病的本质，而采取“逆者正治，从者反治”的办法。因此治本的具体方法可概括为正治、反治、病治异同等不同的方法。

5.1.2.1 正治与反治

疾病的变化是错综复杂的，在一般情况下，疾病的本质和反映出来的现象是一致的，但有时也会出现疾病的本质和现象不一致的情况，所谓正治与反治，是指所用药物的寒热、补泻与疾病本质和现象之间的从逆关系而言。

（1）正治

1）含义：所谓正治，就是逆疾病的证候性质而治的一种常规的治疗法则，又称为“逆治”。逆，是指采用方药的性质与疾病的性质相反。

2）应用：它适用于疾病的现象与本质一致的病证。因为在临床上，绝大多数疾病的现象与本质是一致的，针对疾病的本质进行治疗，则病象即可消除，故正治法是临床最常用的一种治疗法则。如寒者热之、热者寒之、虚则补之、实则泻之等，均属于正治的范围。

寒者热之：是指寒病见寒象的寒证，用温热药治疗，即以热治寒。如表寒证，用辛温解表药治疗；里寒证，用辛热温里之品治疗等。

热者寒之：是指热病见热象的热证，用寒凉的药物治疗，即以寒治热。如表热证，用辛凉解表药治疗；里热证，用苦寒清热药治疗。

虚则补之：是指虚证见虚象，用补益的药物补其虚。如阳虚证，用壮阳之品治疗；阴虚证，用滋阴药物治疗；气虚证，用补气的药物治疗；血虚证，用补血药治之等。

实则泻之：是指实证见实象，用泻法泻其邪。如食积之证，用消导法；瘀血证，用活血化瘀法；虫积用驱虫法等。

（2）反治

1）含义：所谓反治，是顺从疾病假象而治的一种治疗法则，又称从治。从，是指采用方药的性质顺从疾病的假象，但却与疾病的本质相反。所以，对其本质来说仍属于正治。总之，反治是当疾病出现假象时所采取的治法。

2）应用：反治法适用于疾病的本质和现象不一致的病证。用于临床，一般有以下几种具体方法。

热因热用：即以热治热，是指用热性的方药治疗具有假热症状的病证。适用于真寒假热证。由于阴寒内盛，格阳于外，虚阳外越，而造成内真寒外假热的证侯。治疗时当针对疾病的本质，用热药治其真寒，真寒一去假热也就随之消失了，这种方法对其假象来说就是以热治热。例如，临床上既有下利清谷、手足厥逆、脉微欲绝等真寒征象，又有身热、面赤等假热之象，此时就不能用“热者寒之”的正治，而用通脉四逆汤治疗，这就是真寒假热证，用大辛大热之品而治其真寒的范例。

寒因寒用：既以寒治寒，是指用寒性的方药治疗具有假寒症状的病证。适用于真热假寒证。由于里热极盛，格阴于外，阳气不能达于四末，而成厥逆之证。治疗时当针对疾病的本质，用寒药治其真热，真热一去假寒也就随之消失了，这种方法对其假象来说就是以寒治寒。如热厥证，在临床上既有身热、烦躁、口渴、舌红、脉数的里热之证，又有四肢厥逆、脉沉等假寒征象。此时的治疗就不能采用“寒者热之”的正治，而应“以寒治寒”。

塞因塞用：既以补开塞，是指用补益的方药治疗具有闭塞不通症状的病证。适用于因虚而出现闭塞不通症状的真虚假实证。如脾虚不运的腹胀痞满之症，治疗时采取补脾益气的方法，脾气健运，气机升降正常则胀满可除。又如命门火衰，气化无力，小便点滴难下的尿闭，采用温补肾阳之法，小便自通。再如血枯经闭，采取补血之法，气血充足，则经血自来。这些都是以补开塞，即塞因塞用治法的具体应用。

通因通用：既以通治通，是指用通利的方药治疗具有通利症状的实证。适用于热结旁流、食积腹泻、瘀血崩漏、膀胱湿热之尿频、尿急、尿痛等疾病的本质为实，而外见通利之征象的病证。如因实热壅结肠腑而致的热结旁流证，不仅不能采用止利的方法，相反，应采用因势利导的下法，用承气汤攻其实热。实热一除，则泻利即止；又如食积腹泻，治以消导泻下；瘀血崩漏治以活血化瘀等，均为通因通用的反治法。

附 反佐法

(1) 反佐法的含义

反佐法是制方和服药的一种方法，是指用药性或服药方法之拮抗作用，制约主药，以起诱导作用，避免药证格拒的方法。即在温热剂中佐以少量的寒凉药，在清热剂中佐以少量的温热药，或热药冷服，寒药温服的方法。

(2) 反佐法与反治法的区别

古人把反佐法列为反治法范畴，但究其内容与反治法不同。反治法，是顺从疾病假象而治的一种治疗方法，采用方药的性质与疾病的假象一致。如热因热用，是用温热剂治疗真寒假热证；又如，寒因寒用，是用寒凉的清热剂治疗真热假寒证。对其假象来说是反治法，但对疾病本质来说则是正治法。

(3) 反佐法的应用

1) 方剂配伍反佐：临床上对于某些严重的证候，如大寒大热证，若单纯使用与病证相反的药物治疗，往往会出现疾病与药物相互格拒而不纳的现象，为了防止格拒，在组方时佐以少量与病证相从的药物。正如张景岳所说："以热治寒而寒格热，则反佐以寒而入之；以寒治热而热拒寒，则反佐以热而入之，是皆反佐之义。"清代何西池亦说："然也有纯寒而于热剂中少加寒品，纯热而于寒剂中少加热药者，此则名为反佐。"

用寒佐热：即在温热剂中佐以少量寒凉药治疗大寒证。如黑锡丹中硫黄大热扶阳，黑铅镇纳逆气，二味为方中主药；附子温肾壮阳，肉桂引火归元，共为辅药；胡芦巴、补骨脂、阳起石温肾，小茴香、肉豆蔻暖脾，沉香与木香行气降逆、舒调气机。独取一味苦寒的金铃子监制诸药的温燥之性，以为反佐，另外金铃子尚有疏气下泄之功。诸药合用具有温肾散寒，镇纳浮阳的作用。再如，黄土汤中之黄芩、三物备急丸中之大黄，均是寒凉反佐药。即为用寒佐热之反佐法。

用热佐寒：即在苦寒清热剂中佐以少量温热药治疗大热证。如清泻肝火的左金丸，重用黄连之苦寒以泻火止呕，又用少量辛热的吴茱萸，黄连配吴茱萸，不仅无苦寒伤胃之虞，且能增强下气降逆，散结止呕的作用。再如，交泰丸、滋肾通关丸、芍药汤中的肉桂，二辛散（石膏、细辛）中的细辛等，均是温热反佐药，即为用热佐寒之反佐法。

2) 服药反佐法：服药反佐法是指热药冷饮，寒药热服，即《素问·五常政大论》所说："治热以寒，温而行之，治寒以热，凉而行之"之义。喻嘉言曾说："寒药热服，借热以行寒；热药寒服，借寒以行热；皆反佐变通之法，因势利导，故易为力"。后世医家所谓"姜附寒饮，承气热服"，即是服药反佐法。

(4) 反佐的作用

1) 诱导阴阳：对于大寒大热之证，若纯用热药或寒药，常有药入即吐的格拒现象。此时可在纯热药中佐以寒凉之品，或在纯寒药中少佐以温热之品，使引阳药入阴或引阴药入阳，起到诱导作用。如白通加猪胆汁汤，方中干姜、附子辛热回阳，反佐以苦寒的猪胆汁和人尿，能引阳药入阴，使姜、附不致为阴寒所拒，从而更快更好地发挥回阳救逆的作用。蒲辅周老中医曾说："若狂躁脉实，阳盛格阴，凉药入口即吐，则在适用之凉药中佐以少许生姜汁为引，或用生姜汁炒黄连，反佐以利药能入胃。"

2）监制主药或辅药的偏性：古人曰：滋阴易于滞腻，扶阳易于化火，温燥易于劫阴，寒凉易于伤阳。说明每种药物都有一定的偏性。运用反佐可以监制主、辅药的偏性，使其更好地发挥作用。例如，黄土汤中有灶心土、白术、附子等，再佐以苦寒的黄芩，可免耗阴动血之弊；麦门冬汤中佐以辛燥的半夏，则无滋腻碍胃之嫌。

3）削减主药的毒性：某些药物具有一定毒性，如巴豆、大戟、甘遂、芫花等，用之不当会产生中毒或不良反应。反佐可削减主药的毒性。例如，三物备急丸中用苦寒的大黄反佐辛热的巴豆，不仅能削减巴豆的毒性，而且还能增强泻下之功。

5.1.2.2 病治异同

病治异同包括"同病异治"和"异病同治"两个方面，是中医辨证施治的特点。由于中医对疾病诊疗的着眼点主要放在"证"上，既不同于辨病治疗，又不同于对症治疗，而是"证同治亦同，证异治亦异"，因此有"同病异治"和"异病同治"的方法，实质上都是辨证施治的必然结果。

"同病异治"一词，首见于《内经》；而"异病同治"则是后人根据"同病异治"的精神和临床治病的实际情况而提出的相对语句。从此"同病异治"和"异病同治"二词便常为医者所引用，并作为中医治疗学上的一大特色。

（1）同病异治

"同病异治"在《内经》中有两种含义：一是指同一种疾病采用不同的治疗工具；二是指同一种疾病，运用不同的治疗法则。后人多采用第二种含义，既"同病异治"是指同一种疾病，由于患者体质强弱的不同，年龄性别的差异，以及生活环境、地理气候的差别，所以表现的证候不同，因而治疗方法也不同；同时，疾病在发展过程中，各个阶段的证候，也各有其特性，因此也必须采取不同的治疗原则和方法。例如，同是感冒病，由于有风寒、风热及气虚等类型，所以治疗就有辛温解表、辛凉解表、补气解表等治法。又如，同是麻疹病，由于病变阶段不同，其治法也不同。麻疹初期表现为风热表证，治宜辛凉解表透疹；中期表现为肺胃热毒壅盛，治宜清肺胃之热毒；后期表现为余热未清，阴液损伤，治宜滋阴清热。

（2）异病同治

所谓"异病同治"，是指不同的疾病，在病变发展过程中出现了相同的"证"，即可采用同一治疗原则和方法进行治疗。如脱肛、子宫脱垂、胃下垂等，虽是不同的疾病，但其病机相同，都是中气下陷证，故治疗时都可用"补中益气汤"升提中气。又如，崩漏和经闭是两种不同的疾病，若都是由瘀血所致，则可同用活血化瘀法治疗。再如，慢性胃炎、溃疡病、慢性结肠炎、慢性迁延性肝炎、慢性支气管炎、肺心病、重症肌无力、子宫脱垂、原发性血小板减少性紫癜、白血球减少症等不同的疾病，在临床某个阶段常都表现出脾虚证，故均可选用健脾益气法治疗。

综上所述，“同病异治”就是从一种疾病中，分析其矛盾的特殊性，即不同的“证”，从而针对其证采取不同的治疗原则和方法；“异病同治”是在多种疾病中，找出其矛盾的共性，即相同的“证”，从而采取同一个治疗原则和方法。简而言之，即为：同病—异证—异治；异病—同证—同治。

5.2 标本缓急

5.2.1 标本的概念

标，是指标志、现象。本，是指根本，本质。世界万事万物都各有标本，故标本是用以概括和说明事物作用的主次关系的。因标本是一个相对的概念，应用到医学上是指疾病的主次本末，其内容和意义较为广泛。例如，从疾病的病因和症状来说，病因为本，症状为标；从邪正关系来说，正气为本，邪气为标；从发病的先后来说，先病、旧病、原发病为本，后病、新病、继发病为标；从病变部位的内外来说，内部的脏病、腑病为本，外部肌表经络病为标；从治疗步骤来说，急则治其标，缓则治其本。总之，疾病过程中，矛盾虽然复杂，但总可以用“标本”来概括其主次本末关系。掌握疾病的标本，就能分清主次，抓住治疗的关键。在疾病发展过程中，有时非主要矛盾上升为主要矛盾，或者旧的矛盾未解决，新的矛盾又出现了。因而在复杂多变的病证中，常有标本主次不同，因而正确地认识标本关系，在临床诊疗中意义是非常重大的。它是帮助认识疾病的主要手段，也是选择治疗方法和确定治疗步骤的主要指导原则。

在标本治疗原则中，有病在标而治其标，有病在本而治其本；有病在本而治其标，有病在标而治其本等不同原则，究为何者适从，必须根据病情变化的主次先后、轻重缓急的不同，掌握治病求本总原则，结合“急则治其标，缓则治其本”以及在某种情况下标本双方的互相转化，灵活掌握与运用，就可触类旁通，不致盲目适从。

总之，病有标本之分，治有缓急先后之别。在辨证施治过程中，分清疾病的标本缓急，是抓主要矛盾，解决主要矛盾的重要原则。如果标本不明，治无主次，势必影响疗效，贻误病情。

5.2.2 标本在治疗方面的应用

标本学说在临床上的应用，在于从复杂多变的病证中，分辨其标本主次，以确定治疗上的先后缓急。

5.2.2.1 急则治其标

当标病甚急，有导致病情恶化，威胁生命危险时，或者标病影响到本病的治疗时，必须采取先治其标的应急措施，以防止正气被夺。例如，喉风病咽喉肿塞，吞咽困难，甚至水浆不入，呼吸障碍，虽然咽肿是现象，但有危及生命之虞，务以消除肿势，畅通咽喉为前提，待肿减能咽，再论治本。再如，宿病脾胃虚弱，偶因摄食不慎，以致运呆食滞，而产生中满胀痛。中虚是本，腹满胀痛是标病，若标病严重急迫，可先用一些消导药，以后再考虑培补脾胃，即所谓“先病而后生中满者，治其标”。此外，如小便不利，腹部胀急，亦属危候，应遵照“小大不利治其标”的精神制订治法，即“在本而求之于标”。可见对于具体疾病，要作具体分析，假使正气已疲惫不堪，无力与邪相争，呈现虚弱不足征象时，则又当以护正为先。可见治标是一种应急的措施，标病稍有减轻，或一经解除，就应抓紧时机治本。例如大出血、高烧、大汗等症，虽为标，但急剧，必须先治标，后治本。

5.2.2.2 缓则治其本

在病情缓和的情况下，必须从根本上着手治疗。因标根于本，病本消除，标病自然随之而愈。从病因和症状分析：病因为本，症状为标。病情缓和的情况，应针对其病因 而治之。如风寒头痛，风寒为本，头痛为标，治疗用疏风散寒之法，风寒祛除头痛自然而愈，而不是头痛医头。从正气与邪气分析：正气为本，邪气为标。对于邪气缓和，气血虚衰的慢性病，治疗则当扶正固本。从发病先后来分析：先病为本，后病为标，凡后病不急，一般都先治其先病之本，后治其后病之标。如先病而后生泄泻，当治其先病之本，即“在标而求之于本”。若“先泄而后生他病者”，应该治其泄泻，因为泄泻为本，他病为标，泄泻停止，他病自除。说明了只要病情缓和，治本是无疑义的。

5.2.2.3 标本兼治

当标本并重时，则应标本同时治疗。此时往往单治本，标病不解；单治标，本病不除，必须标本兼治，才能收到疗效。如气虚又患感冒，气虚为本，感冒为标，此时若单益气治本，则使邪气停滞，表证不解，拖延病程。如果单解表，则汗出又伤气，使气虚愈甚。所以只有用益气解表法，标本兼顾才能收效。

又如，温病燥热不解，形成阳明腑实，津亏本虚，便秘标实，攻邪则正愈虚，徒补则邪更结，如先攻后补，或先补后攻，皆非所宜，只有标本兼顾，攻补并用，是最有效的措施，故用增液承气汤之类方剂。不过，标本兼治的法则有一定的限度，要善于运用，因为病势有轻重缓急，处理就应该主次分明。否则，任何证候都要标本兼治，面面俱到，不仅违反“法贵精专”的要求，而且往往有留邪伤正，耽误病程之弊。标本兼治也不是不分主次平均对待，而是根据临床具体情况，对标本有适当的侧重。或以治本为主，兼以治标，或以治标为主，兼以治本。即所谓：“本而标之”，“标而本之”之法。

总之，标本缓急的治疗法则，是指导医生在施治过程中，善于抓主要矛盾，解决主要矛盾。同时，标本是密切联系，相互影响的，并可以相互转化。医生必须仔细观察掌握疾病的标本主次、缓急，而采取急者治标，缓者治本，标本同治的相应措施，才能收到良好的疗效。如果标本不明，治无主次先后，势必影响疗效，贻误病情。

5.3 扶正祛邪

一切事物的发生发展，都存在矛盾。邪与正是根本对立矛盾的两个方面，存在于疾病的始终。因此，疾病的发生、发展和转归，与邪正的消长有着密切的关系，正能胜邪则不发病，邪能胜正则发病。在疾病过程中若邪胜于正则病进，正胜于邪则病退。因而治疗疾病就要扶助正气，祛除邪气，改变正邪力量的对比，使疾病向痊愈的方面转化。所以扶正祛邪是指导临床治疗的重要原则。

5.3.1 扶正与祛邪的含义

“正”即正气。正气是指人体的功能活动及其物质基础，是生命活动的根本并有抗御外邪的能力，在病理情况下正气与邪气斗争，能驱邪外出，使疾病好转或痊愈。“邪”即邪气，中医学把一切致病因素统称为邪气。邪与正是相互对立的，邪正斗争贯串于疾病的始终，疾病的发生发展取决于邪正斗争的结果。所以，扶正与祛邪是治疗学的两大基本原则。

5.3.1.1 扶正的含义

扶正，即扶助正气。使用扶助正气的药物或其他疗法（针灸、按摩等），配合饮食营养、功能锻炼等辅助方法，以增强体质，提高机体的抗病能力，从而驱逐邪气，达到恢复健康的目的。扶正的方法是多方面的，积极的摄生防病措施，是扶正的重要环节。既病之后早期治疗，防止正气损伤，也是扶正的一种手段。病既深，在攻邪时要注意维护正气。扶正就是补虚，有滋阴、壮阳、补气、养血等法。扶正尤当关注脾肾，肾为先天之本，水火之宅，五脏之阴非此不能滋，五脏之阳非此不能发，为人身阴阳之根。脾为后天之本，气血生化之源。可见，脾肾两脏对正气盛衰至关重要，故扶正尤当重视补益脾肾。

5.3.1.2 祛邪的含义

祛邪，即祛除邪气。利用驱除邪气的药物，或其他疗法，以祛除病邪，达到邪去正安，恢复健康之目的。这种治则适用于实证，即所谓“实者泻之”。祛邪的法则也是相当广泛的，一般而言，汗法、吐法、下法、清法、消法等，均是在祛邪法则指导下拟定的治疗方法。

5.3.1.3 扶正与祛邪的关系

扶正与祛邪是相互联系的两个方面，扶正是为了祛邪，是通过增强正气的方法以驱邪外出，恢复健康，即所谓“正足邪自祛”。

祛邪是为了安正，消除致病因素的损害，而达到保护正气，恢复健康的目的，即所谓“邪去正自安”。

扶正与祛邪是对立而又统一的关系，扶正可以加强祛邪的作用，而祛邪也是为了保存正气，因此说“祛邪即可扶正，扶正即可祛邪”。另一方面，扶正的药物易恋邪，祛邪的药物又易伤正，所以临床运用扶正祛邪这一法则时，还要衡量邪正斗争力量的对比，以决定扶正与祛邪的先后或主次。中医治疗学虽强调扶正的重要意义，但也不否定祛邪的作用，邪去而正自安，故祛邪客观上就起到了扶正的作用。总之，扶正和祛邪是中医治疗疾病的两大基本法则，对指导临床施治具有重要意义。

5.3.2 扶正与祛邪的临床应用

中医学认为，疾病的发生、发展、传变，是正、邪两个方面进行相互斗争的一种表现形式。所以，治疗疾病时必须仔细分析正邪力量的对比情况，根据正、邪在矛盾中所占的地位，分清主次，决定扶正或祛邪，以及扶正与祛邪的主次先后。

5.3.2.1 扶正的临床应用

“精气夺则虚”。在正、邪这对矛盾中，邪气虽不盛，但正气已虚，正虚为矛盾主要方面时，则出现虚证，本着“虚则补之”的经旨，运用扶正的治疗法则。此时，因正虚为矛盾主要方面，若一味的祛邪则更伤正气，必须“养正则邪自除”。所以，扶正适用于单纯虚证及真虚假实证。扶正即阴虚补阴，阳虚补阳，血虚补血，气虚补气。此外，还有脏腑之别，如滋肾阴，养肺阴，温脾阳，壮肾阳，养心血，补肝血等，都是在“扶正”这一法则指导下制定的。扶正一般来说用于急性病的恢复期和慢性病的治疗。此外，还可以通过它来治疗许多棘手的疾病。例如，高血压病常用滋水涵木法；慢性肠炎常用温补脾肾法；再生障碍性贫血常用益气补血法等，均取得较为理想的疗效。扶正对于慢性支气管炎的防治，也收到了满意的临床效果。临床观察扶正药物有提高人体防御功能，增加人体耐寒能力，增强体质，消除呼吸系统症状的作用。实验证明，这类药物可提高人体低下的肾上腺皮质功能；可增强人体酶代谢系统的活力；对人体的细胞免疫和体液免疫都有不同程度的增强作用。通过这些实验指标的研究，初步证明了扶正药物在人体的作用途径，为应用这类药物提供了依据。此外，扶正的另一重要环节，是注重脾胃。脾胃为后天之本，气血生化之源，我们在使用扶正之品时，要多从调理脾胃入手，注意观察服药后是否能运化和吸收，不能一味的呆补。

5.3.2.2 祛邪的临床应用

“邪气盛则实”。祛邪用于单纯实证，即邪气充盛，正气尚足以及真实假虚的病证。祛邪，即“实则泻之”的治疗法则。此时邪气盛为矛盾的主要方面，邪气不去，更伤正气，祛邪即可以安正。一般来说祛邪用于急性病的治疗，以及疾病的初期、极期阶段。由于邪气的种类性质及侵袭人体的部位不同，祛邪的具体方法也多种多样。有汗法、吐法、下法、温法、清法、消法等六法。如表邪实者宜发汗解表；里实热证用清热泻下；里实寒证用温里散寒；痰涎壅塞上焦，或留饮宿食停滞中脘，以及食物中毒等，则宜吐法；若食积腹满于下焦者，宜消积导滞；蓄血证宜逐瘀泻下。此外，湿盛之化湿利湿，风盛之祛风，热证之清热，火实之泻火，暑证之清暑，痰证之祛痰等，均属祛邪之法。再如，急性肾炎水肿患者，二便秘涩、身热无汗而喘，治宜采取开鬼门、洁净腑，去菀陈痤的方法。典型的实证，使用祛邪之法，容易掌握。而真实假虚之候，若不及时祛邪，必将贻误病机。

5.3.2.3　扶正与祛邪兼用

适用于里实积结，正气内虚的虚实错杂证。临床上单纯的虚证或实证，可以单用扶正或祛邪法治疗，但出现虚实错杂证时，若单纯祛邪则正气不支，单纯扶正又易恋邪，因此，必须采用扶正与祛邪兼用的原则。使用这一治则的要求是：扶正而不留邪，祛邪而不伤正。在具体运用时，还必须分清正虚邪实的主次。正虚为主，邪盛为次，治以扶正为主而兼顾祛邪；邪盛为主，正虚为次，治以祛邪为主而兼顾扶正。

1）扶正兼祛邪：即以扶正为主，兼顾祛邪。适用于同时有正虚和邪实，但以正虚 较严重者。在用药上就是要在补剂中稍加祛邪药，如新加黄龙汤（大黄、元明粉、人参、麦冬、玄参、生地黄、海参、当归、甘草、姜汁），主要是用以滋阴扶正，但方内用大黄是为了祛邪。又如上热下寒而兼里虚之证，方用黄连汤主之，本方既清在上之热邪，又温补下焦虚寒，是寒、温、补三者兼施之法。这些治疗大法，至今一直为临床医生所沿用，尤其在慢性病过程中，更多采用。如肝硬变腹水患者，当腹水形成之后，在治疗上就是采取邪正兼顾（攻补兼施）或数补一攻的方法，如是交替进行。

2）祛邪兼扶正，即以祛邪为主，兼及扶正。适用于同时有邪盛和正虚，但邪盛较严重者。在用药上就是要在祛邪的方剂中稍加补药，如白虎加人参汤（生石膏、知母、花粉、甘草、粳米、人参），主要功用是清热祛邪，但方内用人参是为了扶正。张仲景在《伤寒论》和《金匮要略》中，用十枣汤主治悬饮积痰，十枣汤在猛攻药中，加入补中的大枣以扶正并缓诸药之急。又如，温病学中的阳明温病证，见素体阴虚而伴见里实便秘者，而用增液承气汤增水行舟。方中以玄参、生地黄、麦冬滋阴增液，芒硝、大黄通便泄热。临床对老年人患肺炎重症者，在清肺和泻肺解毒的同时，配合人参、附子益气通经助阳之品，常使疾病转危为安。

5.3.2.4　扶正与祛邪的先后使用

临床上有的虚实错杂证，不适宜使用扶正祛邪兼用的治则，只能将扶正与祛邪两法分先后使用，以达到既不伤正，又不助邪，邪祛正复的目的。

1）先扶正后祛邪。先扶正后祛邪的治法，适用于甚实甚虚，而病邪胶痼不易扩散者，即虽属正虚邪盛，但因正气甚虚不耐攻邪，若兼以攻邪，则反会更伤正气的病证。如某些虫积病人，因病久正气大虚，不宜使用驱虫法，故应先用扶正健脾法，使正气渐复，脾气健运，然后再用驱虫法治疗。

2）先祛邪后扶正。先祛邪后扶正的治法，适用于微实微虚者，即虽属邪盛正虚，但正气尚能耐攻，或同时兼顾扶正，反会助邪的病证。如瘀血所致的崩漏证，固然有血虚，但瘀血不去，则崩漏难止，虽补血而血虚难复，故应先用活血祛瘀法，而后用补血法治疗。

5.3.2.5 运用扶正与祛邪应注意的事项

1）扶正不留邪。治疗虚证，应当扶正，但必须用得恰当。扶正虽有“正足邪自去”的作用，但若扶正药用得过早、过久、过量，也会引起“固邪”、“留邪”之弊。

2）祛邪不伤正。治疗实证，必须祛邪，但也要运用准确。祛邪虽有“邪去正自安”的作用，但祛邪药用得过量、过久也会伤正。临床治疗用补药扶正，或用攻药祛邪，总以适合病情的轻重为度。药轻病重，则不能胜病；药重病轻，则药过病所，也可酿成“药害”，造成机体阴阳气血新的不平衡。如补阳药过量，即增内热；补气药过量，可致气滞；滋阴药过量，则泥膈伤中；涌吐泻下太过，必伤及脾胃；利尿药过量，易损肾阳；发汗药过量，则伤气津等。

总之，扶正与祛邪是治疗学上的两大基本原则，必须正确掌握与运用它，既不能认为扶正是安全的，而成为唯补论者；也不能认为祛邪是敢于用药的表现，而成为唯攻论者。一定要全面地去看一个病、一个证和一个人。只有这样，才能够正确地运用扶正祛邪与祛邪安正的治疗原则，才能收到预期的效果。

5.4 调整阴阳

中医学认为，阴阳平衡是人体矛盾对立统一的结果。人体是阴阳相对两方面的矛盾统一体，人体健康的关键，就在于能维持阴阳相对平衡，即为“阳平阳秘”的“平人”。如果机体阴阳失去平衡和协调，就会产生疾病。疾病的发生、发展过程中，也存在着阴阳两方面的矛盾运动。因此，治病的原则就是采取各种不同的措施，协助机体调整偏颇紊乱的阴阳，使其重新归于平衡。故调整阴阳是中医治病的根本法则之一。

古人在调节阴阳平衡的治疗原则要求下，非常强调在论治以前，必须先辨别疾病之阴阳属性，辨别疾病的阴阳属性是治病的关键。由于阴阳可以代表着疾病的不同性质，因此，治疗时应根据阴阳盛衰所出现的病理反应，确定相应的治则、治法，再利用药物的阴阳属性或其他手段补偏救弊，调整至阴阳平衡才能治愈疾病，恢复健康。

5.4.1 损其偏盛

阴阳偏盛引起的实寒、实热证，当用“实者泻之”的方法“损其有余”。如

"阳盛则热"所致的实热证，本着"热者寒之"的治疗法则，用寒凉的阴性药物清泻阳热，即"治热以寒"；对于"阴盛则寒"所致的实寒证，本着"寒者热之"的原则，"以热治寒"，用温热的阳性药物温散阴寒。

由于阴阳是互根的，因而"阴盛则阳病"、"阳盛则阴病"，在阴阳偏盛的病变中，一方偏盛易导致对方的不足。若其相对一方并未构成虚损时，即邪盛为主要矛盾，则采取上述祛邪方法，损其有余；若相对一方出现偏衰时，则当兼顾其不足，配合扶阳或益阴之品。如果阴或阳一方偏盛至极，因而将另一方排斥格拒于外，则形成阴阳格拒的病理状态。如阴盛格阳所出现的真寒假热证，治疗则应采取"以热治热"，即"热因热用"的反治法。因阴盛是其本质，故须用温热药治其真寒，而假热方能消失；又加阳盛格阴的真热假寒证，治疗则应采取"以寒治寒"，即"寒因寒用"的反治法。因阳盛热极是其本质，故须用寒凉药物治其真热，而假寒自然会消失。

5.4.2 补其偏衰

对于阴阳偏衰所引起的病证，当采用"虚则补之"的原则，补其不足。如"阴虚则热"，由于阴虚而不能制阳，导致阳亢出现的虚热证，若误用"热者寒之"的方法治疗，则更伤其阴，虚热反甚。此时应采用"阳病治阴"（阳亢滋阴）的原则，即"壮水之主，以制阳光"。由于阴虚是其本质，故用滋阴的方法以制阳亢，阴复热自退；对于"阳虚则寒"的虚寒证，若误用"寒者热之"的方法，则更伤阳气，虚寒反甚。此时则应采取"阴病治阳"（阴盛补阳）的原则，即"益火之源，以消阴翳"，因阳虚不能制阴为其本质，故用壮阳的方法以制阴盛，阳复寒自退。

由于阴阳是互根的，故阴虚可导致阳虚，即阴损及阳；阳虚可导致阴虚，即阳损及阴。阴阳双方，任何一方偏衰日久，均可造成阴阳两虚。治疗时当阴阳双补。

根据阴阳互根的理论，临床上治疗阴虚证时，在滋阴剂中适当佐以补阳药，即所谓"阳中求阴"；治疗阳虚证时，在助阳剂中，适当佐以滋阴药，即"阴中求阳"。以使"阳得阴助而生化无穷，阴得阳升而泉源不竭。"如临床治疗血虚证时，在补血剂中常配以补气之品；治疗气虚证时，在补气剂中，也常配以补血之品。

总之，阴阳是辨证的总纲，疾病的各种病理变化都可用阴阳失调加以概括。因此，从广义来讲，解表攻里、升清降浊、补虚泻实、调理气血等治疗方法，都属于调整阴阳的范围。

5.5 调理气血

气血是人体脏腑组织器官功能活动的物质基础。气与血虽是不同的物质，各有其功能，但二者又是密切联系，相互为用的。气属阳，血属阴。在生理情况下，气血对立统一于相对平衡状态，称之为"气血和调"。如果气血失常，就会影响脏腑的功能活动，导致阴阳失调而发病。调理气血总的原则是“有余泻之，不足补之”，以恢复气血之间的协调平衡关系。

5.5.1 调气

气的病证可概括为气虚和气机失调两大类。气虚宜补气，气机失调宜调节气机。

5.5.1.1 气虚益气

气虚证可因先天禀赋不足，或后天失养，或肺脾肾功能失调而致气的生成不足，以及久病、年老体弱等导致气的损伤所致。临床治疗当遵循“虚则补之”、“因其衰而彰之”（彰者，补之、益之）的法则，采取补气的方法，用药如人参、黄芪、炙甘草、白术等，代表方如四君子汤、保元汤。气虚进一步发展可致气陷证，临床治疗遵“气虚宜掣引之”（掣引，如手掣物提其上升之意）、“下则举之”的法则，采取益气升陷的方法，方如补中益气汤、升陷汤等。若气耗散太过，则应遵照“散者收之”的法则。如久咳不止，肺气耗散太过，用敛肺止咳法治疗，方剂如五味子汤、补肺汤，常以五味子、乌梅等酸味药为主收敛肺气。

5.5.1.2 调节气机

气在人体内运行不息，升降出入是气运动的基本形式。人体脏腑经络各个组织器官的功能活动，以及气血阴阳的相互联系无不依赖于气机的升降出人，升降出入是机体生命活动的普遍表现，升降有度，出入有节，方能生生如常；若升降无度，出入失常，则百病乃生。气的升降出入失常称为“气机失调”，治疗则当调理气机，使之升降出入有序，才能恢复脏腑经络、气血阴阳的协调平衡，治愈疾病。气机失调，包括升降太过、升降不及、升降反作等，由于气机失调的表现形式不同，其治疗也不同。如气滞证，治当本着“结者散之”，“逸者行之”的原则，采取行气法。如气滞痰阻的梅核气，用半夏厚朴汤以行气祛痰。又如，气、血、痰、湿、食、火六郁证，用越菊丸，行气解郁。

气逆证，是气机升降反作，应降不降，反而上逆的病证。治当本着“上者下之”、“高者抑之”的原则，用降气法。如胃虚气逆，治宜旋复代赭汤，益胃降逆；肺气上逆之咳喘，治用苏子降气汤降逆平喘；肝气上逆，当平肝降逆，方用柴胡疏肝汤加龙骨、牡蛎等镇肝之品。

总之，调整气机是以药物之偏，调人体气机之偏。就药物而言，大凡气温热、味辛甘而质轻者，功能升散，有升阳发表散寒等作用；气寒凉、味苦酸而质重者，功能沉降，有潜阳、降逆、收敛、清热、渗湿、泻下等作用。如升柴参芪等辈，气之直升者也，功能益气升阳；赭石、龙牡、苏子等，均气之直降者也；麻桂荆防辈，气之外散者也；五味、山萸肉，气之内敛者也；再如桔梗之载药上行，牛膝之引药下行，通草之渗利，乌梅之收敛等，都是对升降出入理论的具体应用。调节气机须注意以下几个方面：

1）调节气机应顺应脏腑气机升降规律。每个脏腑的气机都有自己的特点，五脏以升降为主，六腑以出入为用。升降出入又是相互为用的，实际上每个脏腑都包含着升降与出入两方面。如胃以入为主，以通为用，以降为顺；肺主宣发与肃降，司呼吸，有出有入。但又各有侧重，如肝主升，肺主降；心主动，肾主静；脾脏在中，为上下升降之枢纽。故调节气机应根据各个脏腑气机升降特点而调之。如胃主降，胃气上逆则应降逆和胃；脾主升，脾虚下陷则应益气升提。

2）调节气机重在调节脾胃的升降。脾胃居中焦。脾主升运，使清阳之气上滋心肺；胃主纳降，使浊阴之气下达大肠，从而维持“清阳出上窍，浊阴出下窍；清阳发腠理，浊阴走五脏；清阳实四肢，浊阴归六腑”的正常生理功能。脾升胃降，通上连下，故脾胃为脏腑气机升降的中心枢纽。从病理上说，病多与脾胃有关，脾胃升降失常，气血化源不足，而杂病丛生。故内伤杂病的治疗，历代医家多重视脾胃的调理，尤以李东垣为代表，他所创立的补中益气汤及升阳诸方皆为补中升提、升清降浊、调理气机之良方。

3）调节气机必须适度。调节气机，使之升降出入有序，恢复正常状态，方能达到治愈疾病的目的。因此，在调节气机过程中必须注意适度，即在使用升提与降逆之品时，不可太过，也不可不及。太过会顾此失彼，而变生它病；不及则达不到治疗目的。如便血证，正值初秋阳气尚旺，燥邪当令之时，因用补中益气汤升补中气过程中，未注意时令，从而升发太过，以致阳升血动，故现鼻衄之症。因此，在运用升补时，应少佐和降清凉之品，可防止升发太过；运用降逆时，应少佐轻升之品，可防止降逆太过。

4）调节气机应注意四时和体质特点。调节气机升降时，应注意四时气候的特点和患者的体质差异。如春令主风，阳气易于升动，升发之品不可多用；夏令主火，暑热易伤气阴，温热之剂宜当慎用，应以清暑益气为要；秋令主燥，易伤肺金，当慎用升发之剂，宜清润或温润为妥；冬令主寒，应顾及人身阳气，不可过于清降，此乃顺时之大体也。然而患者素体有阴阳之别，见证有寒热虚实之殊，故亦不可拘其时，应权衡二者，随证设法，方能效得益彰。此外，还须按病邪之寒热性质与素体虚实调治。如脾肾阳虚久泻滑脱，当温补与升提并用；胃虚气逆之呃逆，宜降补同用。

总之，顺乎脏腑的生理，注意四时和体质特点，调节气机的升降出入，是恢复脏腑功能的有效途径，是立法处方的指导思想。

5.5.2 理血

血含有丰富的营养物质，由心所主，宣于肺，藏于肝，统于脾，化生于脾肾，行于脉中，和调于五脏，洒陈于六腑，是生命活动的物质基础。如果血的生成不足或耗损太过，及血的运行失常等均会发病。血的病证有寒热虚实之别，治疗应按具体情况确定适当的治疗方法。

血虚证，遵循“虚则补之”的治疗原则，采用补血法治疗。脾胃为生血之源，故补脾和胃，血自生矣。肾藏精生髓，精髓化血。肝藏血，主疏泄。故补血还应根据具体情况，与填精补髓，调肝等方法配合。气为血之帅，气能生血，故补血应配合补气之品。

血热证，遵循“热者寒之”的治疗原则，用清热凉血方法治疗，如清营汤、犀角 * 地黄汤等方剂。①

血寒证，遵循“寒者热之”的治疗原则，用温经散寒的方法。如妇女宫寒不孕、经闭、带下、腹冷痛，用艾附暖宫丸、温经汤、当归四逆汤等。

血瘀证，遵循“逸者行之”、“坚者削之”、“留者攻之”、“血实宜决之”的原则，采取活血化瘀的方法治疗。如外伤瘀血，可用复元活血汤，活血祛瘀通经活络。由于瘀血形成的原因不同，其见证也不同，治疗应与温、清、补并用；如因气虚运血无力而致血行不畅，则当补气行血，方如补阳还五汤；瘀血阻滞，新血不生，而兼血虚者，当养血活血，方如桃红四物汤；热结瘀血，当泻热破瘀，散结消肿，如治疗肠痈的大黄牡丹皮汤，热灼血枯干血劳的大黄䗪虫丸等；寒凝血瘀，则当温经活血，方如当归四逆汤；因气滞而致血瘀者，活血兼行气，因气能行血，故活血化瘀方剂中多配以行气之品，如血腑逐瘀汤中，有柴胡、枳壳、桔梗行气之品。

出血证，根据“急则治标”的原则，先止血救急。气脱者，急用独参汤补气固脱；阳气暴脱者，用参附汤回阳救逆，待病情缓和后再治其本；若出血量少病情缓和，则应遵循“缓则治本”的原则，辨证求因，审因论治；如气虚不能摄血而致出血，则应补气摄血，用归脾汤；血热妄行而致出血者，当凉血止血，方用犀角地黄汤、小蓟饮子之类。《血证论》中对于出血的治疗，立有止血、化瘀、补血三步骤。指出止血为首要，以减少血液的流失；次则化瘀，因止血后有残余之血瘀滞体内，必须化瘀活血；最后补血以偿所失。临床上对血止而未成瘀者，一般不用活血化瘀之法，以免再出血。若因瘀血而致出血，则应以活血化瘀为首要，因“瘀血不去，出血不止”，此时活血反而起到止血作用。临床治疗出血病证，一般多采取“塞流”、“澄源”、“复旧”三步骤。

5.5.3 调理气血之间的关系

气属阳，血属阴，气与血阴阳相随，二者相互对立、互根、消长、转化，处于相对平衡状态。若因某种原因破坏了这种平衡状态，而致气血不和，百病乃变化而生。

“气为血之帅，血为气之母”，气能生血、行血、摄血，血能载气，是气的物质基础。气与血这对矛盾中，气为矛盾的主要方面，故病理上气病及血者为多。如气虚无力化生血液血必因之而衰；气虚温煦推动无力，血必因之而瘀滞；气滞血亦滞；气虚气陷，失于统摄，则血因之外溢。气病及血，治疗则应以调气为气”之说。气虚而致血瘀者，治主，兼以理血，故有“补血先补气”，“活血先行

① * 犀牛角为国家禁用药品，现已用替代品。以下再出现者同理。

疗应益气活血，如补阳还五汤，重用黄芪补气，少佐活血化瘀之品，共奏益气活血之功；气虚不能摄而血溢者，治其气而血自止，故有“止血先补气”的理论；血随气行，气逆则血逆，气下则血下，故治疗上窍出血，当平冲降逆以止血；气陷而血陷者，当升举阳气以固血。

血为气之母，血病亦可及气，如气随血脱，急当益气固脱，兼以止血，病情稳定后气血双补；血虚亦能导致气虚，因此治疗气虚证，亦常用气血双补法。

气血同病则应气血同治。如气血两虚证，治宜气血双补，方用当归补血汤；气滞血瘀证，治宜行气活血，方用逍遥散加桃仁、红花、三棱、苏木等活血逐瘀之品。总之，气与血生理上关系密切，病理上相互影响，所以，治疗时血病要考虑到气，气病要注意到血。因气是矛盾的主要方面，故调理气血之间关系时，重在调气。

5.6 调整脏腑经络

中医学认为，人体是以脏腑为中心的有机整体，如果某一脏腑的功能失调，不仅本脏发病，还会影响到他脏，使脏腑之间的协调关系遭到破坏。无论是外感病还是内伤病，所有病证都是脏腑功能失调的反映。调整脏腑失调，是在整体观念指导下，在脏腑相关理论的基础上，来确定对脏腑疾病治疗的一种重要原则。中医临床的辨证方法虽然很多，但都是以脏腑辨证为基础的。如六经辨证中太阳病位，除有太阳经气不舒之证外，还有小腹胀满、小便不利等膀胱气化不利之证；阳明病证，除阳明经证外，还有阳明腑证即胃与大肠实热证；少阳病证除少阳经气不利外，还有胆气不舒之证；太阴经内属于脾，太阴病证为脾阳虚衰之证；少阴经脉内属心肾，故少阴病证，为心肾虚衰之证；厥阴经脉，内属于肝，故厥阴病证有肝气逆乱，肝寒收引之证。可见，六经病证实际上就是经络和其联属脏腑的病变。卫气营血辨证中，卫分病则与肺有关；气分病与心、肝、肾以外的脏腑有关；营分病则与心密切相关；血分病证与肝、肾、心三脏均有关。三焦辨证中上焦与心肺有关，中焦与脾胃有关，下焦与大小肠、膀胱、胞宫、肝肾有关。由此可见，六经、卫气营血、三焦辨证都是以脏腑为基础的。其他如八纲辨证、病因辨证、气血津液辨证等与脏腑更是密切相关。所以，一切病证都是脏腑功能失调的反映，故调整脏腑就成为中医治疗学中的重要法则。

调整脏腑的理论基础是脏象学说。由于各个脏腑的生理功能不同，所以产生的病证各异，临床施治必须结合脏腑的生理病理特点。如“腑以通为用”，故有“腑病以通为补”的论点。又如，肝体阴而用阳，肝阳常有余，肝阴、肝血常不足，因此治疗重在养肝、柔肝、平肝潜阳。每一脏的病理变化都有阴阳、气血盛衰。由于各脏生理特点不同，病变时阴阳、气血失调也有其不同的特点。如脾的阴阳气血失调主要表现为脾阳、脾气的失调；肺的阴阳气血失调主要表现为肺气和肺阴失调。因此，调整脏腑阴阳气血失调各有侧重。

调整脏腑以整体观念为指导思想。由于人体是一个有机的整体，脏腑之间以及脏腑和其他组织器官之间是相互关连的，所以一脏有病可影响他脏，他脏有病也可影响本脏。故治疗脏腑病变时，不能单纯考虑一脏一腑，而应注意调整脏腑之间的关系。例如，肺的病变，既可因本脏受邪而发病，亦可由心、肝、脾、胃及大肠的病变所引起，治疗时除针对肺脏的病证外，必须分析其他脏腑病变对肺脏的影响，而采取相应的治法。若因心气不足，血脉瘀阻而致肺失肃降的喘咳，治疗应以温心阳为主；因肝火亢盛，气火上逆所致的咳血，则应泻肝火为主；因脾虚湿聚生痰，痰湿壅肺以致肺失宣降的咳嗽，治疗应以燥湿健脾为主；因肾虚不能纳气，使肺气上逆的气喘，应以温肾纳气为主；因大肠热结而致肺气不降的气喘，则宜通泻大肠实热。又如见肝之病，知肝传脾，当先实脾等，均是从整体观念出发，调整脏腑间的协调关系。调整脏腑包括两个方面：一是调整脏腑本身的阴阳气血失调；二是调整脏腑之间的协调关系。

5.6.1 调整脏腑本身的阴阳气血失调

任何疾病的发生，势必导致脏腑阴阳气血失调，所以，治疗脏腑病变，就要通过药物或其他疗法，调节脏腑的阴阳气血失调。

针对五脏的生理、病理特点拟定治则与治法。以脏腑的生理功能、病理表现为依据，针对五脏的生理、病理特点拟定治则和治法。如肝有喜条达而恶抑郁的生理特点，因此，病理上易形成肝郁气滞，对此拟定“木郁达之”的治则和疏肝解郁的治法。肝体阴而用阳，主升主动，故病理上肝气、肝阳常有余，肝血、肝阴常不足。治疗则有养血柔肝、平肝潜阳、镇肝熄风、滋阴熄风、凉肝熄风等法。

肾为先天之本，主藏精，为人体生长、发育、生殖的根本，内寓元阴、元阳，为一身阴阳之根。肾宜秘固，一有耗伤则诸病由之而生，故有“肾无实证”之说，治宜补而慎用泻法，对此而拟有填精补髓、滋阴、壮阳、益气固摄等治法。

心主血脉而藏神，为君主之官。心血是心功能活动的物质基础，所以心的虚证重在补心养血安神，实证重在镇静安神，清心开窍。临床上以补心、清心、镇静、开窍为治疗心病的基本方法。

肺为娇脏，清虚而位高，称“五脏六腑之华盖”，不耐药物气味之偏，故治肺选方用药多宜清轻（指轻浮、轻宣），不宜重浊。药物过于刚燥则损伤肺阴，所以，治肺之剂当辛平、甘润。肺主宣发与肃降，外合皮毛，外邪侵犯以失宣为主，失降为次；内伤以失降为主，失宣为次，治疗时外感宜宣、宜清、宜泻；而内伤则宜降宜补，故解表宣肺、降气、敛肺、补肺为治肺脏病变的基本方法。

脾为太阴湿土，喜燥而恶湿，脾虚湿胜为脾之病理特点，脾病多出现湿的兼证。如寒湿困脾、脾胃湿热、水湿内停、脾虚湿生等。所以，治疗多配以燥湿、利湿、化湿之品。脾主升清，脾宜升则健，这一生理特点，成为指导临床治疗的原则。治疗脾虚证时，除健脾益气外，常配以升提之品，如升麻、柴胡等。因脾病虚证多，故有“虚则太阴”之说。脾气虚和脾阳虚多见，故临床治疗以健脾益气、健脾燥湿、温运脾阳等法为治脾之常法。

针对六腑的生理、病理特点拟定治则与治法。六腑的生理特点是“泻而不藏”，

"实而不能满"，"以降为顺、以通为用"，"宜通不宜滞"，故有"腑病以通为补"之说。腑病以气机不畅，传导阻滞为主，故治疗当通其滞。临床治疗时根据各个腑的生理、病理特点拟定治疗法则和方法。如三焦：上焦的生理特点是"上焦如雾"，主宣散、升发，故有"治上焦如羽，非轻不举"的治疗原则；中焦的生理特点是"中焦如沤"，其主要生理功能是"泌糟粕，蒸津液"，为升清降浊之枢，故有"治中焦如衡，非平不安"的治疗原则；下焦的生理特点是"下焦如渎"，主要生理功能是主二便的排泄，故有"治下焦如权，非重不沉"的治疗原则。

又如，胃的生理特点是"喜润而恶燥"，病理上胃的病变燥热之象多见，拟有清胃、益胃、生津之法。临床上胃火和胃阴不足常互为因果，治疗应分清虚实或虚实之主次，在清热法中需注意苦燥之品（黄芩、黄连之类）不宜太过，以免伤阴，宜用甘寒之品。胃以降为和，胃失和降则病，故治疗宜降逆。"实则阳明"胃病实证多，消导、降逆为治胃之大法。

胆附于肝，内藏精汁，精汁来源于肝，贮藏于胆，再经胆管输注于肠，帮助消化。胆汁应保持畅通，不能有所阻塞。故治疗胆病宜清、疏、通、利。

5.6.2 调整脏腑之间的协调关系

人体是一个有机整体，各个脏腑不仅在生理上存在着相互制约、相互依存和相互为用的关系，而且在病理上也是相互影响的。因此，治疗疾病除了调整脏腑本身气血阴阳失调外，还要调整脏腑之间的关系，以恢复于协调平衡状态。

5.6.2.1 根据脏腑有关理论而调之

人体是一个统一整体。脏与脏、脏与腑、腑与腑之间是密切联系的，一脏病变，常可影响他脏，他脏病变也可影响本脏，以致形成内脏相关病证。

（1）根据脏与脏的关系施治

如肾阴不足，不能上济于心，或心火上亢，不能下交于肾，心肾阴阳水火失去了协调既济的关系，发为心肾不交。治疗则应滋肾水降心火，交通心肾，如黄连阿胶汤、交泰丸即是体现本法的代表方。又如，肝阴与肾阴、肝血与肾精互相资生，即"乙癸同源"、"肝肾同源"。因此，肾阴亏可导致肝阴虚，肝阴虚也可累及肾阴，发为肝肾阴虚，治疗则应滋肾养肝，如固阴煎。肺脾有互相资生的关系。肺主一身之气，脾为生气之源，故肺脾气虚的病证多见，治宜补脾益肺。治疗气虚之证，也当从这两脏施治，尤当重在补脾益气。心与脾的关系也非常密切，心主血脉，脾统血又生血，故临床上心脾两虚的病证多见，治疗拟有补益心脾之法。如归脾汤，即由补气健脾和养心安神两组药构成。肝与脾关系更为密切，肝主疏泄、藏血，脾主运化、统血，在血液的生成、运行、贮藏方面及消化、水液代谢等方面均是密切相关的。因此，病理上也常相互影响，治疗拟有调和肝脾之法，如四逆散、逍遥散等方剂均遵此法而立，临床还要结合其寒热虚实具体情况拟定具体治法。肺与肾在生理情况下也是相互协调的，肺主气司呼吸，为气之主；肾主纳气，为气之根，两脏相互配合维持正常的呼吸。病理上相互影响，临床常见肺肾阴虚，或肾不纳气所致的肺气上逆之喘息，均宜肺肾同治，如滋补肺肾的百合固金汤、补肾纳气益肺平喘的人参胡桃杨。又如，脾与肾是先天与后天的关系，脾阳根于肾阳，肾精又赖于脾运化之水谷精气的充养，两脏相互资助，相互促进，病理上也相互影响，治疗宜从两脏施治，如温肾健脾的四神丸，温肾利水、健脾除湿的真武汤，均是脾肾同治的代表方剂。

（2）根据脏腑表里关系施治

一脏一腑，互为表里，生理上相互为用，病理上相互影响，如心火下移小肠，治宜清心利尿。脾与胃，脾主升清，胃主降浊，升降失调则吐泻交作，治宜升清降浊，如藿香正气散、半夏泻心汤等均为本法的代表方剂。

5.6.2.2 根据五行生克乘侮规律而调之

五行学说用五行的生克乘侮规律来阐明五脏病变的相互传变，并根据五行生克乘侮规律拟定治则和治法，用以调整脏腑之间的协调关系，控制疾病的传变和治疗疾病。

（1）根据五行相生规律拟定治则和治法

五行学说认为，五脏病变可按照五行相生规律传变，如母病及子，子病犯母。因此，在治疗上据此确定了“虚则补其母，实则泻其子”的治疗法则。

所谓“虚则补其母”，是指治疗五脏的虚证时，不仅可以直接补本脏，而且还可以通过补其母脏来达到补本脏的目的，因母能令子实。如肝阴虚而用滋肾水之法即滋水涵木法。又如，肺气虚治疗时不直接补肺气，而是通过补脾达到益肺之目的，谓之培土生金法。

所谓“实则泻其子”，是指五脏的实证，既可以直接泻其本脏，又可以不泻其本脏而泻其子脏，通过泻子达到泻母的目的。如肝火炽盛，采用泻心火的方法治疗，因肝木为心火之母，故通过泻心火可收到泻肝火的功效。

总之，运用五行相生规律来治疗，无论是母病及子、子病犯母，还是单纯一脏的病变，均可按照“虚则补其母，实则泻其子”的原则来施治。

根据五行相生规律确定的治疗方法有：

1）滋水涵木法：即滋肾养肝法、滋补肝肾法。适用于肾阴亏损导致肝阴不足，肝阳上亢之证。

2）培土生金法：即补脾益肺法。适用于脾胃虚弱不能养肺，而致肺脾两虚之证，或单纯肺虚之证。

3）金水相生法：即补肺滋肾法、滋养肺肾法。适用于肺病及肾或肾病及肺而致肺肾阴虚之证。

4）益火 * 补土法：即温肾健脾法、温补脾肾法。适用于脾肾阳虚之证或单纯脾阳虚证。①

---

①* 此火指命门之火。

（2）根据五行相克规律拟定治则和治法

疾病的发生发展和五脏相克关系的异常有关。有时相克太过，有时相克不及或出现反克，因此，治疗时除对本脏治疗外，还应考虑到其他有关脏腑，调整其关系，以控制疾病的传变和治疗疾病。临床上针对相克太过和不及的病理变化，确定了抑强、扶弱的治则。① 抑强：适用于相克太过和反侮。如肝气横逆，犯胃乘脾，出现肝胃不和、肝脾不调之证，即木旺乘土。治以平肝、抑肝为主，用抑木扶土法。若土反侮木，如脾胃湿热，影响肝的疏泄功能，治疗当以健脾和胃为主。又如，肝火犯肺而致肺失宣降的病证，治疗时应以泻肝为主。② 扶弱：适用于相克不及。如肝阴、肝血虚影响脾之健运，即木不疏土，治疗当以和肝为主，兼顾健脾。

根据五行相克规律确定的治法有：

1）抑木扶土法：即疏肝理脾法、平肝和胃法、调理肝脾法。适用于木旺乘土而导致的肝气犯胃，肝脾不和之证。

2）泻南补北法：即滋阴降火法、壮水制火法。适用于心火亢盛之证，或肾阴不足而致心火亢盛之心肾不交之证。

3）培土制水法：即健脾利水法、温肾健脾利水法。适用于脾虚水肿，或肾阳虚衰，不能温煦脾阳，而致脾肾阳虚的水肿证。

4）佐金平木法：即泻肝清肺法。适用于肝火犯肺之证，又称“木火刑金”。证见咳嗽牵引两胁作痛，咳痰带血，口苦，急躁易怒，脉弦数。

5.7 三因制宜

每一种疾病，在其发生与发展的过程中所产生的矛盾形式，常常受自然环境以及患者性别、年龄、体质等各种不同因素的影响。因而中医治病没有一成不变的治法，亦无一成不变的处方，必须在一般治疗规律的前提下，根据具体情况灵活运用。因此，临床治疗时，不能见病治病，而必须考虑到多方面的因素，如患者的体质、年龄、性别以及地理环境、时令气候等，对具体情况作具体分析，以制定出相应的治疗法则和方法。这就是因时、因地、因人制宜。

5.7.1 因时制宜

因时制宜是根据时令气候特点，来考虑治疗用药的原则。对此，可从两个方面来考虑。一是慎用，如春夏慎用辛温发汗药，秋冬慎用寒凉药。因春夏季节气候由温渐热，阳气升发，人体腠理开泄。所以，即使外感风寒，也不宜过用辛温发散药物，以免开泄太过，耗伤气阴；而秋冬季节，气候由凉变寒，人体腠理致密，阳气潜藏，此时应慎用寒凉之品，以免伤阳。即“用寒远寒，用凉远凉，用温远温，用热远热。”但慎用只是谨慎使用，并非禁用，具体体现在药物的选择和剂量的轻重方面。二是宜用，如春季多风温，宜用辛凉解表法；夏季多暑湿，宜用解暑化湿法；秋季多燥邪，宜用辛凉润燥法；冬季多风寒，宜用辛温解表法。当然，这也要本着“有是证则用是法”的原则，决不可以重时令而忽视辨证。

5.7.2 因地制宜

因地治宜，是根据不同地区的地理特点、气候条件以及人们生活习惯的差异，来考虑治法和用药。居住地区不同，生活环境、气候变化、生活习惯各不相同，对人体生理、病理都有影响，因此治疗用药也不相同。例如，我国西北高原山区，气候寒冷，干燥少雨，风寒、燥疾较多。治宜辛润、寒凉，燥烈之剂慎用。东南沿海平原，气候温热，潮湿多雨，病多湿热。治宜清凉化湿，而温热助湿药慎用。不同地区，人们生活习惯各异，人的生理、病理特点也不尽相同，因此，治疗用药也应分别对待。如西北地区人们多食乳肉面粉，体质较壮，病多内伤或外寒里热；东南地区，滨海傍水，人们多食大米、鱼虾，而嗜咸，大多皮肤色黑，腠理疏松体质较弱，病多外感或痈疡，因此，在治疗方法和药量上当有所区别。西北方天气寒冷，其病多外寒而里热，应散其外寒，而凉其里热；东南方天气温热，因阳气外泄，故生内寒，所以应收敛其外泄的阳气，而温其内寒。如同为外感风寒证，西北地区气候寒冷，用辛温解表药较重，常用麻黄、桂枝辛温发散力强之品；东南气候温热，用辛温解表药较轻，多用荆芥、防风之类，这就是因地理气候不同的缘故，所以治疗用药也不同。

5.7.3 因人制宜

因人制宜，是根据病人的体质、年龄、性别等不同特点，来考虑治法和用药的原则。无论什么治疗方法施用于病人，都是通过人体发生效力，而人体无论从性别、年龄、体质等方面，都存在着个体差异，这些因素与疾病的发生发展密切相关，因此，治疗疾病时也必须考虑这些因素，针对个体差异选择相应的治疗措施。

5.7.3.1 体质

治疗疾病必须先辨别病人形体的盛衰，气血的盈亏，针对体质的具体情况而施治。如身躯魁梧，气血旺盛，肤坚肉厚，病多实证。治疗用药量宜重，针灸时可深刺留针；体质瘦弱，气血不足者，病多虚证，不胜峻攻。用药量宜轻，针灸时宜浅刺而迅速出针。由于先天禀赋及后天发育不同，体质不仅有强弱之别，也有寒热之偏。阳盛或阴虚之体，慎用温热之剂；阴盛或阳虚之体，慎用寒凉之剂。因为体质不同耐受力不同，所以无论用针、灸、药物，都要因人而异。

5.7.3.2 年龄

不同年龄的病人，其生理状况和气血盈亏不同，所以，治疗用药也应有所区别。青壮年身体较壮实，患病后应攻则攻，应补则补，药量宜重；老年人气血亏虚，患病虚多实少，应慎用攻邪法，药量宜轻；小儿气血未充，脏腑娇嫩，患病后易虚易实，多外感而少内伤，应慎用补法，药量亦宜轻。当然，如有特殊情况者，又当别论。

5.7.3.3 性别

男女性别不同，对一般内外科等疾病，在辨证与治疗上无多大区别。但妇女有其生理特点，患病也有其特殊性，除经、带、胎、产病专由妇产科诊治外，如果患有内外科疾病时，适遇经、胎、产等情况，则在治疗用药时，应特别注意，故用药常有“禁用”和“慎用”等说法。如妊娠期，对于峻下、破血、滑利、走窍、伤胎、有毒药，当禁用或慎用。

综上所述，因人制宜是指治病时，不能孤立地看待病证，必须看到人是一个有机整体和不同人的个体特点；因时、因地制宜，强调了自然环境对人体的影响。因此，治疗疾病必须遵循人与自然相统一的客观规律；随机应变地去治疗疾病。因时、因地、因人制宜充分体现了中医诊疗学的整体观念和辨证论治在实际应用上的原则性和灵活性，既掌握疾病过程中的矛盾普遍性，找出解决矛盾的普遍规律，又能认识个别疾病矛盾的特殊性，用不同的方法去解决不同的矛盾。这样，我们可以在许多不同的疾病中，找到共同的治疗规律；在同一种疾病中，采用各种不同的治疗方法，可以收到显著的效果。

5.8 中医临床施治的思维方法

5.8.1 辨证论治是中医治疗学的核心

辨证论治既不同于辨病论治，亦不同于对症治疗，而是从证候入手，即将四诊（望、闻、问、切）所收集的资料、症状和体征，通过分析、综合，辨清疾病的原因、性质、部位，以及邪正之间的关系，概括、判断为某种性质的证。根据辨证的结果，确定相应的治疗方法。所谓“证同治亦同，证异治亦异”。辨证论治包含着如何认识主要矛盾和如何解决主要矛盾两个方面。掌握主要矛盾是中医治病的主导思想，因为人体是一个复杂的完整的统一体，在患病过程中发生的矛盾绝不是一个、两个，而是一大群矛盾组成了一个矛盾的综合体。治病时，就要从这一大群矛盾里找出主要矛盾。所谓主要矛盾，就是对病情发展变化影响最大的，起主导和支配作用的，要重点去加以解决的矛盾。解决了主要矛盾，次要矛盾也就迎刃而解。疾病是错综复杂的，有时疾病的表面现象并不能完全与疾病的本质相符，甚或症状与疾病性质完全相反，即中医学所说的“阴极似阳”、“阳极似阴”。如患者见有便秘、腹部胀满、疼痛拒按、潮热、烦躁、谵语、舌苔焦黄起芒刺、脉沉实有力等症。通过辨证确诊为热结肠胃的阳明腑实证，上述症状出现的根本原因是热与肠中糟粕相结，腑气不通，热邪亢盛与燥屎内结是主要矛盾，故用泻热通便的方法以祛邪，邪去正复，诸症均可消失。若不抓主要矛盾，不解决主要矛盾，就会本末倒置。因此，辨证时要透过现象看本质，不要被假象所迷惑，抓住其主要矛盾，才能确定正确的治疗措施。在疾病发展过程中，有时非主要矛盾也可上升为主要矛盾。如大出血病人，无论什么原因所引起的，治疗时均应采取紧急措施，先止血。因为“出血”上升为主要矛盾，如不及时解决，就会危及生命，出血缓解之后，主要矛盾便移至病因，再针对其病因施治。总之，在辨证论治过程中，要分清主要矛盾和次要矛盾，要抓主要矛盾，解决主要矛盾。若主次不分，治无先后缓急，势必影响疗效，延误病情。

辨证过程中既要注意疾病的阶段性，又要注意疾病的全过程。在疾病发展过程中，各个阶段又有不同的特点。但每个阶段不是孤立的，都有其内在的联系。因此还要辨明同一疾病过程中，各个阶段矛盾的特殊性，针对其本质施治。

5.8.2 辨证论治与辨病论治相结合

自古以来，中医既重视辨病论治，更重视辨证论治，提倡治病与治证相结合。病和证怎样区分呢？一般来说，疾病是由一定的原因引起的病理过程，具有贯穿这一过程的基本病理矛盾。如《伤寒论》中曰：太阳病是由于风寒侵犯太阳经所致，以脉浮、头项强痛而恶寒等为主要表现的疾病。而所谓证，则是能够反映疾病本质的阶段性诊断。病和证既是统一的，又是有矛盾的。一个病可以包含着或概括为若干个证。如太阳病包含有太阳经证和太阳腑证，有桂枝汤证及麻黄汤证等。如何处理病与证两者的关系呢？张仲景的《伤寒杂病论》中，就是在病的基础上提出证的。所以，辨证固然重要，但忽视或者根本不考虑病也是不对的。所以，我们在诊断上主张辨证与辨病相结合，在治疗上主张治证与治病相结合。

例如，疟疾是一个病，古人已从许多药物中摸索出常山、草果、槟榔、蜀漆、青蒿等治疗疟疾具有抑制和杀灭疟邪的作用，证明治疗效果很好。从对因治病来说，属辨病论治的原则。但中医对疟疾病的认识，又分寒疟、温疟、正疟、瘴症及劳疟等证型，治疗应根据“寒者温之”、“热者寒之”及“虚者补之”的原则，寒疟以辛温达邪，温疟以清热解表，正疟以和解达邪，瘴疟宜辟秽除瘴，劳疟宜扶正祛疟，调和营卫，这就是辨证论治。又如，痢疾是一个病，中医传统使用黄连、秦皮、白头翁、白芍、马齿苋、凤尾草等治疗痢疾有良效。但中医对疾病的治疗并不局限和满足单方对因疗法，而是在辨病论治的基础上，更进一步对疾病进行辨证分型论治。痢疾分为湿热痢、疫毒痢、寒湿痢、休息痢及虚寒痢等证型。对于湿热痢、疫毒痢，以祛邪为主，分别采用祛湿清热解毒和清热凉血解毒，辅以调气行血。对于寒湿痢、休息痢及虚寒痢，多为虚中挟实，治宜扶正为主，用调补脾胃和温中燥湿等法，兼用清肠解毒之品。久痢不止者，多耗伤气血，损及阴阳，治应顾及其阴阳气血，按情况分别加入补气、调血或补阴、扶阳之品。还可以适当加入收涩止痢的药物，以收敛固脱。由此可见，中医的辨病与辨证相结合较西医的单纯辨病治疗效果要更好。

总之，中医在临床实践中，既要确诊是什么病，还要辨出是什么证，才能讨论其治疗，这是先识病，后辨证，或称从病辨证。

我们不但要辨中医的病，也要辨西医的病。因为西医在某些疾病的诊断上，不但技术先进，而且较准确。但是西医对某些疾病的辨病对因治疗的疗效，又比不上中医辨证论治更适合患者的整体情况。西医辨病治疗，是建立在现代自然科学的基础上，从微观入手，以疾病的临床表现、体征，以及实验室、X 射线、超声波等检查结果为依据，对疾病的检查比较细致、具体，诊断比较准确，因而在指导治疗上针对性亦较强。这是西医辨病治疗的优点。但西医对病人机体的整体性以及其与外环境的密切关系注意不够，加上其对症治疗，又以单个症状为对象，忽略相同的症状有不同的性质，因此，其辨病治疗就不可避免地显得简单和机械。而中医的辨证论治是建立在整体观的思想体系的基础上，从宏观入手，运用四诊八纲以及脏腑经络等理论，综合、归纳和分析患者的发病经过和情况，包括临床表现在内的各种证据，从而作出诊断。它强调因时、因地和因人制宜，把病和人密切结合在一起，把病人与其所居处的外环境结合在一起。因此，中医的辨证就比较全面、细致、具体，因而其治疗针对性就比较强。但中医的辨病论治，由于是建立在经验的基础上，从宏观着手，几乎都是以临床表现为依据，而临床上由于不同的疾病有相同的临床表现，因此，中医的辨病论治就不可避免地显得粗糙和笼统，因而指导临床治疗针对性就不强。

总之，中医的辨证论治优于西医的对症治疗，而西医的辨病治疗又优于中医的辨病论治。西医辨病和中医辨证，是从两个不同的角度论证和解释同一疾病的致病原因和病理变化规律，它们是从人体不同的侧面来认识疾病的本质。如果我们把西医辨病治疗的优点吸收过来，以补中医辨病和辨证治疗之不足，实行辨证论治与辨病治疗相结合，就能使中医的治疗原则不断得到充实提高。

近年来，许多医疗单位采取西医辨病和中医辨证分型论治，用中西医结合的方法，使一些疾病的疗效得到了显著提高。例如，中西医结合诊治急性胰腺炎，积累了丰富的经验，疗效一般优于单纯西医或中医治疗。中医认为本病属于“脾心痛”，多由脾胃实热所致，强调“六腑以通为用”的理论原则，辨证使用通里攻下、清热解毒为主，行气开郁和活血祛瘀等法为辅，以动的观点来治疗本病。而西医则以辨病治疗，除了使用抗生素予以消炎外，还强调使用禁食、胃肠减压、解痉镇静以抑制胰腺的分泌，给发炎的胰腺创造“完全休息”的机会，形成一套“饥饿疗法”，以静的观点去治疗急性胰腺炎。这样动静结合，取中西医之长，能使本病的疗效大为提高，这已为大量文献所证实。因此，在治疗实践中，应实行辨证论治与辨病治疗相结合的原则，互相取长补短，创造出一套既反映中医特色又吸收西医治病的长处而疗效又高的治疗方法来。

5.8.3 辨证论治与对症治疗相结合

中医除了提倡辨证论治与辨病治疗相结合之外，还主张辨证论治与对症治疗相结合，在对症用药方面积累了丰富的经验。如头痛一病，除了按外感内伤分型论治外，有时还按头痛的部位及经络循行部位的不同，选用“引经”对症治疗的药物，以提高疗效。如后头部连颈项部疼痛的属太阳头痛，宜加羌活、麻黄；前额属阳明头痛，宜加白芷、生石膏；两侧额角属少阳头痛，宜加柴胡、川芎等；巅顶头痛属厥阴头痛，宜加吴茱萸、藁本等。这种对症加减药物，是中医运用复方治病，灵活运用药物的一个特色。但它必须在辨证论治或辨病用方的基础上进行有针对性的用药，才能提高疗效。否则，只强调有是症即用是药，便易陷入“头痛医头”、“脚痛医脚”的单纯对症治疗之中，这是必须防止的。

5.8.4 持重守方与随机应变

所谓守方，是指对于慢性病及久病的治疗，要做到有方有守。所谓有方，就是要求医者根据配方原则针对病情拟就一张适合病情的基本方剂。所谓有守，是要守方治疗，坚持一段时间，不要朝令夕改，随便换方。

所谓应变，就是随机应变。即要求医者随时掌握疾病证情的变化去确立治法。如果疾病的证候本质改变了，那么治疗原则和方药亦随之改变，这就叫作随机应变。

为什么要提倡守方与应变呢？这是由于临床的病变所决定的。因为疾病不仅有急性与慢性之分，且有外感内伤之别。一般来说，内伤病多表现为慢性，其病多由于饮食劳倦或七情过度，损伤脏腑阴阳气血所致。其病理主要是邪正斗争处于相持或正虚邪恋的阶段，则疾病表现为慢性，或留下某些后遗症，以致疾病持久不愈，这时治疗就应该适应这些疾病的特点，予以守方治疗。因为慢性久病，由积渐而来，所谓“冰冻三尺，非一日之寒”，其形成往往是由微杳不显露的量变到质变，则其消除也需要经过先由量变才能达到质变的过程。所以，对于久病慢性病，要有远见卓识和坚持不懈的精神，才能取得成功。疾病虽然是变化和错综复杂的，但亦有其相对稳定的阶段。当疾病处于邪正相持阶段或转成慢性久病时，我们既审证确凿，就应守方勿替，坚持治疗一段时间，才能见效。古人在守方治病方面，为我们做出很好的榜样。如明代吴又可在治疗温疫病属阳明腑实证时，一下再下，直至痊愈为止；还有对于肾阴虚患者，则坚持长期服用六味地黄丸以善后。此外，在古人的医案中，还经常看到治某些慢性久病取药 30 剂、50 剂、100 剂，甚至 300 剂以上。时间经过 1 个月、半年，甚至长达 5 年以上，才获痊愈者。说明对于慢性久病，治疗应有长期的打算，不图急功近效，只要坚持到底，尽管顽症痼疾，也是可以治好的。例如，目前对于肝硬化、类风湿关节炎、慢性肾炎、哮喘病、慢性支气管炎、高血压病以及瘫痪等慢性、顽固性疾病的治疗，都必须守方持重，医者与患者都要有恒心有毅力与疾病作持久的斗争，才能取得好的疗效。否则，盲目地频频易医，是无法把病治好的。

外感病多表现为急性，常由外感六淫及疫疠所致，邪气亢盛，此时致病邪气的毒力与机体的抗邪能力都比较强盛，正邪相争剧烈，疾病变化复杂而迅速。于是治疗就要掌握疾病的发展规律，做到治随证转，病变治亦变。这种由于疾病变化，治疗原则和方药亦随之变化的原则，是中医辨证论治的具体表现。随机应变首先要从病证的转变中看出阴阳的消长变化以及邪正盛衰的进退。例如，治疗温热病，今天出现卫分表证，当遵守“在卫汗之可也”的原则，用辛凉解表法治之；但如果明后天，出现了气分高热，治疗就必须遵守“到气才可清气”的原则，用清气分热的方法治之。又有些寒热夹杂的疾病，上午看到的是热证，而下午却出现了寒证，作为医者，此时必须细心体察病情的变化，随时改变自己的诊断和治法，不能死守不变。如《伤寒论》中之下利不止，心下痞硬，经服泻心汤后，利不止，后用赤石脂禹余粮丸而利仍不止，则须利其小便而获愈。这种证候不变而不断改变治法，最终奏效，也属于随机应变的范畴。由于疾病变化无常以及有些疾病证候不典型，医生对疾病的诊断一时难以完全准确，所以，医生经常修改或更正自己的诊断和改变自己的治疗方案是常有的事，这种修改诊断和治法的做法，是对患者负责的表现，是有利于患者的。

持重守方与随机应变，在具体运用时，要做到具体情况具体分析，持重守方是基于认识到某些病证的病变本质，不是一两天能奏效的，因此，治疗时就必须在一段时间内坚持这一原则和方法，这与死板固执不同，它是在坚持原则性指导下的方法专一，是建筑在有远见卓识的基础上的。而固执则是主观片面地强调某一点，已超越治病的客观范围之外，两者是有区别的。随机应变是根据病机本质或疾病的证侯改变而更换适当的治则和方法，它不同于随症治疗。随症治疗是没有把握疾病发展过程中质的变化，它只是见症治症。所以，治病必须既要持重守方，又要随机应变，偏于任何一方都是不全面的。至于何病何时该持重守方，何时该随机应变，完全以实际病情作为依据，而不能以医者的主观喜恶来决定。

5.8.5 调动人的积极因素

临证施治时不能只见病，还要看到人。因为任何疾病都不是孤立的东西，它们实际上都存在于具体的病人身上，所以临证治疗时，医生既要看到病，更要看到患病的人，并充分调动病员的积极性，以克服其消极被动地接受治疗的不利局面。否则，消极悲观、郁闷的情绪长期不解，则正气难以恢复，病程易变缠绵，病情容易加剧。精神因素能够在一定程度上干扰或影响治疗效果，已属屡见不鲜的事实。如明代著名医学家李中梓曾发现有些神经质的病人，可表现出“参术沾唇惧补，心先痞塞；硝黄入口畏攻，神即飘扬”等对于治疗非常不利的情况。因此，临证治疗，不能只见病，还要看到患病的具体的人，必要时除了采用药物等治疗措施外，还要给予恰当的、治疗性的言语暗示，才算是全面的处理。日常的诊疗实践不断地告诉我们，医务人员对病人的言语和服务态度，都是一些无形的信号，有时确能对患者产生一定的治疗效应或反作用。所以，医者在临证治疗活动中，还应该讲究治疗性的语言艺术，不断提高自己的语言修养。药物、针灸、按摩等治疗手段或措施，固然是促使疾病好转或痊愈的重要因素。但实质上毕竟是一些外部条件，只有通过人，才能发挥出应有的治疗效应。所以，在治疗过程中，要使病人树立坚定的治愈信心和乐观的情绪，以充分发挥“内因”的作用，从而促使病体转向痊愈。治病见人的思维方法，指导医生们临证治疗用药时既要因病制宜，更要因人制宜。

5.9 治则与治法的关系

治则是指中医用以治疗疾病的总的原则，它是人们长期与疾病作斗争的实践经验的总结，是在阴阳五行、脏腑经络、气血津液、病因病机和诊法、辨证等理论指导下制定的，是中医理论和中医治疗学的重要组成部分，治则是论治之时应当遵循的总则，是指导中医治疗疾病时应当遵循的规律性原则，是治疗疾病不可缺少的指导思想，一般来说是针对病和类病而言的，它指导人们临证之时立法、选方、用药。治则与治法密切相关，治法受治则的指导，从属于治则之中，是在治疗原则指导下对于证所确立的具体治疗方法，它直接关系到处方、用药、取穴等。例如，扶正和祛邪都属于治疗原则，在扶正原则指导下的益气、养血、滋阴、补阳等，就是治疗方法；在祛邪原则指导下的发汗、涌吐、泻下等，也是治疗方法。一般说来，治法是由治则来指导，根据辨证而制定的，也是中医基础理论的内容，是理、法、方、药的组成部分，治法决定着选方用药，方在法中、法由方药去体现，即所谓辨证、立法、处方、用药。治法是多变的，如汗、吐、下、温、清、补、和、消等。因而治则和治法既有区别，又有密切联系。

附 文献摘录

《素问·疏五过论篇》：“圣人之治病也，必知天地阴阳，四时经纪，五脏六腑，雌雄表里，刺灸砭石，毒药所主，从容人事，以明经道，贵贱贫富，各异品理，问年少长，勇怯之理，审于分部，知病本始，八正九侯，诊必副矣”。

《素问·阴阳应象大论篇》：“治不法天之纪，不用地之理，则灾害至矣”。

《医学心悟》：“论治之方则汗、吐、下、和、消、清、温、补八法尽之。一法之中，八法备焉，八法之中，百法备焉。病变虽多，而法归于一。”

《医宗必读》：“病不辨则无以治，治不辨则无以痊。辨之之法，阴阳、寒热、脏腑、气血、表里、标本先后、虚实缓急七者而已”。

《素问·汤液醪醴论篇》：“病为本，工为标。标本不得，邪气不服”。

《素问·阴阳应象大论篇》：“治病必求于本。”

《医学源流论》：“病有经有纬，有常有变，有纯有杂，有正有反，有整有乱，并有从古医书所无之病，历来无治法者，而其病又实可愈。既无陈法可守，是必熟寻《内经》、《难经》等书，审其经络、脏腑受病之处，及七情、六气相感之因，与夫内外分合，气血聚散之形，必有凿凿可征者，而后立为治法，或先或后，或并或分，或上或下，或前或后，取药极当，立方极正，而寓以巧思奇法，深入病机，不使扞格，如庖丁之解牛，虽筋骨关节之间，亦游刃有余。然后天下之病，千绪万端，而我之设法，亦千变万化，全在平时于极难极险之处，参悟通彻，而后能临事不眩，否则不遇疑难，即束手无措，冒昧施治，动辄得咎，误人不少矣。”

《医门法律》："凡治不察五方风气，服食居处，各不相同，一概施治，药不中窍，医者过也"。

《兰台轨范·序》："欲治病者，必先识病之名，能识病名，而后求其病之所由生，知其所由生又当辨其生之因各不同，而症状所由异，然后考其治之之法。一病必有主方，一方必有主药。至于近世，则惟记诵通治方之数首，药名数十种，以治万病，全不知病之各有定名，方之各有法度，药之各有专能"。

《中医治则研究》："西医善于辨病，中医善于辨证。并不是说中医就不要辨病，也不是说西医治病，中医治证。中医除掉以西医的病为主体外，还要根据中医辨病的原则去辨病，同时也要根据中医辨证精神去辨证。辨证也是为了摸索出治病规律。如果只重辨证，即是单纯对阴阳气血脏腑病因所反映的'证'进行治疗，而把中医中原来能治的病的方面丢掉，在疗效上也成问题"。

《景岳全书》："凡用药处方，最宜通变，不可执滞。观仲景以麻黄汤治太阳经发热、头痛、脉浮、无汗之伤寒，而阳明病脉浮、无汗而喘者亦用之；太阳与阳明合病，喘而胸满者亦用之。此麻黄汤之通变也……品然此'通变'二字，盖为不能通变者设，而不知斯道之理，又自有一定不易之要焉。苟不知要，而强借通变为谭柄，则胡猜乱道，何匪经权，反大失通变之旨矣"。

《时病论》："弗执定某证之常，必施某法，某证之变，必施某法，临证时随机活法可也"。

《温病条辨》："治外感如将（兵贵神速，机圆法活，去邪务尽，善后务细，盖早乎一日，则人少受一日之害），治内伤如相（坐镇从容，神机默运，无功可言，无德可见，而人登寿域）"。

《寓意草·先议病后用药》："迩来习医者众，医学愈荒，遂成一议药不议病之世界，其夭枉不可胜悼……欲破此惑，无如议病精详，病经议明，则有是病即有是药，病千变，药亦千变"。

《岳美中论医集》："治急性病要有胆有识，治慢性病要有方有守"。

《中医治则研究》："治病不但忌偏执，还要求医生能及时应变。……在具体应用时，仍应从两方面来考虑斟酌，那就是'应变'与'持重'。'持重'是认识到治疗某些病证的基本规律不是一、二天所能见效，因此治疗必须持续这一方法。……'应变'也不同于随症治疗，……所以治疗上就须掌握两面，既能持重，又能应变，偏于任何一方都会发生错误，如不能持重就是胸无定见，不能应变就是用药固执。"

《素问·至真要大论篇》："谨守病机，各司其属"。

《素问·玉机真藏论篇》："五脏相通，移皆有次，五脏有病，则各传其所胜"。

《金匮要略》："见肝之病，知肝传脾，当先实脾"。

《素问·征四失论篇》："诊不知阴阳逆从之理，此治之一失也。"

《素问·至真要大论篇》："凡治病者必求于本，或本于阴，或本于阳"。

清·张志聪《素问·集注》："本者，本于阴阳也。"

《景岳全书·求本论》："万事皆有本，而治病之法，尤惟本为首务。所谓本者，惟一而无两也。盖或因外感者，本于表也；或因内伤者，本于里也；或病热者，本于火也；或病冷者，本于寒也；邪有余者，本于实也；正不足者，本于虚也……万病之本，只此表里寒热虚实六者而已。"

《医宗必读》："经曰：'治病必求于本'，本之为言，根也，源也。世未有无源之流，无根之木。澄其源而流自清，灌其根而枝乃茂，自然之经也。故善为医者，必责根本。而本有先天后天之辨，先天之本在肾，肾应北方之水，水为天一之源；后天之本在脾，脾为中宫之士，土为万物之母。”

《锦囊秘录》：“肾之真阴、真阳为‘先天之本，后天之命，两肾之根’，是治病求本所在”。

《素问·玉机真藏论篇》：“凡治病，察其形气色泽，脉之盛衰，病之新故，乃治之”。

张景岳：“病生于内，脉色必见于外，故凡察病者，须先明脉色。”

《素问·至真要大论篇》：“逆者正治，从者反治。”

《伤寒论》：“少阴病，下利清谷，里寒外热，手足厥逆，脉微欲绝，身反不恶寒，其人面色赤，通脉四逆汤主之。”

《素问·病能论篇》：“有病颈痈者，或石治之，或针灸治之，而皆已，其真安在？岐伯曰：此同名异等（类型的不同）者也。夫痈气之息者，宜以针开除去之；夫气盛血聚者，宜石而泻之。此所谓同病并治也。”

《素问·至真要大论篇》：“必伏其所主，而先其所因。”

《丹溪心法》：“夫风、热、火之病，所以属乎阳邪之所客，病即本于阳……湿、燥、寒之病，所以属乎阴邪之所客，病即本于阴……治病必求于本。”

明·周慎斋《慎斋遗书》：“种种变幻，实似虚，虚似实，外似内，内似外，难以枚举，皆宜细心求其本也。本必有因，或因寒热，或因食气，或因虚实，或兼时令之旺衰。”

《景岳全书·求本论》：“起病之因，便是病本”。

《素问·标本病传论篇》：“黄帝问曰：病有标本，刺有逆从，奈何？岐伯对曰：凡刺之方，必别阴阳，前后相应，逆从得施，标本相移。故曰：有其在标而求之于标。有其在本而求之于本；有其在本而求之于标，有其在标而求之于本。故治有取标而得者，有取本而得者，有逆取而得者，有从取而得者。故知逆与从，正行无问；知标本者，万举万当；不知标本，是谓妄行”。“夫阴阳逆从，标本之为道也，小而大，言一而知百病之害。少而多，浅而博，可以言一而知百也；以浅而知深，察近而知远。言标与本，易而勿及”。

《珍珠囊补遗药性赋》：“夫用药者，当知标本。以身论之，外为标，内为本；气为标，血为本；阳为标，阴为本；六腑属阳为标，五脏属阴为本。以病论之，先受病为本，后传变为标”。

《景岳全书·求本论》：“万事皆有本，而治病之法，尤惟求本为首务。所谓本者一而无两也。盖或因外感者，本于表也；或因内伤者，本于里也；或因病热者，本于火也；或病冷者，本于寒也；邪有余者，本于实也；正不足者，本于虚也。但察其因何而起，起病之因便是病本。万病之本，只此表、里、寒、热、虚、实六者而已”。

《素问·至真要大论篇》：“逆者正治，从者反治，从少从多，观其事也。帝曰：反治何谓？岐伯曰：热因热用，寒因寒用，塞因塞用，通因通用，必伏其所主，而先其所因，其始则同，其终则异，可使破积，可使溃坚，可使气和，可使必已”。

《类经》：“火热内蓄，或大寒内凝，积聚留滞，泻利不止；寒滞者以热下之，热滞者以寒下之，此通因通用之法也”。

《医论三十篇》：“物必先腐也，而后虫生也。病之起也，有所以起者，治之必求于本。如胀满，脾胃症也。有因本经健运失职者；有丹田火亏，火不生土者；有厥阴木旺，木克土者。咳嗽，肺症也。有因本经风寒拂逆者；有心火炽盛，金为所致者；有肾水亏竭，金无所藏者。不知致病之本，而捕风系影，妄为揣测，庸医或侥幸以偶中，遂自鸣得意于一时，而世亦震虚声而忘实害矣。”

《金匮要略》说：“夫病痼疾加以卒病，当先治其卒病，后治其痼疾也。”

喻家言："至于诸病，皆治其本，惟中满及大小便不利治其标，盖中满则胃满，胃满则药食之气不能纳，而脏腑皆失其禀，故无暇治其本，先治其标，为本之本也。"

李东垣说："善治脾胃者，能调五脏"。

《景岳全书》："扶正气者，须辨阴阳，阴者补其阴；阳者补其阳。"

张子和说；"邪不先去，补正也无益也。"

《素问·阴阳应象大论篇》："其高者。因而越之；其下者，引而竭之；中满者，泻之于内；其有邪者，渍形以为汗；其在皮者，汗而发之；其慓悍者，按而收之；其实者，散而泻之。"

《医学心悟》："积聚、癥瘕之症，当其邪气初客，所结未坚，则先削之、软之，以底为平"。

《医学正传》："因虚而感冒风寒者，补气血药带驱风之剂。或因瘀血恶露未尽而恶寒发热者。必先逐去瘀血恶露，然后大补。"

《素问·至真要大论篇》："诸寒之而热者取之阴；诸热之而寒者取之阳。"

《素问·至真要大论篇》："谨察阴阳所在而调之，以平为期"。

《脾胃论》："脾胃之气既伤，而元气亦不能充，而诸病之所由生也"。

何梦瑶《医碥》："静寂不至于枯寂，动泄不至于耗散，升而不至于浮越，降而不至于沉陷"。

《素问·至真要大论篇》"疏其血气，令其调达，而致和平"。

《素问·六微旨大论篇》云："四者之有，而贵常守，反常则灾害至矣。"

姚正庵注曰："四者，谓出入升降也，谨而守之，则生化无穷，……反其常道，而灾害未有不至者也"。

《医宗金鉴》："有形之血难以速生，无形之气所当急固。"

李东垣《医学发明》："血不自生，须得生阳气之药，血自旺矣，是阳主生也。若阴虚单补血，血无由而生，无阳故也。"

《灵枢·本脏》："视其外应，以知其内脏，则知所病矣。"

清代医家唐容川说："业医不明脏腑，则病源莫测，用药无方"。

《温病条辨》："治上焦如羽，非轻不举"。

《温病条辨》："治中焦如衡，非平不安"。

《温病条辨》："治下焦如权，非重不沉"。

寇宗交说："人有贵贱少长，病当别论；病有新久虚实，理当别药"。

李东垣说："用药之法，贵乎明变，如地气有南北之分，天时有寒暑之更，禀赋有厚薄之别，受病有新旧之差，年寿有老少之殊，居养有贵贱之辨……须慎重精详，圆融活变。"

《素问·六元正纪大论篇》："用寒远寒，用凉远凉，用温远温，用热远热。"

《素问·五常政大论篇》："地有高下，气有温凉，高者气寒，下者气热"。

《素问·五常政大论篇》："西北之气，散而寒之；东南之气，收而温之。所谓同病异治也。"

《素问·异法方宜论篇》："一病而治各不同，皆愈何也？岐伯对曰：地势使然也"。

《灵枢·论痛》："胃厚、色黑、大骨及肥者，皆胜毒，故其瘦而薄胃者，皆不胜毒也。"

《素问·五常政大论篇》："能毒者以厚药，不胜毒者以薄药。"

《温疫论·老少异治论》："凡年高之人，最忌剥削。设投承气，以一当十；设用参术，十不抵一。盖老年荣卫枯涩，几微之元气易耗而难复也。不比少年气血生机其捷，其气勃然，但得邪气一除，正气随复，所以老年慎泻，少年慎补，何况设用也。亦有年高禀厚，年少赋薄者，又当从权，勿以常论。”

复习思考题

1. 何谓治疗原则？治则包括哪几方面的内容？
2. 为什么要强调治病求本？治病求本的基本内容有哪些？
3. 何谓正治？正治法有几种？
4. 何谓反治，试分述其内容。
5. 何谓同病异治？试举例说明。
6. 何谓异病同治？试举例说明。
7. 何谓标本？临床如何运用标本缓急的治疗原则？
8. 什么是正气和邪气？扶正与祛邪的关系如何？
9. 临床上如何运用扶正与祛邪的治则？运用扶正祛邪治则的注意事项有哪些？
10. 调理阴阳的要点是什么？对于阴阳失调的病理变化应如何治疗？
11. 何谓阴中求阳、阳中求阴？其理论根据是什么？
12. 调治气血为什么要把握气血的相互关系？在气血关系中以谁更为重要？
13. 气病的治疗原则有哪些？血病的治疗原则是什么？如何调理气血之间的关系？
14. 如何针对脏腑的病理特点制定治则？试举例说明。
15. 调整脏腑之间协调关系的理论基础是什么？都有哪些治则和治法？
16. 何谓三因制宜？为什么要因人、因时、因地制宜？
17. 中医临证施治的思维方法有哪些？
18. 治则与治法的关系如何？
19. 何谓治病与治证？为何要提倡治病与治证相结合？
20. 何谓守方与应变？为什么要提倡守方与应变相结合？

（张　弘）

6

治疗方法

目的要求

1. 掌握汗、吐、下、温、清、补、和、消八法。
2. 掌握理气、活血、固涩、开窍、祛湿、祛痰、祛风法。

重点内容

汗法的含义及使用注意事项，辛温解表法、辛凉解表法的临床应用；下法的含义及使用注意事项，温下法、寒下法、逐水法、润下法的临床应用；清法的含义及使用注意事项，清泄脏腑法的分类应用；补法的含义及使用注意事项，补气法、补血法、补阴法、补阳法的临床应用；吐法、温法、和法、消法的含义、分类应用及使用注意事项；理气、理血、固涩、开窍法的含义、分类应用及使用注意事项；祛湿、祛痰、祛风法的含义、分类应用及使用注意事项。

辨证施治是中医的诊疗特点，治法是辨证施治中的一个重要环节。中医诊疗疾病，首先通过望、闻、问、切四种诊察方法，了解病情收集资料，然后根据中医理论进行综合分析，确定诊断，再根据诊断，确定相应的治则、立法、选方、用药，进行治疗。由此可见，辨证是施治的依据，根据辨证的结果确定相应的治则，在治则指导下，凭证立法，再依法选方，随方遣药，理、法、方、药一线贯穿，构成中医学独特的诊疗体系。临证时只有辨证准确，才能确定正确的治疗法则，从而确立正确的治疗方法，然后依法统方。方是由药物组成的，以法为根据，选择适宜的药组合而成。方从法立，方剂又是治法的具体体现，治病既不能以方套病，也不能光有治法而无方药，二者缺一不可。中医治疗疾病的方法是丰富多彩的，除了内治法即内服药物疗法外，还有外治法，诸如针灸、推拿、气功、药浴、敷贴、熏洗、熨法、拔罐、灌肠、水疗、泥疗、蜡疗等，这些治法都是古人在长期同疾病作斗争的过程中，总结创造出来的，是中医理论与临床实践相结合的产物。治法是以辨证为基础，在辨证的指导下产生的，辨证又以中医基础理论为依据，故治法与中医基础理论密切相关。

我们的祖先在生活和生产实践中就已发现了药物，并用于治疗疾病。最初只用单味药，经过多年的医疗实践，在运用单味药治病的过程中，逐步发现用几味药配合起来治病效果更好，于是开始形成了简单的方剂。最早的方剂记载见于公元前 3 世纪末秦汉时期的抄本，马王堆出土的最古的医学方书《五十二病方》。随着社会生产力的发展，方剂的数量不断增多，人们从众多的方剂中总结其规律性，找寻它们的共性与个性，以制定出治疗复杂多变的各种疾病的治疗方法，这就是治法。可见，中医治法的形成，经历了从简单到复杂，从低级到高级，从实践到理论，从个别到普遍的发展过程。也就是从药物的盲目使用，到单方的对症使用，再由方剂上升到治法的过程。所以，治法是在方剂发展到一定数量的基础上产生的。

中医治法源远流长，早在春秋战国时期，方剂就已建立了指导实践的基本理论，在现有的最早中医理论经典著作《黄帝内经》里，可以看到大量有关治疗原则、治疗方法方面的论述记载。

东汉张仲景著《伤寒论》、《金匮要略》，其中《伤寒论》著论 2 2 篇，113 方，共计 397 法；《金匮要略》著论 25 篇，载有 262 方。在这些著论中，不仅在辨证方面有精确的论证，且在治法方面也有原则性的论述，大大地丰富和充实了治法的内容，对中医治疗大法的发展有着深远的影响。

西晋王叔和研究整理了张仲景的《伤寒论》，王叔和将张仲景所用汗、吐、下、温、刺、灸、水、火诸法，加以分类比较，进行分析，较之《伤寒论》原来勉强定为397 法,则更为符合临证，这不但为后世以治法分析《伤寒论》开了先河，而且对后人明确治法与临证的关系也有很大启发，对治法的发展有一定的促进作用。

南北朝，北宋徐之才著《药对》，将药物按功效归类为宣、通、补、泄、轻、重、滑、涩、燥、湿 10 种。宣可去壅，通可去滞，补可扶弱，泄可去闭，轻可去实，重可镇怯，滑可去著，涩可固脱，燥可去湿，湿可润燥。这虽是药物功效的归类，但对后世一些治法的形成有着巨大的影响，并提供了理论依据。后来医家又把药物功效 10 种演化成“十剂”，开创了以治法将方剂分类的先例，扩大了治法的应用范围。到宋代治法已不仅仅是组方遣药的依据，而且也是方剂分类的依据之一。

从晋到唐出现了很多方书。葛洪著《肘后备急方》；孙思邈著《备急千金要方》、《千金翼方》；王焘著《外台秘要》等，这些著作虽然是以记载方剂为主，但对每一病证均略记病因，细叙病状，详列治法。其中《肘后备急方》记述了不少急证的治法，为后世的“开窍法”打下了理论基础。

自唐至宋，名医辈出，医书的编撰也盛极一时。疾病的分科论治，方剂的广泛集录，都大大地推进了祖国医学的发展，治法内容在各种医著中得到充实和提高。如王冰的“益火、壮水法”，钱乙的“盛即下之，久即补之”的治咳大法等。

金元时期，四大学派的学术争鸣，推进了医学的发展，治疗大法的理论更为成熟，内容更加丰富。如刘完素著《素问玄机原病式》，对火热病的治疗提出辛凉解表和泻热养阴的治法；张子和著《儒门事亲》，力主祛邪，善用攻邪的汗、吐、下三法，提高了三法的理论，丰富了三法的内容；李东垣著《脾胃论》倡导内伤学说，主张培土、温补的治法；朱丹溪著《相火论》，认为人体“阳常有余，阴常不足”，强调滋阴降火的治法。四大学派不同的学说，丰富了治法的内容，对治疗大法的发展都做出了一定的贡献。

明清时期，温病学派的兴起和发展，为治法增添了不少内容。如对温热病的治疗提出了，辛凉宣透、凉血清热、保护津液、分消上下、凉血散血、清络、清营、育阴等治法。明代朱橚编撰《普济方》，书中所述各种疾病的治法甚为丰富。明清时期各医家都很重视临床实践，治法因之能更广泛地应用于临床而得到发扬提高。如王清任、唐容川在临床实践中对活血化瘀法的应用都有独到之处，他们为活血化瘀法的发展都做出了很大的贡献。活血化瘀法已成为祖国医学临床治疗学的一个重要治法，受到医学界的普遍重视和应用。

治法内容日益发展，历代医家曾多次做过分类归纳。清代程钟龄根据历代医家对治法的归类，总结出 8 种治疗大法，即为后世经常引用的“八法”：汗、和、下、消、吐、清、温、补。“八法”乃源于《黄帝内经》，充实于《伤寒论》，具体提出于《医学心悟》，尽管历代医家各随其学术见解不同，在总结归纳治法的分类中亦各有不同，但究其实质，总不出“八法”范围，所谓“一法之中，八法备焉，八法之中，百法备焉”。因此，“八法”为后世医家确定为中医临床常用的治疗大法，它不仅作为临床治病的组方依据，而且也是方剂分类的依据之一。

鸦片战争后由于帝国主义的入侵，使我国沦为半封建半殖民地的社会，民族文化得不到发展，祖国医学更是遭受歧视和排斥，严重阻碍了祖国医学的发展，中医治法也同样停滞不前。

新中国成立以来，在党和政府的重视下，在广大医务人员的共同努力下，祖国医学得到复兴和发扬，在发掘祖国医学遗产的过程中，中医治法更为医学界所瞩目。广大医务科研人员不但对中医治法进行了较为系统的整理和研究，而且广泛地实践于临床，解决了很多常见病、多发病、疑难病的治疗问题。中医治法已成为具有较为完整理论体系的治疗学的一个组成部分。

几千年来，中医著述汗牛充栋，惟没有全面系统论述治法的专著。但是，在历代医家的各种医籍中，均包含着中医治法的丰富内容，它是祖国医学宝库中极珍贵的一部分。因此，学习和研究中医治法，是继承和发扬祖国医学遗产，振兴中医的一个重要内容，我们必须重视它、发展它，才能将中医治法提高到一个新的水平，从而为人类的卫生保健事业做出新的贡献。

本章主要介绍汗、吐、下、温、清、补、和、消八法，以及理气、活血、祛湿、祛痰、祛风、固涩、开窍等内治法；另外，还有临床常用又有中医特色的外治法，如针刺法、灸法、按摩法、拔罐法、浸浴法、敷贴法、熏熨法。通过本章的学习，使之了解中医治法的源流，掌握中医治法的理论，熟悉中医常用治法的应用，为临床各科的学习以及临床熟练运用各种治法打下良好的基础。

6.1 汗　法

6.1.1 含义

汗法是通过开泄腠理，宣通肺卫，使机体适当汗出，以解除外感六淫之邪所致表证的一种治疗方法，又称解表法。

六淫之邪侵犯人体，因邪在肌表，所以，首先出现的症状是恶寒发热，头身疼痛，口渴或不渴，苔薄白或薄黄，以及脉浮等一系列表证。此时，宜汗法祛邪，疾病则可及早治愈；若有表证而不及时解表，当发汗而不发汗，或发汗不当，病邪必然乘势内传而产生变证，导致病情加重。因此，正确而适时地使用汗法，是防止外邪传里的重要措施，也是临床最常用的治法之一。

6.1.2 发展简史

我们的祖先在长期的生产劳动中，发现适当使身体汗出，可以解除某些疾病的痛苦，这就是汗法的起源。而汗法的理论记载，最早见于《黄帝内经》，其中不但提示了对汗法运用的初步原则，而且对汗出的机制，发汗与疾病的关系，以及怎样发汗等也作了阐述，这些论述为汗法的形成、运用和发展奠定了理论基础。

《黄帝内经》对汗法的论述虽然详细，但并没有提出具体的方药。秦汉时期成书的《神农本草经》记载了10多种发汗药物，如麻黄、桂枝、防风、荆芥、细辛、藁本、菊花、桑叶、柴胡、升麻、葛根、葱白、浮萍等，为汗法的形成和运用提供了药物内容，为汗法的发展奠定了基础。

东汉张仲景著《伤寒论》、《金匮要略》，进一步继承和发展了《黄帝内经》关于汗法的理论，并在《神农本草经》的药物基础上，结合临床实践，创造了许多有效的汗法方剂，如治疗伤寒表实证的麻黄汤，治疗中风表虚证的桂枝汤等。此外，他对汗法的具体运用及禁忌证均有详细论述，对汗法方药的选择和用法也阐述得十分详细，张仲景的理论充实了汗法的内容，也扩大了汗法在杂病领域中的运用。

南宋刘完素倡导“六气皆从火化”学说，认为表证固应汗解，但外感初起多是怫热郁结，辛热之品虽能发汗，但病因属热，再用温药解表，则使热邪更盛，故提出以辛凉、甘寒之品解表的方法。

张子和是一位善于运用汗法的大师，他在《儒门事亲》中列专篇对汗法进行了详细的论述，强调使用汗法必须要“辨阴阳，别表里，定虚实，然后汗之”，这样汗法才能随治随应，并列举了发汗药物达40种，从而扩大了汗法的应用，丰富了汗法的方药内容。

明代张景岳著《景岳全书》，精辟地论述了汗法的用药宜忌，使汗法内容更为完善，对汗法临床用药颇有实用价值。

清代罗国纲编《罗氏会约医镜》，在卷五《论汗宜缓》中，详细论述了汗法对瘟疫病的治疗，发展了汗法在传染病中的具体运用，特别对战汗的论述更为精辟，丰富了汗法的内容。

吴鞠通著《温病条辨》，对汗的生理、病理以及汗法在温热病的临床运用论述甚详，尤其对汗法在伤寒和温病中的不同应用，论述更为详细，这是汗法的又一重要发展，其所创造的银翘散、桑菊饮，成为后世辛凉解表法的代表方剂，并在临床治疗上起着重要的作用。

程钟龄著《医学心悟》，对汗法作了详细论述，并把汗法列为医门八法之首，成为中医学治疗大法的第一法。

近代以来，汗法的治疗范围不断扩大，在临床运用中，对汗法的认识又增添了新的内容，认为汗法不是以使人汗出为目的，而主要是汗出标志着腠理开，营卫和，肺气畅，血脉通，从而能驱邪外出。所以，汗法除了主要治疗外感六淫之邪所致表证外，凡是腠理闭塞，营卫不通，而恶寒、发热、无汗，或虽腠理疏松汗出而寒热不解的病证，皆可用汗法治疗。

6.1.3 分类应用

外感邪气有寒热的不同，表证就有表寒证与表热证之分，所以汗法有辛温解表法和辛凉解表法两大类。

6.1.3.1 辛温解表法

辛温解表法起源于《黄帝内经》，鼎盛于《伤寒论》，是根据表寒病机拟定的治法。本法适用于治疗外感风寒表证。因风寒外束，毛窍闭塞，肺气不宣，故临床既有恶寒发热、无汗或有汗、头痛身疼、苔白脉浮等风寒袭表的症状，又有鼻塞流清涕、痰白清稀、咳喘胸闷等肺气不利的症状。

辛温解表法有发散风寒，宣肺发汗的作用。目前临床常用治感冒、流行性感冒、支气管炎、支气管哮喘、急性风湿性关节炎、急性肾炎等，属外感风寒者。临证常根据病情轻重不同而选用不同的解表药组合成方，如风寒束表之轻证，可用葱白、淡豆豉之类通阳发汗；风寒较重者，可用荆芥、防风、苏叶等；表实无汗者，可用麻黄、桂枝等；表虚有汗者，可用桂枝配芍药；暑月感寒，可用香薷之类。常用方剂有麻黄汤、桂枝汤、香薷散、九味羌活汤等。

6.1.3.2 辛凉解表法

辛凉解表法酝酿于宋代，成熟于清朝，是根据上焦风热病机拟定的治法。本法适用于治疗外感风热或温病初起邪在卫分的表热证。外感风热或温邪上受，首先犯肺，肺失清肃。所以，临床既有身热、微恶风寒、口渴、头痛、脉浮数等邪犯肌表的表热症状，又有鼻塞咳嗽、咯痰不利等肺气失宣的症状。辛凉解表法有疏散风热，辛凉宣肺的作用。目前，临床常用来治疗流行性感冒、急性气管炎、肺炎、扁桃体炎、麻疹初起、麻疹合并肺炎及疮疡初起等属于外感风热或温病初起者。常以银花、连翘、菊花、桑叶、板蓝根、大青叶、蝉蜕、西河柳等为主组合成方，常用方剂有银翘散、桑菊饮等。此外，也有用辛温解表药与辛寒清热药配合而成辛凉解表剂的，如麻杏甘石汤，亦为辛凉解表之常用方剂。临床运用汗法还可根据病情兼夹、体质强弱等的不同，配合其他治法一同使用。如与补法结合以扶正解表，其中扶正解表法之“人参败毒散”，喻嘉言用之治疗痢疾初起又有表证者，喻认为其痢乃因表邪里陷所成，用汗法使邪气仍从外出。表邪疏散，里滞解除，其痢自愈。此亦属汗法范畴，喻嘉言称之为“逆流挽舟法”。

6.1.4 使用注意事项

汗法乃治疗表证之大法，若邪已入里，或麻疹已透，疮疡已溃，虚证水肿以及伤津吐泻等均不宜用。运用汗法既要辨明表证之寒热，又应结合季节、气候的变化及居处环境的差异等不同，选用相应的汗法方药及调整方药的剂量，以提高汗法的疗效。此外，使用汗法还要注意避风寒、加衣被以助汗出。但取汗又应适当，以全身微汗为最佳。汗出不彻则病邪不解，汗出太多又易耗气伤津，严重者还可导致亡阴、亡阳之变。

汗法是解表剂运用的具体体现，汗法使用的成败与解表剂的煎煮方法关系密切，应加以注意。

6.1.5 现代研究

现代对汗法治病的作用机制研究认为，汗法的所谓“祛邪”，实际是通过促进汗腺分泌和血管舒张反应而起到排泄毒素的作用。通过发汗能改善全身和局部的循环功能，促进代谢产物的排泄和局部炎症的吸收。循环功能的加强，又可增强肾小球过滤等作用，从而排除体内潴留的水分和毒素。此外，周围血管的扩张，还可发散体温而使发热消退。总之，目前认为汗法治病，是增强体表循环、抗菌、抗病毒、解热镇痛等作用的综合结果，它既可以增强机体抵抗疾病的生理防御反应，又可以消除致病因子对机体的病理反应，以及调整机体某些失调功能恢复正常，从而控制疾病的传变，中断病程，使机体获得康复。

6.2 吐　法

6.2.1 含义

吐法，是通过令病人发生呕吐，以消除停留在咽喉、胸膈、胃脘部位的痰涎、宿食、毒物的一种治疗方法。

痰涎壅塞在咽喉，或顽痰积蓄在胸膈，或宿食停滞在胃脘，或误食毒物尚留胃中而未被吸收等，若能及时使用吐法，疏通咽喉，清除宿食毒物，则可解除病证或使病情转危为安。因此，运用吐法若能“急击勿失”，治病则可“出奇制胜”。

吐法能引邪上越，宣壅塞而导正气。所以，在吐出有形实邪的同时，往往汗出使在肌表的外感病邪随之而解，正如“吐法之中，汗法存焉”；另外，吐出有形实邪，又往往因为宣通了气机的闭塞，则小便不通之证可愈，所谓“提壶揭盖”、“上窍通而下窍之水出焉”正是。因此，吐法虽然是以涌吐在上的有形实邪为主，但对于以吐取汗，以吐宣通，以吐调整气机升降等，也往往有效。吐法是一种较为特殊的治法，若运用得当，所谓“得其时，合其证，知其人，择其药”，在临床上是可以取得预期的治疗效果的。

6.2.2 发展简史

吐法可以治病，是劳动人民在长期医疗实践中积累下来的宝贵经验之一。我国最早的医典《黄帝内经》中，就有“其高者，因而越之”的记载；《神农本草经》记载有常用催吐药瓜蒂、藜芦、常山、大盐等。这些记载为吐法的产生和发展奠定了理论基础和药物基础。

东汉张仲景的《伤寒论》、《金匮要略》，对吐法的理论和运用都有所发展，他对吐法的可用与不可用掌握严格，对催吐方药的用法及使用注意都有明确的规定。在《金匮要略》中，记载了催吐方瓜蒂汤，以及盐汤探吐等。张仲景不但充实和发展了吐法的理论，而且在吐法的临床运用上，对后世也有很大启发。

宋代的《圣济总录》记载有关涌吐的急救稀涎散；《普济本事方》记载有催吐的胜金丸，均可治痰涎壅盛、牙关紧闭之危急病证，可见吐法已开始为临床急证所用。宋金时期，张子和著《儒门事亲》，记载有《万全方》的郁金散，以吐治头眩头风；《普济方》的吐风散、追风散，以吐治口噤不开、不省人事；《总录方》的常山散，以吐治疟；《孙尚方》的三圣散，以吐治风痰上壅之发狂，以及神验方以吐治舌不正等。可见，当时对吐法的运用是很广泛的，并创制了很多有效的吐法方剂。张子和对吐法的运用十分精练，他在《儒门事亲》中，立专篇对吐法详加论述，还列举了36味催吐药物，以及服吐药后吐不止的相应解救方法。由于吐法易伤胃气，而且也不易为病人所接受。所以，明代以后吐法运用逐渐减少。虽然明代有周慎斋著《慎斋遗书》，记载了“绞肠痧用盐调滚水探吐”；清代有罗国纲著《罗氏会约医镜》中专节《论吐证》的论述，但临床运用较少。

近代以来，对吐法应用也较少，仅在一些医刊中偶见个别急证或精神病以吐治验的报道；然而，这亦可说明吐法在临床上确有其独特的治疗作用。对一些其他治法无效的疾病，可从这方面有所启示，有所突破，让吐法在医疗实践中重放光彩。

6.2.3 临床运用

吐法有口服催吐剂而引起呕吐，有以翎毛或棉枝、手指探喉而引起呕吐，也有口服催吐剂后不吐，而用探喉助吐的。总之，吐法主要适用于痰涎、宿食、毒物、瘀滞等停留在咽喉、胸膈、胃脘而产生的病证，临床常见有眩晕头风、痰壅中风证、痰盛癫狂证、喉痹证及宿食停滞、毒物尚留胃中、霍乱吐泻不得等。吐法方剂有催 吐力比较温和的参芦散、盐汤探吐方；催吐力较强的有瓜蒂散、三圣散等。

6.2.4 使用注意事项

吐法可以治病，但吐法毕竟是攻邪之法，且催吐方药作用多迅猛，因此，运用吐法必须严格掌握适应证，并应中病即止。对于老年人、体弱者、孕妇、产妇均应慎用或不用。使用吐法后需令病人避风寒，以防吐后体虚招致外邪。同时，还须注意调理脾胃，宜食稀粥以养胃，切勿骤进油腻或不易消化的食物，以免重伤胃气。若用吐法后呕吐不止者，应根据所服催吐方药的不同进行解救。若吐后气逆不止者，应予和胃降逆之法治之。

6.2.5 现代研究

吐法治病范围很广，据文献记载内、外、妇、儿、五官科等疾病，均有用吐法治之者。对于某些急证或精神病的治疗，效果更为显著。吐法可以使在上的实邪涌吐而出。因而，呕吐也为排除病邪的重要途径之一。

目前认为，吐法治病并不限于呕吐能排出胃内容物（有形实邪），因为呕吐是种复杂的反射动作，其过程是：在呕吐前常有恶心、流涎、呼吸急迫、心跳快而不规则等自主神经（植物神经）兴奋的症状。呕吐开始时，先是深吸气，声门紧闭，随着胃和食道下端舒张，膈肌和腹肌猛烈收缩，压挤胃内容物通过食道进入口腔而吐出。呕吐时，十二指肠和空肠上段的运动也变得强烈起来，蠕动加速并可转为痉挛。由于胃舒张而十二指肠收缩，平时的压力差倒转，致使十二指肠内容物倒流人胃，所以呕吐物中常混有胆汁和小肠汁。吐法治病的作用原理，目前认为就在于吐法引起呕吐过程中一系列呕吐反射的作用和影响。吐法一方面可通过呕吐排出胃中有害或过多的物质；另一方面呕吐反射又能强烈地刺激人体，当药物或机械刺激的作用引起呕吐中枢兴奋时，便发出冲动沿自主神经躯干传至胃、小肠、膈肌等处。另外，呕吐中枢在解剖上和功能上同呼吸中枢、心血管中枢均有密切联系，它能协调这些邻近结构的活动，产生复杂的反应，使呼吸、血循环加强，以致全身组织器官的兴奋性加强和活动增加，从而调节全身各个组织器官的功能，达到治疗疾病的目的。

因此，目前认为吐法是一种全身性、从中枢到一些相应组织器官的恢复和协调的治法。

6.3 下　　法

6.3.1 含义

下法是通过荡涤肠胃，泻出肠中积滞，使停留于肠胃的宿食、燥屎、冷积、瘀血、结痰、停水等从下而出，以解除里实证的一种治疗方法。

有形实邪积结于肠胃，必致腑气不通，大便秘结，停痰留饮，瘀血积水等证由此而产生，若不及时疏导，会更伤正气而致病情加重或变生它证。因此，适时使用下法，有祛邪扶正之作用，是临床常用治法之一。

6.3.2 发展简史

有关下法的记载，最早见于《黄帝内经》，其中不但指出了下法的适应范围，而且对下法组方用药的原则也有论及，为下法的形成和发展奠定了理论基础。

《神农本草经》中记载了多种泻下药物，如大黄、甘遂、芫花、大戟、郁李仁等，这些药的记载又为下法的形成和发展奠定了药物基础。

东汉张仲景著《伤寒论》、《金匮要略》，创造出下法方剂达 31 首之多，把下法广泛地应用于外感时病和内伤杂病的治疗，并根据“下”的作用不同，初步把下法分为“峻下”、“轻下”、“缓下”、“润下”等四种。充实了下法的内容，并进一步促进了下法的发展。

南宋刘完素善于运用下法，他指出表证已解而里热郁结，汗出而热不退者，都可以用下法。还强调“不问风、寒、暑、湿，……内外诸邪所伤，有汗无汗”，只要有可下之证，就应该使用下法。并进一步总结出热毒极深，阳厥阴伤，病情已累及血分者，不能单纯用承气攻下，而必须与黄连解毒汤配合使用，甚至需下四五次，利下一二十行，其热方退。刘完素创制了不少下法新方，如凉膈散、双解散、三一承气汤等，扩大了下法的运用，丰富了下法的内容。

张子和善于运用汗、吐、下三法，对下法的理论和运用都有所发展。他指出凡“积聚陈莝于中，留结寒热在内”，都应逐去，宜用下法。在临床实践中，他广泛地使用下法治疗各种疾病，并在具体运用上提出“急则用汤，缓则用丸”的用药方法。他的下法方药内容丰富，有寒药、凉药、温药、热药的不同。可见，张子和不但对下法有精辟的论述，并且有丰富而具体的临床经验，为下法的发展从理论到实践都做出了较大的贡献。

明末温病学家吴又可，深明下法之要义，擅长使用下法，尤其是对温疫的治疗更有独到之处。他认为，诸经之邪均可入于肠胃形成阳明腑实证，只要邪气一旦入于肠胃，都可用下法，并提出“温病下不嫌早”之说，从而发展了下法在温病领域的应用。

清代叶天士、吴鞠通等温病学家，在吴又可“温病下不嫌早”的基础上，进一步扩大了下法在温病方面的应用，创立了“急下存阴”、“增水行舟”等以泻下治疗温病的大法，丰富了下法的内容，发展了下法的理论。

程钟龄著《医学心悟》，对下法进行了详细论述，使下法理论更为完善，并把下法列入八法之中。

近代以来，下法广泛地应用于临床各科，特别在急腹症和急性传染性热病方面的治疗，已取得较大的成就。

6.3.3 分类应用

里实证的形成，可因邪的性质不同而有寒结里实、热结里实、水结里实、燥结里实的不同，故下法相应地就有温下法、寒下法、逐水法、润下法之分。

6.3.3.1 温下法

温下法是根据寒冷积滞的病机拟定的治法，适用于治疗寒结里实证。机体阳气不足，脾胃虚寒，或暴食、过食生冷，致冷积停滞，阻于肠间，腑气不通，必成寒积冷结之证。临床常见便结不通、脘腹冷痛、喜温喜按、畏寒肢冷、脉沉紧等症状，温下法有温散寒结、泻下积滞的作用。

目前临床常用于治疗寒结所致的急性肠梗阻、虚寒性便秘等。常以辛热峻下的巴豆，或以大黄配祛寒药组成方剂，共奏温通泻下之功。常用方剂有大黄附子汤、温脾汤、三物备急丸等。

6.3.3.2 寒下法

寒下法是根据热结阳明腑实的病机拟定的治法，适用于治疗热结里实证。里热与积滞互结肠道，浊气填塞，腑气不通，便成阳明腑实之证。临床常见大便秘结，脘腹胀痛，甚至潮热谵语，苔黄脉实等症状。寒下法有攻下积滞、荡涤实热的作用。目前，临床常用于治疗急腹症，如急性肠梗阻、急性阑尾炎、急性胆道感染、急性胰腺炎、宫外孕等因于热结者。此外，因积滞中阻、传导失常之泄泻；上焦热盛之口腔及咽喉炎症；热盛之精神异常证等亦为常用，此乃通因通用，上病下取，引热下行之义。常以苦寒泻下的大黄，咸寒软坚的芒硝，配行气、清热、活血药组合成方。常用方剂有小承气汤、大承气汤、大黄牡丹汤、凉膈散等。临床上运用寒下法的大承气汤治疗肠中实热积滞较甚，热盛伤津者，又称之为“急下存阴法”，以大承气汤峻下热结，直泻其热而保存阴津。又有以大承气汤治疗中焦热盛证，称之为“釜底抽薪法”者，其意是大承气汤的苦寒泻下犹如抽薪之釜，则有如釜中沸腾的中焦热盛可自退。“急下存阴”与“釜底抽薪”名称不同，却同属于寒下法的范畴。

6.3.3.3 逐水法

逐水法是根据水液积结的病机拟定的治法，本法适用于治疗水结里实证。水湿壅盛、停蓄体内，或留胸胁，或壅积脘腹，或泛溢全身，气机阻滞，经隧不通则成水结壅塞之证，如悬饮证、结胸证等。临床常见咳唾胸胁引痛，心下痞硬，或一身悉肿，或腹胀满，或气短、口渴、小便不利、大便秘结、脉沉弦等症状。目前临床常用于治疗肾炎水肿、肝硬化腹水、渗出性胸膜炎及肿瘤所致积水等实证体壮者。常以峻下逐水的芫花、甘遂、大戟、商陆等，配行气破结药组合成方。常用方剂有大陷胸汤、十枣汤、舟车丸、疏凿饮子等。

6.3.3.4 润下法

润下法是根据津虚肠燥的病机拟定的治法。本法适用于治疗燥结里实证。邪热伤津，或素体火盛阴亏，或年老肾虚阴津不足，均可致肠燥便秘、便硬难下之燥结里实证。临床常见大便艰难，或大便状如羊粪，小便清长，或口干渴等症状。润下法有滋阴增液、润肠通便的作用。目前临床常用于治疗习惯性便秘，或病后体弱便秘，或老年人阴液不足便秘，或产后便秘等。常以麻子仁、杏仁、郁李仁、芍药、肉苁蓉、蜂蜜等为主，配行气药、泻下药组合成方。常用方剂有麻子仁丸、润肠丸、五仁丸、增液承气汤、济川煎等。

6.3.4 使用注意事项

下法是治疗里实证的大法，是祛除肠胃有形实邪的重要措施。除润下法外，其余均属急下祛邪之法，使用得当则取效甚速，用之不当亦伤人正气。所以，运用下法宜审慎施之。若表证未解，里实已成，则需权衡表里轻重，分别采用先表后里或表里双解之法为宜；若里实积结又正气不足，气血亏虚者，其病证复杂，“不下则实不去，下则正更伤；不补则虚更甚，补则邪愈壅”。凡此不可专事攻下，亦不可乱投补益，应下法与补法同用，攻补兼施，扶正泻下才是两全之法。

下法之峻剂，对于妇女月经期间或怀孕期间宜慎用，以免导致月经过多或流产。下法以攻邪为主，容易耗损胃气。因此，运用下法宜得效即止，以免伤正。下法取效大小与下法方药的煎煮方法及剂型选择关系密切。

6.3.5 现代研究

就单纯通便治疗便秘而言，主要是通过泻下方药对肠壁的刺激，增强肠的蠕动，使排泄功能加强，而起泻下通便作用的。但目前认为，下法治病原理更为重要的是对全身的作用。下法通过泻下排便，可促进新陈代谢，排出对机体有害的毒素，减少大肠对细菌毒素的吸收，减少机体各系统的感染机会，从而可缓解或消除全身中毒症状。通过泻下，可在机体某部分造成人为失水，使得另一部分停留积液，通过机体的自然调节作用去补偿该部分的体液消耗。从而调整机体的体液循环，对于某些水肿病证、积液等则可获得治疗效果。通过攻下的机械性刺激，对神经系统也起调节作用。

总之，下法治病是抗菌、消炎、止痛，促进新陈代谢，调节体液循环，调节神经系统等的综合作用的结果。此外，下法对全身其他系统，如消化系统、呼吸系统、循环系统、免疫系统等也有着不同的影响，其中不少原理尚在深入研究和探讨之中。

6.4 温　法

6.4.1 含义

温法是通过温里助阳，散寒通脉，以祛除机体脏腑、经络间的寒邪，解除里寒证的一种治疗方法。

里寒证是由于寒邪入里客于经络脏腑，或过服寒凉，或过食生冷损伤阳气所致，素体阳虚者也可引致里寒证的产生。寒盛于里必致机体气、血、津液“泣而不流”，气、血、津液流行不畅，则气滞、血瘀、水液停聚诸证相继而生。温法有助阳散寒、益气通脉的作用，是祖国医学常用治法之一。

6.4.2 发展简史

对温法的最早论述见于《黄帝内经》，即“寒者热之”，“劳者温之”，指出寒邪所致里寒证，当以热药治之；劳伤致阳虚者，当以温阳为法。《黄帝内经》不但记述了温法的运用原则，而且对温法的具体运用也有详细记载，如“热因热用”，“热之而寒者取之阳”的记述，说明了寒甚格热者，宜热药冷服；热药治寒证而反寒者，当以助阳为主。以上这些记载为温法的形成和发展奠定了理论基础。

最早的药物学专书《神农本草经》，记载了温热药物达100多味，如附子、干姜、花椒、吴茱萸等，这又为温法的形成和发展在组方选药方面奠定了基础。

东汉张仲景的《伤寒论》、《金匮要略》，在《黄帝内经》的基础上，创制了六经论治的理论，以三阴、三阳经归纳成六个证候类型，其中对三阴病的辨证论治，大大地丰富了温法的内容，发展了温法的理论，扩大了温法的运用。《伤寒论》在论述三阴病的证治中，创造了许多著名的温法方剂，如温中祛寒的理中丸，回阳救逆的四逆汤，温阳利水的真武汤，温经散寒的当归四逆汤等。这些方剂至今仍然是温法常用而重要的方剂。可见，张仲景对温法的发展有着重大的贡献。

金元时期，王好古著《阴证略例》，指出“伤寒，人之大疾也，其候最急，而阴证毒为尤惨，阳则易辨易治，阴则难辨难治”，并对阴证的发病原因、诊断、治疗等都做了详细的分析，还收集前人有关阴证的记载加以论证，在治疗上收集了不少温法的方剂。王好古认为，不论“冷物伤脾”或“外感风寒”，都是形成阴证的条件，而阴证的病源在肾，只有肾阳素虚者，感受外寒或受冷物所伤才可形成阴证。王好古提倡“温补”，扩大了温法的运用，充实了温法的内容。

明代张景岳著《景岳全书》，在《新方八略》中，有“气不足，使是寒”之说，明确提出了“寒”来自气虚的病机，对温法的认识又推进了一步。在温热药的选用方面，张景岳也作了详细论述，认为“凡用热之法，如干姜能温中亦能散表，呕恶无汗者宜之；肉桂能行血善达四肢，血滞多痛者宜之”。他从临床实践出发，总结出了一套使用温热药的宜忌理论。这不但丰富了温法的内容，而且对后人运用温法在组方用药方面也有很大的启示。

清代罗国纲著《罗氏会约医镜》，在卷三《论温》中，把温法分为大温、次温。王维德著《外科证治全生集》，创造了温经散寒的著名方剂阳和汤，用以治疗“鹤膝风、贴骨疽及一切阴疽”，从而发展了温法在外科临床的运用。

王清任著《医林改错》，把温法的回阳救逆法与活血化瘀法配合使用，创制了急救回阳汤，这不仅是对温法发展的重大贡献，同时也是对活血化瘀法的一大创新。程钟龄著《医学心悟》，详细论述了温法的运用，并提出了运用温法的四点注意，使温法理论更为完善，并把温法列入八法之中。

近代以来，对温法的研究和运用十分重视，尤其对温中祛寒法治疗胃肠疾病，以及回阳救逆法对循环系统的影响等的研究，已逐步深入并取得了一定成果，从而扩大了温法的运用。

6.4.3 分类应用

里寒证可因寒邪所伤部位不同，而有不同的证候表现，而且寒邪伤人又有轻重之分。因此，里寒证有寒伤脏腑、寒凝经脉、阳衰寒盛等的不同，温法在临床上就有温阳利水法、温中祛寒法、温肺化饮法、温经散寒法、回阳救逆法五法之别。

6.4.3.1 温阳利水法

温阳利水法是根据阳虚水停的病机拟定的治法。本法适用于寒水证。水液在体内正常运行及排泄，有赖于肾的气化，脾的运化。肾阳虚损及脾阳不足，必使脾肾两脏之“主水”与“制水”的功能失调而生寒水停聚证。临床常见腰以下水肿，手足不温，肢体重着或浮肿疼痛，小便不利，泄泻，或带下清稀，或头晕心悸，舌淡苔白滑，脉沉迟等症状。温阳利水法有温肾阳以助气化，温脾阳以复运化的作用，使水液运行通畅而病愈。目前，临床常用治慢性肾炎水肿、心功能不全水肿、醛固酮增多症、甲状腺功能低下、慢性肠炎、肠结核等属阳虚者。常以温热的附子、桂枝，配健脾利水药组合成方，常用方剂有真武汤、苓桂术甘汤等。

6.4.3.2 温中祛寒法

温中祛寒法是根据中阳不足、脾胃虚寒的病机拟定的治法，本法适用于治疗中焦虚寒证。脾胃居于中焦，脾主运化而升清阳，胃主受纳而降浊阴，中阳虚衰必致运化失司，浊阴凝聚、升降失调等脾胃功能紊乱诸证，临床常见肢体倦怠，手足不温，脘腹痞胀，或腹中冷痛，不思饮食，或吞酸吐涎，呕吐下利，或浊阴上逆而头痛，舌淡苔白润，脉沉细缓等症状。温中祛寒法有温运脾阳、祛寒补中的作用。目前临床常用治胃及十二指肠溃疡、急慢性胃肠炎、胃扩张、胃下垂等属消化功能低下，即中焦虚寒者，以及妊娠呕吐、神经性头痛、梅尼埃（美尼尔）综合征等因虚寒所致者。常以温运中阳之川椒、干姜、吴茱萸等配补气健脾药组合成方，常用方剂有理中丸、吴茱萸汤等。

6.4.3.3 温肺化饮法

温肺化饮法是根据肺寒留饮的病机拟定的治法，本法适用于治疗肺寒痰饮症。肺主气、司呼吸，为水之上源，主宣发、肃降，通调水道，维持人体清浊之气的新陈代谢。寒伤于肺，则肺气不得宣发、肃降，气道不畅，水道不调，必致水液停聚而成肺寒留饮，肺失宣降之证，临床常见咳嗽痰多，清稀色白，胸闷，口不渴，舌苔白滑，脉沉迟等症状。温肺化饮法有温肺散寒、宣肺化饮的作用。目前，临床常用来治疗慢性气管炎、支气管哮喘、肺气肿等属肺寒者。常以温热药配温化寒痰药为主组成方剂，也有与健脾渗湿药同用以取培土生金之意，常用方剂有苓甘五味姜辛汤、小青龙汤等。

6.4.3.4 温经散寒法

温经散寒法是根据寒凝经脉的病机拟定的治法，本法适用于治疗经脉虚寒证。经脉乃气、血、精、津、运行的通道，并以此沟通和联系人体组织器官及传送气、血、精、津通达全身。阳气不足，经脉受寒，则经气不利，血行不畅。气血精津寒凝而变生经脉阻滞诸证。临床常见手足厥逆，或肌肤麻木不仁，或身体及肢节沉重、肿痛，舌淡苔白，以及脉迟等症状。温经散寒法有温阳散寒、养血通脉的作用。目前临床常用治骨结核、慢性淋巴结炎、慢性骨髓炎、肌肉深部脓肿、血栓性脉管炎、类风湿关节炎、痛经等属经脉虚寒者。常以当归、桂枝、炮姜、细辛、麻黄、熟地黄等组合成方，常用方剂有阳和汤、当归四逆汤等。

6.4.3.5 回阳救逆法

回阳救逆法是根据少阴阳虚的病机拟定的治法。本法适用于治疗阳气衰微，阴寒内盛，甚则阳气暴脱的寒厥证，属于温法治疗危重证的治疗方法。少阴阳虚，即心、肾阳气衰微，肾阳乃人身之真阳，有温煦、激发、推动各脏腑的作用，与肾阴相互为用，相互制约，以保持机体生理的动态平衡，肾阳虚衰则寒盛于里。临床常见四肢厥逆、恶寒倦卧、呕吐腹痛、下利清谷、精神萎靡、脉沉迟或沉微等症状。回阳救逆法有温肾逐寒、回阳救逆的作用，既资助和恢复失散之真阳，又能祛除独盛之阴寒，使阳复寒散而病愈。目前临床常用于治疗心力衰竭、休克等危重证属阳衰阴盛者。常以大辛大热的附子、肉桂，与大补元气的人参等配合使用，常用方剂有四逆汤、参附汤、急救回阳汤等。

6.4.4 使用注意事项

温法是临床常用的治疗大法，既可治疗一般的虚寒病证，又可治疗阳衰阴盛的危重病证。所以，运用温法必须注意人体的机能状态，辨清寒之所伤及证之轻重，以准确选用不同的温法。温法方药多为辛温燥热之品，临床运用时，除注意季节不同而调整剂量外，对于真热假寒之热厥证应绝对禁用。此外，若阴寒太盛，服药格拒者，宜热药冷服或于温热汤药中佐以寒凉之品。

6.4.5 现代研究

现代医学认为，里寒证的病理变化，是由于神经系统处于抑制状态，生理功能低下，抗病能力下降所造成，而温法则具有兴奋、强壮、镇痛、抗菌等作用，这就是运用温法治疗里寒证的根本所在。

温法治疗脾胃虚寒之里寒证，其作用原理就是通过温中祛寒方药的温热、辛辣、芳香性味，一方面刺激口腔及胃黏膜，促进消化液的分泌使食欲增加；另一方面可兴奋中枢神经，促进血液循环和物质的新陈代谢，抑制肠内异常发酵，排除胃肠积气，又能镇呕健胃，增强消化吸收功能等。所以，温法对于消化功能低下的脾胃虚寒证，有促使其功能恢复的作用。

温法治疗阳衰阴盛，甚或亡阳欲脱的寒厥证，是目前温法运用研究较多的内容。寒厥证相当于现代医学的“休克”。“休克”是急性循环功能不全，机体组织、器官特别是维持生命的重要器官，得不到足够的血液灌注而产生的综合病证。温法治疗寒厥证，其作用原理就是通过某些方药的大辛大热作用，使中枢神经、末梢神经、交感神经等产生兴奋，从而加强各器官功能活动，提高新陈代谢率，改善血液循环，增加重要脏器组织的血流灌注等作用，使全身功能低下的状态得以改善，使各系统症状得以缓解或消失。

总之，温法治疗里寒证，主要是通过温热药物或温热药物与补益药物同时使用，产生的振奋全身功能，改善血液循环，增强抗病力等作用，能使全身功能低下的症状得以恢复。

6.5 清 法

6.5.1 含义

清法是通过清热泻火，凉血解毒，养阴透热，以消除机体气血、脏腑等的热邪，解除热毒壅盛，或热留阴分之里热证的一种治疗方法。

里热之所成，有外感六淫变生而来，有五志过极郁积化火而来，有脏腑偏盛自内而生。总之，阳胜则热。所以，里热证的范围很广，而且热邪最易伤津。因此，清法有清泻实热，清透虚热，凉血解毒，泄热补津等作用，是清泄里热之常法，也是祖国医学临床常用治法之一。

6.5.2 发展简史

清法的记载最早见于《素问 · 至真要大论》，有“热者寒之”，“温者清之”，“诸寒之而热者取之阴”的记载，指出温热性疾病宜用寒凉方药。若以清法治疗虚热之证，用寒药治热而后热者，又当养阴以清热治之。《黄帝内经》对清法运用原则的论述，为清法的形成和发展奠定了理论基础。

《神农本草经》不但记载药物内容丰富，而且还以药物性味来划分种类，其中三分之一药味是属寒凉性药物，如石膏、知母、黄芩、黄连、黄柏、栀子、龙胆草、犀角、丹皮、连翘等至今仍为临床常用，这些药物的记载为清法的用药组方奠定了药物基础。

东汉张仲景的《伤寒论》记述了一些温热性疾病的治疗，遵《黄帝内经》“热者寒之”的旨意，创制了不少治疗温热性疾病的著名方剂，如白虎汤、竹叶石膏汤、黄芩汤、白头翁汤等，从而为清法的组方制订了规范，对清法的发展有很大的影响。

唐代孙思邈著《备急千金要方》，也创造了一些清法的有效方剂，如清血热的犀角地黄汤等，充实了清法的内容。

宋代钱乙著《小儿药证直诀》，首次提出清脏腑热之说，创制了不少治疗脏腑热证的方剂，如导赤散、泻白散、泻黄散、泻青丸等，为清法的清脏腑热一法奠定了方剂基础。

金元时期，刘完素著《素问玄机原病式》，提倡火热学说，对火热病证有较深刻的研究，运用寒凉药物治疗火热病有独到之处，主张表热用辛凉解表，里热则泻火养阴，这是对清法运用的一大突破，对后世治疗温病有很大的启发。

元代罗谦甫著《卫生宝鉴》，把热证和清热分为六类，为清法治疗里热证提供了依据，并扩大了清法的应用范围。

清代叶天士著《温热论》，创温热病的卫气营血学说，并以卫气营血理论对温热病的治疗作不同阶段的具体运用。叶天士认为：“大凡看法，卫之后方言气，营之后方言血，在卫汗之可也，到气才可清气，入营犹可透热转气，……入血就恐耗血动血，直须凉血散血”。叶天士对温热病卫气营血病机的深浅层次及其治疗的概括，不但丰富了清法的内容，而且推进了清法的发展，成为清法发展史上的重要阶段。程钟龄著《医学心悟》，将清法列入中医治疗八法之中，并且详细地论述了清法的使用，提出了对清法运用的注意事项，从而使清法理论更为完善，促进了清法的发展。

近代以来，清法的运用与研究很广。目前，清法广泛地用于治疗感染性疾病的中期和极期，或化脓性炎症等，且疗效显著，对清法的抗菌、消炎、退热、强心、止血、改善血循环等作用的研究，也不断创新，大大地丰富了清法的内容，发展了清法在临床上的应用。

6.5.3 分类应用

邪热有虚、实之分，脏腑有偏胜之殊，热在气分、血分有别。所以，邪热伤人致病范围很广，变证也多。因此，清法在清热的前提下，针对具体见证进行辨证施治，运用就十分广泛，治疗里热证的内容也就十分丰富。目前，临床常用清法有清气泄热法、清营凉血法、清热解毒法、清泄脏腑法、清热祛暑法、清透虚热法等六种。

6.5.3.1 清气泄热法

清气泄热法是根据热在气分、热盛伤津的病机拟定的治法，又叫甘寒清热法。本法适用于治疗气分热盛之里热证。邪热内犯，以阳明经为先，阳明乃水谷之海，故热盛阳明则易耗伤津液，而成气分热盛伤津之证。临床常见壮热、烦渴、汗出、苔黄、脉洪等症状。清气泄热法有清泄热邪、护津增液的作用，使热去津回而病愈。目前临床常用来治疗一些急性热病、急性传染病的症状明显期，其中以毒血症引起的症状及高热引起的体液与电解质代谢紊乱为主的病变期使用为多。如“流行性脑脊髓膜炎”、“流行性乙型脑炎”等的早期治疗。本法内容仅就肺胃气分热盛伤津论治，未涉及其他证治。因此，临床用药总不离甘寒之品，常以石膏、知母、竹叶、芦根、花粉、人参等为主组合成方，常用方剂有白虎汤、竹叶石膏汤等。

6.5.3.2 清营凉血法

清营凉血法是根据热入营血的病机拟定的治法，本法适用于治疗营血热盛之里热证。营分热、血分热只是温热之邪入血的轻浅与深重的程度和阶段不同而已。心主血属营，故营血热盛多有热扰心神或热甚动血之证，临床常见身热夜甚、心烦不眠、神昏、谵语、斑疹隐隐、吐血、衄血、舌绛脉数等症状。

清营凉血法有清营透热、凉血散血、解毒救阴等作用。目前，临床常用治急性传染性疾病，如“流行性脑脊髓膜炎”，“流行性乙型脑炎”、以及肝昏迷、尿毒症、败血症等有高热、出血症状者，常以地黄、玄参、丹皮、赤芍、犀角等为主组合成方。常用方剂有清营汤、犀角地黄汤等。

清气泄热法与清营凉血法是清法的两大分类，但可根据病情需要把两法结合使用，临床称之为气血两清法。气血两清法是根据气血两燔的病机拟定的治法。本法适用于治疗瘟疫热毒充斥气血之里热证。温热之邪留于气分未解，又进入营分、血分，不但气分热盛，而且营分、血分火毒也深重，形成气血两燔之证。临床常见既有气分热盛症状，又有营血热毒症状，如高热、烦渴、汗出、发斑、吐血，甚则痉厥、神昏、谵语等。气血两清法既清气分热，又清营血热，有清热泻火、凉血解毒的作用。目前，临床常用于治疗急性传染性疾病，如流行性脑脊髓膜炎、流行性乙型脑炎、流行性出血热等热毒炽盛期。常以清阳明气分热的石膏、知母等与泻火解毒的黄连、黄芩、栀子以及凉血散瘀的生地黄、赤芍、丹皮、犀角等组合成方，常用方剂有清瘟败毒饮等。

6.5.3.3 清热解毒法

清热解毒法是根据三焦火热毒盛的病机拟定的治法，本法适用于治疗三焦热盛的里热证。三焦内含五脏六腑，关系着机体各部功能的正常活动。三焦热盛，或上、中焦邪郁生热，必致机体各部产生热毒深重之证，临床常见烦躁狂乱，吐衄发斑，或头面红肿，及口糜咽痛，或发痈疮肿毒，舌红苔黄，脉数有力等症状。

清热解毒法有清热、泻火、解毒的作用。目前，临床常用治各种急性感染性疾病，如败血症、脓毒血症、痢疾、肺炎、腮腺炎、急性扁桃体炎、淋巴结炎、痈疮肿毒等证属热毒壅盛者。常以黄连、黄柏、黄芩、银花、连翘、菊花、蒲公英、板蓝根、大青叶等组合成方。常用方剂有黄连解毒汤、普济消毒饮、仙方活命饮等。

此外，常用清热解毒中草药中，如夏枯草、蒲公英、山豆根、紫草、鸦胆子、白头翁、青黛、半枝莲、虎杖、白花蛇舌草等，有控制肿瘤周围炎症和其他感染的作用。因此，在一定程度上能控制肿瘤的发展。所以，清热解毒法对于某些恶性肿瘤或某些恶性肿瘤的某个阶段也有一定疗效。

6.5.3.4 清泄脏腑法

清泄脏腑法是根据脏腑邪热偏盛的病机拟定的治法，本法适用于治疗脏腑及其经脉热盛之里热证。临床常见心经热盛证，肝胆实火证，肺中伏热证，胃中积热证，肠中湿热证等。不同脏腑邪热偏胜，临床上产生的火热证候就各有不同，传变亦异。因此，运用清泄脏腑法应根据各脏腑之热的不同，而施以相应的清泄方法。常用的清泄脏腑法有以下几种：

（1）清心泻火法

适用于治疗心经热盛证或心经火热移热于小肠证。临床常见发热面赤，心胸烦热，失眠谵妄，口糜舌疮，小便短赤涩痛，舌红脉数等症状。本法有清心凉血利尿等作用，目前临床常用于治疗口腔炎、急性泌尿系感染等证属心经热盛者。常以生地、木通、灯芯草、竹叶、甘草等组合成方，常用方剂有导赤散等。

（2）清泄肺热法

适用于治疗肺中有热或痰热壅肺之证。临床常见咳痰黄稠，气急欲喘，舌红苔黄，脉数等症状。本法有清肺热、宣肺气、消痰壅的作用。目前，临床常用于治疗肺脓疡、肺炎、支气管炎、百日咳等证属肺热者。常以苇茎、桑白皮等为主组合成方。常用方剂有泻白散、苇茎汤等。

（3）清泻肝胆法

适用于治疗肝胆经实火证或肝经湿热下注证。临床常见胁痛口苦，易怒烦躁，目赤肿痛，小便淋浊，阴痒阴肿，舌红苔黄，脉弦数等症状。本法有清肝火泄胆热的作用。目前，临床常用于治疗急性肝炎、急性胆囊炎、急性结膜炎、急性中耳炎、急性泌尿系感染、高血压等证属肝胆实热者。常以龙胆草、栀子、柴胡、夏枯草、木通、车前子等为主组合成方。常用方剂有龙胆泻肝汤、泻青丸、左金丸等。

(4) 清胃泻热法

适用于治疗胃热证。临床常见口渴欲饮，牙痛龈烂，牙龈出血，口气热臭，舌红苔黄，脉数等症状。本法有清胃滋液、凉血泻火的作用。目前，临床常用来治疗口腔炎、牙周炎、三叉神经痛等证属胃热者。常以石膏、知母、生地黄、麦冬、丹皮等组合成方。常用方剂有清胃散、泻黄散、玉女煎等。

(5) 清肠止利法

适用于治疗肠道湿热证。临床常见下痢腹痛，里急后重，肛门灼热，心烦口渴，泄泻，苔黄腻，脉濡数等症状。本法有清热燥湿、解毒止利的作用。目前，临床常用治急性肠炎、细菌性痢疾、阿米巴痢疾等证属肠热者。常以白头翁、芍药、秦皮、黄芩、黄连、黄柏、木香等组合成方。常用方剂有白头翁汤、葛根芩连汤、芍药汤等。

总之，清泄脏腑法的应用范围很广，五脏六腑有热皆可使用。由于脏腑间是相互关联、相互制约的，脏腑一旦发生病变也可相互影响。所以，在运用清泄脏腑法时，若能注意脏腑间的病理影响，适当地选用药物，灵活配合组成方剂，则更能充分发挥清泄脏腑法的治疗作用。例如，心经热盛可滋肾凉心；肺火偏盛可清肠通便等。

6.5.3.5 清热祛暑法

清热祛暑法是根据暑热内犯的病机拟定的治法，本法适用于治疗暑热病。暑热病是夏月感暑而发生的多种疾病的总称。暑为阳热之邪，暑热伤人最速，且易耗气伤津，或挟湿为患。临床常见身热、烦渴、汗出、体倦、小便短赤、脉数等症状。清热祛暑法有清暑热、利暑湿、益气津的作用。目前，临床常用来治疗夏季外感，小儿夏季热证等。常以西瓜翠衣、荷叶、香薷、扁豆花、滑石、西洋参、麦冬等组合成方。常用方剂有清络饮、六一散，清暑益气汤等。

6.5.3.6 清透虚热法

清透虚热法是根据阴虚内热病机拟定的治法。本法适用于治疗阴分不足，虚火偏亢之虚热证。热病后期，热伤阴液，热留阴分，或肝肾阴虚，虚火内扰，均可成虚热证。临床常见夜热早凉，或低热日久不退，唇红颧赤，形瘦盗汗，舌红少苔，脉细数等症。清透虚热法有透热、养阴、潜阳的作用。目前，临床常用于治疗结核病低热不退、病后余热不退、小儿夏季热证等。常以青蒿、鳖甲、地骨皮、知母等为主组合成方。常用方剂有青蒿鳖甲汤、清骨散等。

6.5.4 使用注意事项

清法治病范围很广，因此，在临床运用清法时，首先要辨清里热证之性质，是实热还是虚热；其次，要辨别证之所在，邪之轻重，以准确地选用不同的清法；阳热之邪最易耗伤阴液，救阴存津是治热病的首要之法。所以，运用清法切不可过用苦寒，以免化燥伤阴；而滋阴之品，又性多腻滞，则不宜用之过早，以免留邪不解。此外，寒凉之品过用则易伤胃气，或伤阳气而致热退寒生，运用清法时也应注意。更有邪热炽盛，可少佐辛温之姜汁，或寒药热服，即“治热以寒，温而行之”的反佐。对于真寒假热之证，则清法应绝对禁用。

6.5.5 现代研究

里热证范围很广，但都有发热、口渴、便干结、尿短赤、脉数等症状，这些病证大多数是在机体生理功能较好，对病因反应力旺盛的实证表现。现代医学认为，里热证是由于致热原物质的刺激，使高级神经过度兴奋，交感神经紧张度升高，心肌兴奋增强，心跳加快，血循环量过度增加，血压升高，血管扩张幅度增大，基础代谢率升高，热量过剩等所致。因此，认为清法治疗里热证的作用原理，是清法有抗感染的作用，可以杀灭或抑制各种感染因子，并有兴奋网状内皮系统，增加白血球吞噬能力的作用，以减轻炎症反应，从而促进炎症病灶的消退。

此外，清法还有强心、解热、利尿、降压等作用，可以改善血循环，消除过剩的热量，有利于排泄代谢产物等。清法各方面的综合作用，可促进机体热性病的病理变化恢复而起治疗作用。

6.6 补　　法

6.6.1 含义

补法是通过调补、补养、强壮以改善机体虚弱状态，增强体质解除虚证的一种治疗方法。虚弱之证可因先天不足，或后天失调而成，但总不离五脏。而五脏虚损者，临床表现又不外是气血、阴阳不足而已。因此，补法有调补阴阳、气血，扶助正气，强身健体的作用，是祖国医学常用治法之一。

6.6.2 发展简史

补法和其他治法一样，是劳动人民在长期的医学实践中创造出来的。早在《黄帝内经》、《难经》中已有“虚则补之”，“损者益之”，“虚则补其母”，“泻南方，补北方”等的记载，明确地指出了补法的使用原则，从而为补法的形成奠定了理论基础。

《神农本草经》是我国最早的药学专著，记载有365味中药，其中具有补益作用的达70味之多，如人参、灵芝、黄芪、当归、鹿茸、地黄等著名补养药，至今仍为常用。这些药物的记载，为补法的形成和发展奠定了药物基础。

东汉张仲景著《伤寒论》、《金匮要略》。创造了不少补益方剂，如补阳的肾气丸、养阴的黄连阿胶汤、补气血的炙甘草汤、温补的小建中汤等。张仲景制方很有法度，为补法的应用做出了组方的规范，对补法的形成和发展有一定的贡献。

随着社会生产力的发展，医学理论也有所发展，补法在医学理论发展过程中，百花齐放，形成了补法的各个不同学术流派。如唐代王冰进一步发展了《黄帝内经》的理论，明确指出治元阳之虚要“益火之源，以消阴翳”，而治真阴之竭应“壮水之主，以制阳光”。这些论点对后世补阴、补阳学派的产生影响很大。

宋代钱乙著《小儿药证直诀》，在补法方面又有新的发展，他提出以五脏为纲的儿科辨证方法，创制了五脏补泻的方剂，第一次把补法与脏腑联系起来。另外，钱乙认为小儿稚阴稚阳之体，脏腑柔弱，不宜过用香窜之品，治疗上主张柔和滋润，保存胃津的原则，并巧妙地化裁古方《金匮要略》的肾气丸，去附子、桂枝而成著名的六味地黄丸。这对后世滋阴学派的形成影响甚大，为补法的发展做出了很大贡献。

金元时期，李东垣著《脾胃论》，强调脾胃的作用，认为“土为万物之母”，“内伤脾胃，百病由生”，指出内伤疾病的形成是脾胃受损，耗伤元气的结果。所以，在治疗上重视健脾益气，升提中气，创制了著名的补中益气汤，并一直为后世医家沿用。李东垣的理论充实了补法的内容，并形成了补法中的“补土学派”而独树一帜，对祖国医学的发展有着深远的影响。

另一位著名医家朱丹溪著《格致余论》，在相火论的基础上，创立了“阳常有余，阴常不足”的理论，强调“养阴”对人体健康和疾病治疗的重要性，创造了大补丸（又名大补阴丸），以滋阴精而泄相火。丹溪滋水、养阴之说，为补法增添了内容，并形成了补法中“滋阴学派”而独创一家，对温病学派影响颇大。

明代张景岳著《景岳全书》，反对“阳有余之论”。认为“阳非有余，阴常不足”，在治疗立论上多持“温补”之说。

李中梓著《医宗必读》，强调阴阳互为生化之中，又以阳为最主要；治疗上倾向温热药的使用，认为温热之剂均能补虚（指补阳而言）。

赵献可著《医贯》，发挥了“命门”学说，认为命门之火乃生机之所系，是人身之至宝，强调补肾（包括命门）在人体的作用。明代各医家尽管立论不同，但他们在治疗上都重视温补作用，形成了补法中的“温补学派”，丰富了补法的内容，扩大了补法的运用。

清代叶天士、吴鞠通等温病学家，进一步强调养阴生津对温病治疗的重要性，指出“留得一分津液，便有一分生机”，提出了“养胃阴”的治法。使李东垣重视脾胃之阳，忽视脾胃之阴的补土学派理论更为完善。程钟龄著《医学心悟》，将补法列入中医治疗八法之中，并详细地论述了补法如何使用，提出补法用药的配伍等。补法经历代医家的实践、补充，已逐步发展完善。

近代以来，对补法的研究、发展、运用都十分重视。历代医家在长期医疗实践中创制了不少补法的方剂，但都没有明确分类。解放后，在发掘、整理、发扬祖国医学遗产工作中，对补法方剂进行了分类，这不但能使补法更准确地应用于临床，而且更有利于医学界对补法的认识和研究。在对补法的研究方面，国内、外都十分重视。国内研究认为，补法对能量代谢、免疫、内分泌等都有一定的影响；而国外的有些研究则发现，补法方药具有“适应原”样的作用，可增强机体非特异性的防御能力等。这些研究，将会不断揭示补法治病的实质，并将逐步把补法的理论研究和临床运用推向一个新的境界。

6. 6. 3 分类应用

虚证在临床上因致虚原因不同，虚之所在部位不同，其证候表现也各异。所以，补法治疗虚证在临床运用时就有补气，补血，补阴，补阳，补心，补肝，补脾，补肺，补肾等的不同。又因五脏各有所主，各有所属，故五脏之补往往寓于补气、补血、补阴、补阳之中。因此，补法分补气法、补血法、补阴法、补阳法四类。但由于阴阳互根，气血同源，阴阳、气血不足，不仅可各自为病，而且亦会相互影响。因此，补气法、补血法、补阴法、补阳法在临床运用上就相互联系，相互配合。如补气益血，阴中求阳，阳中求阴等，才能获得最好的治疗效果。

6. 6. 3. 1 补气法

补气法是根据肺脾气虚的病机拟定的治法，本法适用于治疗气虚证。气是构成人体和维持人体生命活动的基本物质之一。气的来源有赖于脾胃化生的水谷精微之气，以及肺所吸入的自然界的清气。气的输布有赖于肺的宣发、脾的转输。肺主一身之气，脾为气血生化之源。因此，气虚与脾、肺关系最为密切。气虚证临床常见倦怠乏力、少气懒言、语声低微、食少便溏、动则气促汗出、舌淡苔白、脉虚弱等症。气虚补气时往往通过补脾而得以实现。

补气法有健脾益气，补肺生津，益气升阳的作用。目前，临床常用来治疗某些慢性疾病而有气虚表现者。如慢性胃炎、胃与十二指肠溃疡、胃下垂、肺结核、肾下垂、子宫脱垂、眼睑下垂、脱肛等。神经衰弱，心血管疾病，气虚发热等也为常用。多以人参、黄芪、白术、炙甘草等为主组合成方。常用方剂有四君子汤、补中益气汤、生脉散等。

此外，李东垣在《脾胃论》中，对补气法的运用有所发展。李东垣用甘温补益之剂—补中益气汤治疗脾气虚所致发热不退之证，此治后世称之为“甘温除大热”，甘温除热法，常用方剂有补中益气汤、小建中汤。

6. 6. 3. 2 补血法

补血法是根据营血亏虚的病机拟定的治法，本法适用于治疗血虚证。血液是维持人体生命活动的重要物质，脾胃为血液生化之源，而心主血脉则是血液在脉内运行的动力。因此，血虚与心脾关系密切。心脾功能正常则血液充盛，血脉流畅而身体强健；心脾功能失常，则血源不足，血流不畅而身体虚弱，以至产生血虚证。临床常见头晕眼花，心悸怔忡，面色萎黄，唇爪色淡，手足发麻，或妇女月经不调，舌质淡，脉细涩等症状。补血法有健脾养心，调补营血的作用，目前临床常用于治疗再生障碍性贫血，血小板减少性紫癜，胃及十二指肠溃疡出血，神经衰弱，癔病，妇女月经不调，功能性子宫出血等属血虚者。常以当归、熟地黄、白芍、首乌、阿胶等为主组成方剂。

气为血之帅，气旺则血生。所以，补血法在组方中常与补气药同用，以益气生血。常用方剂有四物汤、当归补血汤。

此外，临床上常根据气血两虚的病机，以补气法与补血法同用，称之为气血双补法。治疗病后失调或失血过多之气血两虚证。如病后虚弱，妇女月经不调，胎产崩漏，以及各种慢性疾病属气血不足者。常用的方剂有八珍汤、炙甘草汤等。

6.6.3.3 补阴法

补阴法是根据阴液亏虚的病机拟定的治法，本法适用于治疗阴虚证。阴液有濡润、滋养脏腑的作用，与阳气保持对立统一的协调关系而维持人体正常的生理功能活动。阴液亏虚则五脏六腑失于滋润，且阴虚必阳亢而变生诸证。肝藏血，肾藏精，阴虚与肝肾关系密切。因此，临床常见形体消瘦，头晕耳鸣，唇赤颧红，虚烦失眠，潮热盗汗，喘咳咯血，遗精梦泄，舌红少苔，脉细数等症状。补阴法有滋养阴液、降火潜阳的作用。目前，临床广泛用于治疗各科病证而属阴液不足者。常以沙参、麦冬、女贞子、生地黄、知母、龟板、鳖甲等为主组合成方。又因阴阳互根，无阳则阴无以生之理，在阴虚补阴时常辅以补阳的药物，以阳中求阴而更利于补阴。常用方剂有六味地黄丸、大补阴丸、一贯煎等。

6.6.3.4 补阳法

补阳法是根据阳气虚弱的病机拟定的治法，本法适用于治疗阳虚证。阳气有温煦和推动脏腑以及温养四肢百骸的作用，与阴液保持对立统一的协调关系，而维持人体正常的生理功能活动。肾主藏精，为真阴真阳之根本，故阳气虚弱以肾阳虚为主。阳虚则寒生，临床常见面色苍白，四肢不温，神疲乏力，腰膝冷痛，下肢萎弱，少腹拘急，小便清长或不利，舌淡苔白，脉沉细等症状。补阳法有温补肾阳的作用。目前，临床常用于治疗慢性肾炎、慢性肠炎、肠结核、糖尿病、慢性支气管哮喘、神经衰弱、更年期综合征、不孕症等属阳虚者。常以附子、肉桂、仙茅、巴戟等为主组合成方。又因阴阳互根，阴是阳的物质基础，无阴则阳无以生之理，在阳虚补阳时常辅以补阴药物，以阴中求阳而更利于补阳。常用方剂有肾气丸、右归饮等。

6.6.4 使用注意事项

补法目前广泛地应用于临床，“虚则补之”，凡虚弱病证均可用补法。为了使补法真正获得补的治疗效果，在具体运用补法时，尚需先分辨气血、阴阳之虚，以及虚证的所在，然后选用不同的补法和具体方药，补之才能准确、有效。另外，运用补法要注意脾胃功能，以利于补药的吸收。脾胃不足者，宜先调理脾胃再行补法。补法为虚证而设，若正虚又邪未尽者，则不宜过早或单用补法，以免“闭门留寇”，宜配祛邪药同用，即所谓“扶正祛邪”，“攻补兼施”，也为临床常用之法。再如虚实真假之候，也应注意，所谓“大实有羸状”的假虚之证，若误用补法，必致助邪伤正，前“至虚有盛候”的假实之证，当补反攻，又必造成虚者更虚。甚至危亡立现。凡此，务必辨证清楚，才可用补法。补法方药宜久煎，并空腹服或饭前服，则补法疗效更佳。

6.6.5 现代研究

现代医学认为，虚证是由于生理功能低下，神经系统功能低落或处于抑制状态，内分泌腺体呈退行性变化，免疫功能紊乱或低下，正常所必需的物质和维生素等的缺乏，致使机体出现各种异于正常生理状态的表现，而成为虚证。至于补法治疗虚证的作用原理，则认为补法有兴奋中枢神经，改善或提高机体各系统的功能活动，增强机体免疫能力，以及抗菌、抗癌等作用，使机体失调的功能恢复至生理平衡，使免疫功能恢复，使机体虚弱状态得以改善而起治疗作用。

此外，也有认为补法改善机体虚弱状态是有一定物质基础的，认为阴液、阴精、阳气是维持机体正常生命活动的物质基础，是一种目前现代医学尚未发现的生命要素，这些物质不足，或这些物质代谢失调，机体就会产生各种各样的病理变化，而补法可刺激机体产生这种生命要素，并维持其相对平衡，从而改善机体的虚弱状态，起治疗作用。

6.7 和　法

6.7.1 含义

和法是通过和解少阳，调和机体表里、营卫、气血、阴阳、脏腑之间的功能，以解除少阳病及机体某些相互关系失于协调的病证的一种治疗方法。

和法在祖国医学中是一种适应证十分广泛，而又较为特殊的治法。对和法的含义，目前认识尚不一致。有的认为是“疏通调和”，有的认为是“调整人体机能”，有的认为是“和解、调和、缓和”的意思等。尽管医学界对和法的解释各不相同，但在临床上对和法的治证范围论述是相同的。

邪在少阳，既非在表，也非在里，乃在半表半里枢机之位。所以，治疗既不能投以治表之汗法，也不能投以治里之各法，只有和法为宜。在正常情况下，机体表里、营卫、气血、阴阳、脏腑之间是彼此关联，相互协调，相互依存，相互制约，和谐一致的。若某种原因使机体失去了这种协调的关系，则机体就会产生表里不和、营卫不和、气血不和、阴阳不和、脏腑不和的病证。和法是解除这些病证的最好治法。

临床实践证明，和法没有明显的发汗、泻下作用，也没有明显的补益作用，但对某些功能失调的病证确有治疗效果。

和法在遣药组方上，也有不同于其他治法之处。和法用药往往使用“寒热并用”、“补泻同施”、“营卫并调”、“气血兼顾”、“两脏同治”等组方配伍形式，以发挥“和”的作用。

6.7.2 发展简史

和法的记载最早见于《黄帝内经》。和法的概念在《黄帝内经》里主要是调和的意思，在《素问·生气通天论篇》中有：“阴阳筋脉和同”、“内外调和”、“气血皆从”等的记载，还有“阴阳之要，阳密乃固，两者不和，若春无秋，若冬无夏，因而和之，是谓圣度”的论述。为和法的产生和发展奠定了理论基础。

东汉张仲景认为，和法不是大发汗、大攻下，而是用剂量比较少的方药以缓和减轻病情，或用具有调和营卫作用的方药改变机体气机不和而致的各种病证的治疗方法。正如《伤寒论》中多次提到的“营卫不和之证，宜用桂枝汤和之；太阳病误治后，大便硬者，宜用小承气汤和之愈”等。可见，《伤寒论》中和法的概念是既有调和的意思，又有缓和的含义，这不但充实了和法的内容，提高了和法的理论，而且扩大了和法的应用。张仲景创制了小柴胡汤，尽管《伤寒论》中有关小柴胡汤的条文并未提及“和”字，但小柴胡汤治证之论，都不离少阳病半表半里之证。因此，小柴胡汤实为治疗少阳病和法之剂。

南宋成无已对张仲景学说研究比较精深，他在《注解伤寒论》和《伤寒明理论》中，明确地提出半表半里之少阳病，应以和解剂小柴胡汤为主。可见，他对和法的认识是和解的意思，这样和法在张仲景调和与缓和基础上又增添了和解的含义，后世都有顺从其说，凡言和法均有和解之意，并以小柴胡汤为主。

明代张景岳著《景岳全书》，认为“和法之制和其不和者也，凡病兼虚者，补而和之；兼滞者，行而和之；兼寒者，温而和之；兼热者，凉而和之，和之为义广矣，亦犹土兼四气，其于补泻温凉之用，无所不及，务在调平元气，不失中和之为贵也”。张景岳对和法认识是有所发展的，同时，也扩大了和法的应用。

清代程钟龄著《医学心悟》，对和法论述颇为详尽，认为“伤寒在表者可汗，在里者可下，其在半表半里者，唯有和之一法焉。……有清而和者，有温而和者，有消而和者，有补而和者，有燥而和者，有润而和者，有兼表而和者，有兼攻而和者。和之义则一，而和之法变化无穷焉。”程钟龄发展了张仲景对和法的认识，强调和解是和法的主要内容，并把和法列入中医治疗八法之中。

近代以来，对和法的认识逐渐深入，已故名医蒲辅周指出：“和法，和而勿泛，和解之法，具有缓和疏解之意，使表里寒热虚实的复杂证候，脏腑阴阳气血的偏盛偏衰，归于平复，寒热并用，补泻和剂，表里双解，苦辛分消，调和气血，皆谓和解。”并进一步指出：“和法范围虽广，亦当和而有据，勿使之过泛，避免当攻而用和解之法，贻误病机。”这对临床上有效地运用和法启发甚大。目前和法已广泛地应用于临床各科，尤其用治肝胆疾病以及胃肠疾病、妇科病等，效果更为显著。近年来对和法的研究逐渐深入，和法治病的实质必将逐步得以揭示。

6.7.3 分类应用

和法是临床常用的治疗大法，适应证甚为广泛，不论是内科杂病，还是妇科、儿科、五官科等病，均可使用。但就其病机而论，一是邪在少阳，枢机不利；一是脏腑功能失调所致。所以，和法就有和解少阳，调和脏腑之分，而脏腑功能失调临床上以肝脾不和及肠胃不和为常见。因此，和法在临床上具体运用就有和解少阳、调和肝脾、调和肠胃三法之分。

6.7.3.1 和解少阳法

和解少阳法是根据邪在少阳，枢机不利的病机拟定的治法，本法适用于治疗少阳病。少阳者，居表里之间，为三阳之枢，邪犯少阳徘徊于半表半里之间，必令少阳枢机不利而变生少阳病。临床常见寒热往来、胸胁苦满、口苦咽干、目眩、心烦喜呕、不欲食、脉弦等症状。

和解少阳法可使半表之邪得以外解，半里之邪得以内祛，有解其表、和其里的作用。目前临床常见治肝胆疾病，或产后有寒热往来等证者，也用于治疟疾。常以柴胡、黄芩、青蒿等为主组合成方，常用方剂有小柴胡汤、蒿芩清胆汤等。

6.7.3.2 调和肝脾法

调和肝脾法是根据肝脾功能失调，即肝脾不和的病机拟定的治法，本法适用于治疗肝脾不和诸证。肝主疏泄，脾主运化，肝气郁结则犯脾胃，脾虚不运也可致肝气不舒。肝脾功能相互影响，便可产生两脏不协调的病证。临床常见胸闷胁痛，脘腹胀痛，不思饮食，大便泄泻，或有寒热往来等症状。

调和肝脾法有理气舒肝、健脾养血的作用，使肝脾功能恢复协调则病自愈。目前临床常用治急慢性肝炎、急性肠炎、月经不调等肝脾不和者。常以柴胡、白芍、当归、白术、茯苓等为主组合成方。常用方剂有四逆散、逍遥散、痛泻要方等。

6.7.3.3 调和胃肠法

调和胃肠法是根据胃肠功能失调，即胃肠不和的病机拟定的治法。本法适用于治疗胃肠不和诸证。胃主受纳和腐熟水谷，小肠泌别清浊，大肠传化糟粕，胃肠功能失于协调，必致胃气不降，肠道不和，寒热夹杂，升降失常而产生病证。临床常见心下痞满、恶心呕吐、脘腹胀痛、肠鸣下利等症状。

调和胃肠法有和胃降逆、升清降浊的作用，使胃肠功能协调而复其“传化物而不藏”、“实而不满”之正常功能活动。目前，临床常用于治疗急性胃肠炎、不完全性肠梗阻等属肠胃不和者，常以半夏、黄连、生姜、大枣等为主组合成方。常用方剂有半夏泻心汤、生姜泻心汤、甘草泻心汤等。

此外，临床常用的调和营卫法亦属和法的范畴，本法适用于治疗营卫不和之证。皮肤肌表是营卫循行之地，“营行脉中，卫行脉外”，营卫之间相互依存，相互维系，且为太阳经所统摄，太阳卫外主表抗御外邪的功能是营卫的共同作用，营卫失于协调则变生营卫不和诸证。临床常见卫虚肌表不固则营阴外泄而有自汗、盗汗之症；或卫强营弱则营卫不和而有发热、汗出、恶风之症。所以，调和营卫法常因“卫虚”、“卫强”的不同而与益气固表法、解肌发汗法有密切的关系。在临床运用上，调和营卫法常寓于益气固表或解肌发汗之中，以其“太阳主表统摄营卫”也。所以，调和营卫法虽属于和法范畴，但不作为和法之分类。调和营卫法常用的方剂有玉屏风散、桂枝汤。

6.7.4 使用注意事项

和法是一种比较平稳的治法，使用范围很广，但临床运用尚需注意，若邪不在半表半里，或虚实各有所急均不可投用和法。否则，轻则贻误病情，迁延难愈；甚则引邪入里，或变生他证。所以，运用和法必须做到“和而勿泛”，才能用之有效。

6.7.5 现代研究

对和法治病的作用原理，目前认为是通过对机体神经系统功能的调整而起治疗作用的。和法的治证是少阳病及脏腑功能失调诸证，临床所见典型症状，如寒热往来、口苦咽干、胸胁苦满，以及精神情绪的变化，胃肠功能失调的各种症状等，都是由于自主神经（植物神经）功能紊乱，或交感神经功能偏亢，或副交感神经功能低下所致，和法则能调整神经系统大脑皮质下自主神经中枢，以及周围自主神经的功能，从而使全身功能恢复而疾病痊愈。至于不同的和法方药是怎样通过对机体神经系统功能进行调节而发挥其治疗作用的，则有待于进一步的研究。

6.8 消 法

6.8.1 含义

消法是通过渐消缓散，导滞化积，以消除因气、血、痰、食、水、虫等壅滞而成的积滞、痞块，解除积滞停聚诸证的一种治疗方法。

积滞停聚乃属有形之实邪，若病势急迫，邪在肠中者，则属下法所治。若饮食停宿胃肠，或停痰留饮，或痰湿凝聚，日久积结，遂成痞块积聚，邪坚病固，且发于脏腑、经络、肌肉之间者，则宜用消法治之。积滞内停则气机阻滞，日久不愈必伤正气。因此，消法组方用药，一般在行气消导、化滞散结为主的同时，常与益气健脾药同用，以期渐消缓散的同时正气得以恢复，邪去正复而病愈。

消法的含义很广，所治病证也较多。但是，按目前临床运用消法而言，却仅指消痰、食、水饮而已，常用于治疗饮食积滞、停痰留饮、癥瘕痞块之证，是祖国医学常用治法之一。

6.8.2 发展简史

消法所治积滞痞块的病证，远在《黄帝内经》成书之前已有记载。在马王堆出土的最古医学方书《五十二病方》中，第四十九方记载有“蛊”病，它相当于积滞停聚、癥瘕痞块、瘀血、虫积等病证。而有关消法的记载，则最早见于《黄帝内经》，在《素问·至真要大论篇》中，有“坚者削之”、“结者散之”的记载，说明邪坚癥结的病证，宜用消削缓散的治疗方法，为消法的形成和发展奠定了理论基础。

消法药物的记载最早见于《神农本草经》，如鸡内金“主泄利”，枳实“除寒热结”、“利五脏”，鳖甲“主心腹癥瘕坚积”等的记述，这就为消法的形成奠定了药物基础。

东汉张仲景著《金匮要略》，对“宿食”、“水气”、“癥瘕”一类病证均有详细论述，并遵《黄帝内经》“坚者削之”、“结者散之”的旨意，创制了治疗气滞水停“心下坚，大如盘”的枳术汤，以及治疗癥瘕（疟母）的鳖甲煎丸等，为消法的组方制订了规范，对消法在临床上的运用有一定的启发，并促进了消法的发展。

唐代孙思邈著《备急千金要方》、《千金翼方》，不仅收载了唐以前的古方，而且收载有大量民间验方，并结合自己丰富的医疗实践，创造性地发展了祖国医学，其中以动物脏器治疗疾病，孙思邈主张口服羊的甲状腺以治疗甲状腺肿（瘿瘤），这对后人运用消法治疗癥瘕肿块，在选用药物以及饮食调节方面启发甚大。

宋代的《太平圣惠方》，是以收录方剂为主的综合性医学著作，其中消法方剂内容十分丰富，尤其用治瘰疬的方剂众多，认为瘰疬乃“浮于皮肤之中，未着肌肉，可以药内消之”。其对消法的发展也起了一定的促进作用。

金元时期，消法的运用以消脾胃积滞者多。张子和著《儒门事亲》，力主攻邪，在治法上除了善用汗、吐、下三法外，对渐消缓散的消法也为常用。子和认为“坚积”宜以“渐除”治之，并创制了木香槟榔丸等消法方剂。

李东垣的《脾胃论》、《内外伤辨惑论》、《兰室秘藏》，倡导内伤学说，强调调理脾胃的治法，对“饮食自倍，肠胃乃伤”的“食积”、“饮积”，提出了“上下分消”、“消导”的治法，创造了不少消法的著名方剂，如葛花解酲汤、枳实导滞丸、枳实消痞丸、枳术丸等。

朱丹溪著《丹溪心法》，对积聚痞块之证论述详细，提出“积病”应以消药“融化”之，创制了治疗一切食积的保和丸。金元时期各医家从临床实践出发，提高了消法的理论，发展了消法的运用。

清代程钟龄著《医学心悟》，对消法作了详细论述，对积聚癥瘕的治疗提出了初、中、末三期消法的不同运用，使消法理论更为完善，消法也列入中医八法之中。

近代以来，消法除了广泛用于胃肠病的治疗外，更为人们日益重视的是消法对于癥瘕痞块、瘿瘤瘰疬的治疗及其作用原理的探索。如运用消法治疗晚期血吸虫病的肝脾肿大及肿瘤等，其中有些治疗已取得了一定的疗效。目前，消法已成为治疗肿瘤常用四大法之一。我们相信，随着医学科学的发展，对消法的研究必将逐步深入，其临床疗效必将获得更大的提高。

6.8.3 分类应用

积滞停聚诸证，以痰水积结、饮食积滞以及癥瘕痞块为主，所以，临床上运用消法就有消痰化饮、消食导滞、消痞化积的不同。

6.8.3.1 消痰化饮法

消痰化饮法是根据水湿凝聚、停痰留饮的病机拟定的治法，本法适用于治疗痰饮证，是祖国医学较为特殊的一种治法。消痰化饮法有消解痰涎、化除水饮的作用。

痰之与饮，异名同类，稠浊者为痰，清稀者为饮。痰饮者，乃体内津液输布失常，水湿内停，凝聚而成。它可以形成许多极为复杂的病证，涉及范围亦较广泛，故有“痰为百病之源”、“怪病皆由痰生”之说。可见，痰饮病范围之广，脏腑经络皆可有之。临床常见有痰饮犯肺则咳嗽有痰；痰阻气机则胸脘痞闷；痰饮上逆则眩晕呕恶；痰蒙清窍则发为癫痫或中风等。至于痰流经络、肌腠而为瘰疬、瘿瘤、痰核者，则属消痞化积法的范畴。

目前，消痰化饮法在临床上常用于治疗慢性支气管炎、支气管哮喘、肺气肿、耳源性眩晕、神经性眩晕、癫痫等痰多者。常以祛痰药和健脾药为主组合成方，如半夏、南星、礞石、贝母、杏仁、桔梗、茯苓、白术等。常用方剂有二陈汤、苓甘五味姜辛汤、滚痰丸、半夏白术天麻汤等。

6.8.3.2 消食导滞法

消食导滞法是根据饮食过度、食积内停的病机拟定的治法，本法适用于治疗食积证。消食导滞法有消食化积、和胃健脾的作用。食积乃饮食不节、暴饮暴食以致饮食停聚，损伤脾胃而成，所谓“饮食自倍，肠胃乃伤”。临床常见脘腹痞满，嗳腐吞酸，恶食呕逆，腹痛泄泻，舌苔厚腻，脉滑等症状。

目前，消食导滞法在临床上常用于治疗急性胃肠炎、消化不良等因于食滞者。常以山楂、麦芽、神曲、鸡内金、枳实、莱菔子、茯苓、白术等为主组合成方。常用方剂有保和丸、枳术丸、健脾丸等。

6.8.3.3 消痞化积法

消痞化积法是根据气壅湿聚、痰水凝结的病机拟定的治法，本法适用于治疗癥瘕积块、瘰疬、瘿瘤、痰核等证。消痞化积法有消癥散结、健脾和胃的作用。气壅湿聚，痰水壅阻，结成癥积，日久正虚，以致临床上常见体表可扪及肿物，或胁下痞块，或脘腹癥结，按之作痛或不痛，食少纳呆，肌肉消瘦，或有寒热等症状。

目前，消痞化积法在临床上常用于治疗甲状腺肿、淋巴结肿大，肝脾肿大，以及结石、肿瘤等证属气壅湿聚、痰水积结者。常以鳖甲、牡蛎、昆布、海藻、夏枯草、贝母、半夏、陈皮、枳实、茯苓、白术等为主组合成方。常用方剂有枳实消痞丸、消瘰丸、鳖甲煎丸等。

6.8.4 使用注意事项

消法是消除有形实邪的治法，虽然作用较下法缓和而以渐消缓散为主，但是，消法毕竟也是克削之法，对于正气虚弱者，尚应慎用，或配补益扶正之品同用，以期消积而不伤正。另外，临床运用消法时，若能注意病因、病位、病情的不同，配合某些治法使用，则消法疗效更佳。对消法中某些药物的使用，结合现代医学知识及药理研究，在运用时仍需慎重为宜，如某些药物对肝功能的损害，含碘方药对甲状腺功能亢进治疗有可能致使甲状腺素的积存等。

6.8.5 现代研究

目前，现代医学对消法治病的作用原理，则认为消法的消导作用，主要是消法的消导方药对胃黏膜有一定的刺激作用，一方面可增加胃液和胃酸的分泌，以增强胃肠消化力；另一方面是增加胃肠运动，以加快胃内排空速度及排除胃肠积气等，从而使肠胃消化功能得以恢复。同时，消导方药多数含有各种消化酶及维生素，如脂肪酶、淀粉酶、维生素 B 和维生素 C 等，可促进食积的消化和增进食欲。因此，消法能使宿食消化、胀满消除、饮食正常而饮食停聚之证可愈。

关于消法的消痰作用，则认为消法的消痰方药多数含有挥发油、皂苷、生物碱等，这些物质可振奋脏腑功能，有抗菌消炎、镇咳的作用，有利于呼吸、消化道炎症分泌物的排出，有利于控制感染等，从而使痰饮消散。

癥瘕痞块乃痰、水、瘀血等积结而成，消法的散结化积、消癥除痞的作用，祖国医学认为是化痰、消化、软坚等综合作用的结果，是消法中较为复杂的治法。现代医学认为，消法治疗瘿瘤病，其作用原理，是消法方药中有某些含碘药物，如海藻、昆布等，能促进病理产物和炎性渗出物的吸收，并能使病态之组织崩溃和溶解；同时，也可纠正缺碘而引起的甲状腺功能不足，以及暂时抑制甲状腺功能亢进之新陈代谢率，而使其症状减轻或瘿瘤缩小。

至于消法对肿块（肝脾肿大、卵巢囊肿、肿瘤等）的治疗，目前认为这是较为复杂的过程，其作用原理尚不十分清楚，有待于进一步研究探索。

6.9 理 气 法

6.9.1 含义

理气法是通过疏畅人体气机，调整脏腑功能，以解除气机阻滞，升降失调的一种治疗方法。

气是构成人体和维持人体正常生命活动的基本物质之一。气的存在体现于脏腑组织各种不同的功能活动中。所以，脏腑功能失调或低下，则容易产生气分病，常见气分病有气滞、气逆、气虚等。气滞多以脾胃气滞及肝气郁结为主；气逆则以胃气上逆及肺气上逆为多。尽管致病原因不同，证候表现各异，但总属脏腑功能失调，气机阻滞之故。理气法可使气行顺畅，升降复常，是临床常用治法之一。至于脏腑功能低下所产生的气分病，即气虚，可参阅补法。

6.9.2 发展简史

我国最早的医学经典著作《黄帝内经》，对气病早有认识，认为“百病生于气也，怒则气上……思则气结”。“上盛则气高，下盛则气胀”等，提示了气病的气逆与气滞两个方面。对于理气法《黄帝内经》虽无明确的论述记载，但如“结者散之”，“逸者行之”，“木郁则达之”的记述，也有理气法的某些含义。

此外，在《素问·脏气法时论篇》中，有“肺苦气上逆，急食苦以泄之。”“肝欲散，急食辛以散之”的论述。为理气法的形成和发展奠定了初步的理论基础。

理气药物最早见于《神农本草经》，“如陈皮、枳实、枳壳、厚朴、木香、川楝子、薤白”等理气药物的记述，又为理气法的形成和发展奠定了药物基础。

东汉张仲景著《伤寒论》、《金匮要略》，对气病的辨证论治十分详细，并结合临床实践，在《神农本草经》的药物基础上，创制了不少理气法的有效方剂。如降胃气上逆的旋覆代赭汤、通阳气的瓜蒌薤白白酒汤、瓜蒌薤白半夏汤、枳实薤白桂枝汤，以及调气降逆化痰的半夏厚朴汤等。张仲景发展了《黄帝内经》关于理气法的理论，为行气、降气两大法的形成，首先制定了组方的规范，促进了理气法的发展。

唐宋时期，广泛收集民间验方、单方，相继出了很多方剂专著，不但促进了方剂学的发展，而且也为治法的发展提供了丰富的方剂内容。其中记载了不少理气法的著名方剂，如苏子降气汤、逍遥散、四磨饮、橘核丸、金铃子散等，充实了理气法的内容，扩大了理气法的临床运用。

金元时期，成无己著《伤寒明理论》，把北齐徐之才著《药对》的药物归类“十种”，发展为“十剂”，其中“宣可去壅”，“通可行滞”之说，即为理气法中行气部分内容提供了理论根据。

朱震亨著《丹溪心法》，对气之病证及气病的治疗均有所论述，认为“气血冲和，万病不生，一有怫郁，诸病生焉。故人身诸病，多生于郁”。“凡郁皆在中焦……升提其气以升之”。并创制了行气的代表方剂越鞠丸，促进了理气法的发展。

明代缪希雍著《先醒斋医学广笔记》，在宋代寇宗　以功效分类方剂的“十二剂”基础上，增加了升、降两剂，对调整气机升降以治气病有一定启发，为理气法增添了内容，使理气法的理论更趋于完善。

清代汪昂著《医方集解》，以功效不同分类方剂为22门，其中有“理气之剂”一门。此后，“理气”法便由此定名，并成为中医治病常用治法之一。

近代以来，医学界对理气法的运用和研究十分重视，并取得了一定成果。如理气法治疗冠心病心绞痛，临床证实确有较好的缓解作用，故理气法目前已成为冠心病的主要防治方法之一。理气法现已广泛地应用于临床各科、各系统疾病的治疗，并常与活血化瘀法、消法配合用于肿瘤的治疗。

6.9.3 分类应用

理气法根据临床治疗气分病之气滞证和气逆证的不同，分为行气法与降气法两类。

6.9.3.1 行气法

行气法是根据气机郁结的病机拟定的治法，本法适用于治疗气滞证。气之常态是周行全身，若气行不畅则气机郁滞而成气滞之证。临床常见胸腹胀满，嗳气吞酸，呕恶食少，大便失常，或胸闷胁痛，或少腹痛引睾丸，或月经不调等证。行气法有行气解郁、宣通散结的作用。目前临床常用于治疗胃及十二指肠溃疡、胃肠神经官能症、肝炎、胆囊炎、胆石症、肋间神经痛、痛经、疝痛，以及冠心病心绞痛等因脾胃气滞或肝气郁结者。常以枳实、枳壳、厚朴、薤白、陈皮、木香、香附、川楝子、小茴香等为主组合成方。常用方剂有越鞠丸、瓜蒌薤白白酒汤、金铃子散、天台乌药散等。

6.9.3.2 降气法

降气法是根据升降失调、气逆不降的病机拟定的治法，本法适用于治疗气逆证。气之升降出入是脏腑间维持协调关系的基础，是脏腑正常功能活动的保障。通常脾气宜升，胃气宜降，肺气以宣发肃降为常。若升降失调，则可产生脾虚下陷（见补法）、胃气上逆、肺气上逆的病证。临床常见胃气上逆以呕吐、呃逆等症状为主，肺气上逆以咳嗽气喘等症状为多。

降气法包含降逆止呕法与降气平喘法两个方面。

1）降逆止呕法适用于治疗神经性反胃、胃肠神经官能症、胃扩张、幽门不完全性梗阻、呃逆等证属气逆者。常以旋覆花、代赭石、半夏、柿蒂、竹茹等为主组合成方。常用方剂有旋覆代赭汤、丁香柿蒂散、橘皮竹茹汤等。

2）降气平喘法适用于治疗支气管炎、支气管哮喘、肺气肿等有气逆证者。常以苏子、杏仁、款冬花等为主组合成方。常用方剂有苏子降气汤、定喘汤等。

6.9.4 使用注意事项

理气法所用方药多属芳香辛燥之品，容易伤津耗气，因此，临床使用理气法应注意适可而止，以免耗气伤津。对于年老体弱、阴虚者，以及孕妇和素有崩漏吐衄者，更应慎用。

6.9.5 现代研究

现代医学认为，理气法治疗胃肠疾病，如胃气上逆证和脾胃气滞证，其降气及行气的作用，一方面是通过舒张胃肠，使胃肠紧张性降低，收缩幅度减少，直接抑制胃肠平滑肌而起解痉作用，使胃肠因兴奋而引起的呕吐、呃逆、作痛等症得以解除；另一方面，通过兴奋胃肠功能，使胃肠收缩加强，提高其紧张性，促进胃液分泌和促进肠蠕动，而有利于肠内积气的排出，从而改善或消除胃肠消化功能低下的饮食不化、脘腹胀满等症。理气法这种既能抑制胃肠运动，又能兴奋胃肠运动的作用，正是理气法调整消化功能，治疗胃气上逆及脾胃气滞之证的原理所在。

理气法治疗肺气上逆之证，目前认为主要是通过理气药物松弛支气管平滑肌痉挛，以及对抗组织胺收缩气管，使呼吸顺畅而起降肺气的作用。

此外，理气法中的某些方药尚有兴奋大脑皮质，促进呼吸，兴奋心肌，加速血液循环及舒张冠状动脉等作用，从而可使心绞痛缓解。

至于理气法治疗肝气郁结之月经不调、痛经或结块等症，目前尚不够充分了解，还有待进一步研究。

6.10 理 血 法

6.10.1 含义

理血法是指用具有促进血行，消散瘀血，制止出血作用的方药，治疗血分病的方法。它包括活血化瘀法和止血法两种。

活血化瘀法是通过流通血脉，消散瘀滞，以消除停血留瘀，解除瘀血证的一种治疗方法。正常情况下，血液在血脉中周流不息，灌溉五脏六腑、四肢百骸。若寒伤经脉，或气郁气滞，或病久不愈，经脉不畅，或跌仆损伤，均可产生瘀血证。不通则痛，任何部位瘀血停留，都有疼痛或瘀块的出现。活血化瘀法有畅通血流、消散停瘀的作用，是祖国医学常用治法之一。也是近年来发展较快、研究较多的课题。

止血法是用有止血作用的方药，治疗出血证的方法。正常情况下，血液在血脉中运行不息，不溢出脉外，是心主血脉，脾主统血，以及脉为血之府共同作用的结果。若血热妄行、气不摄血、脾不统血，均可使血溢脉外，而导致出血。如吐血、咯血、衄血、便血、尿血、崩漏等。由于出血的原因不同，临证就有益气止血法、温阳止血法、凉血止血法，以及祛瘀止血法等的不同。

6.10.2 发展简史

理血法历史十分悠久，至少有二千多年的历史。其中有关活血化瘀法治证的记载，最早见于马王堆出土的最古医学方书《五十二病方》。在书中第四十九方记载了“蛊”病，这种病包含了以化瘀方法治疗瘀血证的疾病。武威出土的《治百病方》中的第五治方即为“瘀方”，而且还记载有当归、丹皮、大黄、川芎、䗪虫等有活血化瘀作用的药物。

《黄帝内经》是祖国医学文献最早的一部经典著作，书中阐述了血的生成、运行和功能等，这首先为认识理血证的病因和治疗奠定了基础。《黄帝内经》提及有“血凝泣”、“恶血”、“衃留血”、“脉不通”等有瘀血含义的病因或病名。对瘀血证的治疗强调“坚者削之”，“结者散之”，“留者攻之”，“血实者宜决之”等治疗法则，并记载有活血化瘀方“四乌骨一芦茹丸”。《黄帝内经》对血的生理、病理以及对瘀血证、出血证的辨证施治、处方用药等一系列的论述，为活血化瘀法和止血法的形成和发展奠定了理论基础。

《神农本草经》所载365种中药中，具有活血化瘀作用的就有83种，其中有41种具有极为明显的活血、化瘀、破血等作用。这些药物疗效可靠，并一直沿用至今，如丹参、桃仁、赤芍、丹皮、水蛭等。这些记载为活血化瘀法以及止血法的形成和发展奠定了药物基础。

东汉张仲景著《伤寒论》、《金匮要略》，不但对瘀血证的辨证论治记述详尽，而且创制了活血化瘀方剂达11首之多，并有一定的配方规律。其中以活血化瘀药配泻热、散寒两大类药物为多，揭示了活血化瘀法的泻热化瘀和散寒化瘀两大法则及其组方配伍关系。张仲景用活血化瘀药的特点是：一般瘀血证用桃仁、红花、丹皮等；严重瘀血证用水蛭、䗪虫、虻虫等。为活血化瘀药的分级使用打下了基础，充实了活血化瘀法的内容，对活血化瘀法的发展起了很大的促进作用。

唐代，随着交通的日渐发达，对外交往也日益扩大，不少西域药材也随之而来，其中活血化瘀药就有不少。如血竭、乳香、没药、琥珀、苏木、玄胡索等，为活血化瘀法增添了药源。杰出医学家孙思邈著《备急千金要方》，除了引述张仲景活血化瘀方外，并增加了不少治疗产后瘀血证的新方。王焘著《外台秘要》，记载了从高坠下而至瘀血及折伤的内治方16首，折腕瘀血方4首，均为活血化瘀药组成。

可见，唐代活血化瘀法不论在用药上，还是在组方上，内容更加充实，这对活血化瘀法的发展起着一定的促进作用。

宋代，“官修”及自著方书很多，其中大量介绍了活血化瘀的方剂，如失笑散、小活络丹等，为活血化瘀法的发展提供了方剂内容。在《普济方》中，提示了慢性病久治不愈常有瘀证，所谓“久病必瘀”，扩大了活血化瘀法的应用范围。

金元时期，是“医门分户”时代，各个不同学派的出现，繁荣了中医学术的研究。尽管各家都只从各个侧面发展了中医学术，但是，他们对活血化瘀法的应用方面，也都给予一定的重视。如朱丹溪虽为公认的滋阴派，但他对活血化瘀药的应用也富有经验，其治瘀血为病常用桃仁、红花、川芎、当归、丹皮、乳香、没药等。李东垣更重补土，但也强调“调和气血”，“通行血脉”，常配伍桃仁、红花、苏木等药使用，对腰痛则认为是凝血、恶血所致，主张“通其经络，破其血络中败血”之治。李东垣在《医学发明》中指出：“恶血必归于肝，不问何经之伤，必留胁下”，从而揭示了瘀血与肝的关系，并创制了治疗瘀留胁下，痛不可忍的著名方剂复元活血汤，这是李东垣对活血法发展的一大贡献。他的“恶血必归于肝”的理论，提示后人探讨活血化瘀法的过程中，应注意瘀血 、肝与“活血化瘀法”三者之间的重要关系，对活血化瘀法的临床实践及科学研究都具有一定的指导意义。金元时期各学术流派对活血化瘀法的重视，不但扩大了活血化瘀法的临床运用，而且推进了活血化瘀法的向前发展。

明代，张景岳著《景岳全书》，对活血及其治疗颇有体会，他认为“气逆而血留 ”，“气虚而血滞”，“气弱而血不行”。因“血必由气，气行则血行，或攻或补，皆当以调气为先”。又认为“血蓄而结者，宜破之逐之”，“血有涩者，宜利之”，“血有虚而滞者，宜补之活之”。在用药上，认为“补血行血无如当归”，“行血散血无如川芎 ”。张景岳的记述，不但充实了活血化瘀法的内容，而且对后世运用活血化瘀法，在组方选药方面也有很大的启发。

清代是活血化瘀法具有创造性发展的年代，其中明末清初，傅山著《傅青主女科》，运用活血化瘀法治疗妇科病，尤其对产后血瘀证的治疗，创制了著名的生化汤，至今仍为临床常用，为活血化瘀法治疗妇科病做出了一定贡献。对活血化瘀法更具创造性发扬者，则是清代的王清任和唐容川。王清任著《医林改错》，创制了 31 首新方。其中具有活血化瘀作用的方剂占 22 首，包括通瘀活血方和补气消瘀方两大类，大部分为现代临床所常用。其中“四大”通瘀汤和补阳还五汤已成为活血化瘀法的著名方剂。王清任强调气血相关在发病学上的重要性，提出理气活血、补气活血的配伍，其中重用黄芪配活血化瘀药同用的补气活血法是他的独到见解。另外，王清任还创制了用活血化瘀法治疗瘟毒证的解毒活血汤、急救回阳汤，这对应用活血化瘀法治疗感染性休克及弥漫性血管内凝血颇有启发。唐容川著《血证论》，对活血化瘀法治疗瘀血证有进一步的理解，在运用活血化瘀法时，提倡化瘀不伤正气，对“去瘀生新”、“寓补于通”有独到的一面。唐容川还把活血化瘀法列为治疗血证的四大方法之一。周学海、张锡纯等对活血化瘀法也十分重视，创制了一些有效的活血化瘀的方剂。

总之，清代医家创造性地发展了活血化瘀法，使活血化瘀法发展成为祖国医学重要的常用的治疗大法。

近代以来，医学界对活血化瘀法的研究十分重视。国内从 1960 年中国医学科学院运用活血化瘀法治疗硬皮病，进行原理研究开始，至今已获得了可喜的成果。其中包括了活血化瘀法的治证、治病原理、临床运用等各方面的研究。研究证明，活血化瘀法确有广泛的临床使用价值。国外近年来对活血化瘀法治疗疾病也十分重视，如日本对“瘀血”的研究，从血液的黏稠度、血液凝固能力、血清蛋白变化等多方面去探索“瘀血”的实质，这实际上是从另一方面对活血化瘀法的探讨。随着现代科学的迅速发展，活血化瘀法的应用与研究，必将得到更大的进展。

6.10.3 分类应用

6.10.3.1 活血化瘀法

瘀血证的形成，有脉道损伤血溢停积而成，也有血在脉内流行不畅而生。而这又与血的寒、热、虚、实有关，所谓“寒则凝泣”，“热则妄行”，“虚则血滞”，“实则血瘀”。又因气血同源，气为血帅，气病可影响血。所谓“气滞则血瘀”，“气虚则血虚”，血虚则滞。

此外，心主血，肝藏血，脾统血，脏腑功能失调也可致瘀血证的产生。可见，瘀血证的形成原因很多，而瘀血又有新瘀与积瘀日久的不同、瘀阻部位的不同等。所以瘀血证的临床表现也就较为复杂。

活血化瘀法是治疗瘀血证的大法，临床上有以致瘀原因不同而分类立法的，如泻热逐瘀法、散寒逐瘀法、补虚活血法、行气活血法等。本节乃根据瘀血证的轻重缓急不同，分活血行瘀法、化瘀通络法、破血逐瘀法三类。

（1）活血行瘀法

活血行瘀法是根据血行不畅、血滞脉内或血溢停积的病机拟定的治法，本法适用于治疗一般的瘀血证。临床常见胸胁、脘腹疼痛及头痛日久不愈，痛如针刺刀割而有定处，损伤局部红肿或紫黯，妇女行经色紫黯有血块，小腹胀痛或冷痛，肌肤瘀点或瘀斑，面色齿龈紫色或晦暗，舌质紫暗，脉沉实或迟涩或弦紧等症状。活血行瘀法有通利血脉、行血散瘀的作用，目前临床常用于治疗各种心血管疾病、妇科病、外伤科病、五官科病、消化系统病、泌尿系疾病及神经系统和情志疾病等有瘀者。

另外，肿瘤在不任破血攻逐时，也常用本法治疗。活血行瘀法常以桃仁、红花、丹参、归尾、乳香、没药、苏木、牛膝、五灵脂、益母草等为主组合成方，并根据瘀热、寒凝、气滞的不同，常分别配泻热祛瘀的大黄，温通活血的川芎、肉桂，疏畅气机的柴胡、枳壳等。常用方剂有复元活血汤、失笑散、生化汤、血府逐瘀汤、膈下逐瘀汤、少腹逐瘀汤、丹参饮、七厘散等。

（2）化瘀通络法

化瘀通络法是根据瘀血阻滞、经络不通的病机拟定的治法，本法适用于治疗瘀阻经络的瘀血证。瘀阻脉络，血行不畅则机体某些部位因筋脉肌肉失于奉养而功能障碍，或因阳气不通而痹阻不仁。因此，临床常见半身不遂、口眼歪斜、语言蹇涩、手足不仁或肢体疼痛，或头痛、耳聋、胸痹、舌质暗红、脉细等症状。

化瘀通络法有祛瘀、活络、通阳、宣痹的作用，目前临床常用于治疗脑血管意外后遗症、小儿麻痹后遗症、脑震荡后遗症，以及风湿关节疼痛、肢体麻痹等因于瘀阻经络者。常以活血祛瘀、通阳宣痹、辛香走窜、通经透络的药物组合成方，常用方剂有小活络丹、通络活血汤等。若瘀阻经络，日久不愈，正气亏虚者，还须配补气药同用，气旺则血行，以补气活血通络，常用方剂有补阳还五汤。

（3）破血逐瘀法

破血逐瘀法是根据瘀血积结、蓄留不行的病机拟定的治法，本法适用于治疗蓄血留瘀、癥瘕积聚之瘀血证。临床常见瘀积包块、少腹急结或硬满、血瘀经闭、胎衣不下、恶露不行、腹痛拒按、谵语癫狂、两目暗黑、唇舌紫暗、脉涩或沉结等症状。破血逐瘀法有破血消癥、攻逐积瘀的作用。目前，临床常用于治疗肝脾肿大、肿瘤、宫外孕、胎死腹中、胎盘滞留、急性阑尾炎（未穿孔者）、肠梗阻等属蓄血、积瘀者。常以桃仁、红花、三棱、莪术、水蛭、䗪虫、虻虫等为主组合成方。常用方剂有桃核承气汤、抵当汤、大黄䗪虫丸、下瘀血汤、宫外孕方等。

6.10.3.2 止血法

凡能制止体内外出血的治法，统称为止血法。止血法适用于各种出血病证，如吐血、咯血、衄血、便血、尿血、崩漏等。由于出血的原因不同，如因血热妄行、气不摄血、脾不统血等，因此止血的方法各异。在止血法的基础上，还要根据出血的性质，配合清热、补气、健脾、滋阴等法应用。如清热凉血止血法，适用于血热妄行引起的各种出血证；祛瘀活血止血法，适用于因瘀血阻滞，血脉不通，血不循经而外溢的出血证；温阳益气止血法，适用于脾阳虚弱，失其统摄而引起的出血证。总之，止血法多塞流与澄源并用，标本兼顾。塞流即应用止血药以制止出血；澄源则是针对出血的原因以澄本清源。根据澄源的配伍不同，止血法又可分为清热止血法、养阴止血法、益气止血法、温阳止血法、活血止血法、养血止血法、收涩止血法等。运用止血法时，应根据出血的原因和性质，选用适当的止血法。本法以止血药为主组成方剂，常用的药物有藕节、侧柏叶、白茅根、仙鹤草、槐花、阿胶、三七、蒲黄、茜草、艾叶等，代表方剂如十灰散、四生丸、黄土汤等。

（1）清热止血法

清热止血法是指清热凉血以制止血液溢出脉外的治法。本法以清热凉血药物为基础，澄本清源以除出血之因。根据不同出血部位选择止血药，塞流以治主症，少佐活血药以防血遇寒则凝而致血瘀，依据气血关系配以调气之品，恢复气机正常升降，使血清气调血止而不留瘀，适用于血热所致的各种出血证。

肺经热盛之鼻衄，治宜清泄肺热，凉血止血，方用桑菊饮合十灰散；燥热伤肺咳血，可选桑杏汤加茅根、藕节、茜草、侧柏叶等清热润肺，宁络止血；若咳血属肝火犯肺，则当清肝泻肺，凉血止血，方用泻白散合黛蛤散，若血多色鲜，可改用犀角地黄汤并加服三七粉。

胃热鼻衄，治宜清泄胃火，凉血止血，方用犀角地黄汤加石膏、知母；经行吐衄，可选三黄四物汤去川芎，加牛膝、益母草，或犀角地黄汤加牛膝、茜草、茅根、益母草；胃火齿衄方用加味清胃散，吐血可选泻心汤合十灰散；损伤积瘀生热，血热妄行之吐血、咯血可选四生丸以凉血止血；胃热阴虚之紫斑，则宜清胃滋阴，凉血止血，方用玉女煎加大蓟、侧柏叶、茜草。

肝火鼻衄，治宜清泻肝火，方用龙胆泻肝汤加味；本方亦用于肝火犯胃之吐血，若吐血属肝郁化火，则可用化肝煎以清肝泻火，本方也可加减用于肝郁血热的月经先期；若肝经郁火见乳衄，可用丹栀逍遥散加龙胆草、仙鹤草、川牛膝；经行吐衄宜用清肝行经汤以疏肝清热，引血下行。

阳盛血热之月经先期，治宜清热凉血，固冲调经，方用清经散或清化饮，前方加益母草亦用于血热内盛之经行发热；血热月经过多，可选约营煎；若因肝郁血热，则宜用舒郁清肝汤；外感热邪化火成毒，可用解毒四物汤，实热崩漏治宜泻热凉血，止血调经，方用清热固经汤；若因肝经郁热，可用滋水清肝饮；外感热毒，可选三妙红藤汤；血热胎漏，胎动不安，则宜清热凉血，养血安胎，方用清热安胎饮。

下焦热盛之尿血，治宜清热泻火，凉血止血，方用小蓟饮子；若血淋实证，可用本方合导赤散以清热通淋，凉血止血。血热挟风之内痔，治宜清热凉血祛风，方用凉血地黄汤、槐花散加减。

本法在应用时要注意明辨火热之虚实，虚火宜滋，实火宜清；其次应根据火热及出血的不同部位，选用相应的清热和止血药；另外，本法亦常与他法结合运用。如血热与肝气失敛并存时，配以固涩之品，方用止血散；血热与气虚不摄并存，方用人参犀角汤配以益气摄血；血热与阳虚并存，方用附子泻心汤配以温振阳气之品。

（2）养阴止血法

养阴止血法是通过甘咸寒滋润以养阴敛阳，潜降虚火，制止出血的治疗方法。本法阴柔滋润内寓寒凉降泄，借阴柔滋润以滋阴壮水，敛潜虚焰；寒凉沉降以降升浮之火气，使阴液足而虚火降，血液宁静内守而出血止，适用于阴虚内热火旺所致的各种出血之证。

阴虚火旺，虚火伤络之咳血，治宜滋阴润肺，宁络止血，方用百合固金汤；鼻衄及紫斑选用茜根散以滋阴降火，凉血止血；齿衄可用本方合六味地黄丸或滋水清肝饮；秋燥属肺燥肠热，络伤咳血，宜清热润燥止血，方用阿胶黄芩汤；若少阴不足，阳明虚火有余的齿出血、呕血，可选玉女煎；尿血及血淋虚证，方用知柏地黄丸；血精可选用六味地黄丸合二至丸及大补阴丸。肺肾阴虚的经行吐衄，宜用顺经汤加牛膝以滋阴降火，引血下行；月经先期宜用两地汤或生地黄散；月经过多选用加减一阴煎、保阴煎；经期延长及产后恶露不绝或经间期出血，当用两地汤合二至丸加味；崩漏治宜滋阴清热，止血调经，方用保阴煎加沙参、麦冬、五味子、阿胶等；胎漏、胎动不安可选保阴煎；滑胎方用两地汤或加减一阴煎以养阴清热，凉血固冲；虚火伤络的云雾移睛，治宜滋阴凉血，止血化瘀，方用宁血汤或生蒲黄汤。

（3）益气止血法

益气止血法是通过补益脾气，增强脾气统血功能而止血的一种治法。适用于气虚不摄导致的各种出血证。

脾气虚损，气不摄血可导致鼻衄、吐血、便血、尿血、紫斑、月经先期、月经过多、经期延长、崩漏、乳衄等多种出血，治宜补脾益气摄血，方用归脾汤加减；若便血、尿血、月经先期、月经过多属中气下陷者，则宜益气升阳举陷止血，方用补中益气汤加止血之品；气虚不摄的经期延长亦可用圣愈汤加温经止血药；月经过多可选用举元煎或寿脾煎以补气升阳，摄血固冲；崩漏可用固本止崩汤或补肾固冲丸以补气摄血，养血调经；产后恶露不绝宜用补中益气汤加鹿角胶、艾叶炭或举元煎以补气摄血。

（4）温阳止血法

温阳止血法是通过温热壮阳以温补阳气，固摄阴血而达到止血目的的一种治法。适用于阳虚气寒，固摄无权所致的各种出血证。

临证时对中阳虚寒之吐血，可选用柏叶汤，以对入童便为佳；脾胃虚寒的便血、吐血、衄血、崩漏等，治宜温阳健脾、养血止血，方用黄土汤；若脾肾阳虚，则宜用断红丸以温补脾肾，益气止血；若阳虚气寒不能统血，且兼血虚的肌衄，可选十四味建中汤；气损及阳的紫斑，治宜益气温阳摄血，方用保元汤；若肾阳不足，阳损及阴，或虚阳浮盛伤络之出血证，可选用金匮肾气丸化裁；肾气不固的尿血，治当补益肾气，固摄止血，方用无比山药丸；肾亏虚，封藏失司的月经先期，治宜温肾暖宫，补血调经，方用温冲汤；若肾阳虚经间期出血，治以滋阴助阳，益气止血，方用毓麟珠；阳虚崩漏，治宜温肾固冲，止血调经，方用右归丸去肉桂、当归；加黄芪、覆盆子、赤石脂。

本法在应用时可与益气、养血、收涩等法同用。

（5）养血止血法

养血止血法是通过柔润甘寒以滋生阴血，补养肝体，复其藏血功能而止血的一种治法。适用于营血不足的各种出血之证。

凡营血不足的肌衄、齿衄、崩漏、月经过多等出血之证，治当养血止血，若血虚气亦弱的出血证，可选圣愈汤；若血虚偏寒的妇人冲任虚损，崩中漏下，月经过多，或产后下血不绝，或妊娠下血，宜用胶艾汤以补血止血，调经安胎；血虚较甚胎失所养的胎漏，胎动不安，兼见中虚冲气上逆而呕恶不适者，宜用安胎饮以养血止血，健脾和胃；若血虚偏热的出血证，可选必胜散。

应用本法时，根据气血互根关系，往往柔润甘寒内寓甘温，取甘温补健中宫，使气旺以生血，气足以摄血。

（6）活血止血法

活血止血法是通过活血消瘀以制止出血的一种治疗方法。适用于瘀血阻滞，血不循经导致的各种出血之证。

跌打损伤，外伤出血及内伤停瘀吐血者，可选七厘散；各种瘀滞出血可选失笑散加味；瘀阻胃络之吐血，可用血府逐瘀汤；便血可用董氏祛瘀和胃法；若瘀阻血热的尿血，治宜活血凉血止血，方用茜根散合蒲黄散化裁；血瘀月经先期，当活血化瘀、调经固冲，方用桃红四物汤或通瘀煎；月经过多可用失笑散加味；若属气滞血瘀，可选丹参泽兰饮；寒凝血瘀改用少腹逐瘀汤；月经延期可用桃红四物汤合失笑散加茜草、益母草；经间期出血，可选逐瘀止血汤，若属瘀热者，宜用复方红藤煎；崩漏治用四物汤合失笑散加三七粉、茜草炭、乌贼骨；若肝郁血瘀宜用红花桃仁煎，兼气虚者用开郁四物汤；癥疾伤胎的胎漏、胎动不安，治宜祛瘀消癥、止血安胎，方用桂枝伏苓丸；殒胎瘀阻的堕胎、小产，则应活血逐瘀、养血止血，宜选生化汤加牛膝、红花、车前子；若产后恶露不绝，宜用生化汤加益母草、蒲黄，或用佛手散合失笑散加益母草、田七末；气滞血瘀的云雾移睛，治当疏肝理气，化瘀止血，方用丹桅逍遥散或血府逐瘀汤，若属瘀热出血，则当凉血散瘀，活血止血，方用生蒲黄汤。

本法在临床应用时，可根据瘀血之兼挟不同，分别配用清热、散寒、益气、行气等法。

(7) 收涩止血法

收涩止血法是以收涩之品为主，固涩营血，堵截急流，使外溢之血暂得宁息而止血的一种治法。适用于出血势急难止或淋漓不止而无瘀阻之证。

凡吐血、咯血、衄血等出血证，若火热较盛者，宜用十灰散以凉血收涩止血；若血溢兼有瘀血者，宜用花蕊石散以收涩化瘀之品；若出血势不可遏，火势不甚者，可选用茜梅丸以收涩止血；溃疡病出血，尚可用溃疡丸或乌及散；肝不藏血，疏泄太过的便血，亦可用乌梅丸以收敛止血。

本法为治标之法，临床应用时，常配以治本之法，如火热内迫血行，则佐以寒凉清降之品；阳气虚寒不摄，则纳温热助阳补益之药。另外，本法宜暂用而不可久服，久服有留瘀之弊，出血大势去后当改用他法以收功。

6.10.4 使用注意事项

活血化瘀法是临床应用很广的治法。据有关报道，目前采用活血化瘀法治疗，已取得疗效的疾病已达100多种，遍及临床各科。为使活血化瘀法更有效地用于临床，在运用时尚需注意详细辨证，探明病因，分清标本缓急，以选用相应的活血化瘀法，运用活血化瘀法应不忘“气为血帅”，适当配用行气药，以气行则血行；活血化瘀法乃属攻邪之法，活血化瘀药有坠胎作用，所以，凡身体虚弱、妇女月经过多及孕妇均宜慎用或忌用。

用止血法时，应辨明出血的原因，不能见血即止，要根据出血证的寒热虚实具体情况，施以相应的止血方法。应用止血法应注意以下几个方面：

1) 失血多伴营血亏损，宜配滋阴养血药以补充损失的营血。

2) 清热止血药寒凉凝滞，且血热煎熬易成瘀证，故宜佐化瘀之品，以防血止留瘀。

3) 上窍出血宜配重镇潜阳的龙骨、牡蛎或釜底抽薪的大黄等降泄之品。

4) 下窍出血宜佐人参、黄芪、荆芥、柴胡等益气举陷之品。

5) 出血过多，气随血脱者，单用止血法缓不济急，当大补元气以固脱。须用独参汤之类补气固脱，即“血脱者益气”，“有形之血不能速生，无形之气所当急固”之意。

6.10.5 现代研究

现代医学认为，所谓“瘀血”相当于“血肿包块”、“紫癜 ”、“血栓因子”

、“弥漫性血管内凝血”等，并认为这些病变与血液循环障碍，如郁血、局部缺血、出血后的瘀血、组织增生及变性、各种炎症等有密切关系；因此，活血化瘀法治疗瘀血证的作用原理，目前很多研究认为，活血化瘀法有扩张血管，减少血流阻力，增加血流量，改善血液循环，促进新陈代谢，抑制血小板凝聚，预防血栓形成，保持血流畅通等作用。并能增强吞噬细胞的吞噬功能，促进血肿包块的分解吸收和运送至肝脏等组织内进行消除，以及保肝和促进肝细胞再生的作用。从而使肝功能加强，肝窦内吞噬细胞能很好地发挥“消除”瘀血的作用。

此外，还认为活血化瘀法有镇痛、抑制肿瘤、兴奋子宫、抗菌消炎、促进骨折愈合、利尿降压等多方面的作用。这些作用既可消除已成之瘀血，又可使血液恢复运行于脉道之内，从而对瘀血证起治疗作用。

止血法治疗出血证，其止血作用，一方面通过大量鞣质与出血创面接触，使组织蛋白与血液凝固，堵塞创面小血管而止血；另一方面止血法还可以通过某些方药增加血小板数量，增加血液中的凝血酶，使凝血时间缩短，或收缩局部血管，改善血管功能，增强毛细血管的抵抗力，降低血管的通透性等而起到止血作用。

6.11 固 涩 法

6.11.1 含义

固涩法是通过收敛、止涩、固表，以解除气、血、精、津耗散滑脱之证的一种治疗方法。

气、血、精，津是滋养人体的宝贵物质，不断地为机体消耗，同时又不断地得到补充盈亏消长，周而复始，维持着人体正常生命活动。气、血、精、津一旦消耗过度，则耗散滑脱之证可见，甚至危及生命。耗散滑脱之证，多因正气内虚、虚而不固所致。因此，固涩法以收敛固涩为目的，常以固涩药或补益药为主组成方剂用于临床，以治病求本，标本兼顾。气、血、精、津耗散滑脱之证，临床证候表现种类颇多，有自汗盗汗，下利不止，精滑不禁，小便自遗，大便不固，久咳亡津，崩中带下等。因此，固涩法在临床上运用十分广泛，具有敛汗、止泻、固精、缩小便、止带、涩血、敛肺等作用，是祖国医学常用治法之一。

6.11.2 发展简史

固涩法的记载最早见于《素问·至真要大论篇》，有“散者收之”的记述，说明“收敛”是治疗耗散滑脱不禁之证的基本治法，为固涩法的形成奠定了理论基础。

有关固涩药物的记载最早见于《神农本草经》，如赤石脂、禹余粮、白及、明矾、乌梅、桑螵蛸、乌贼骨、芡实、莲子等的记载，为固涩法的形成奠定了药物基础，也为固涩法的发展提示了组方用药的选择。

东汉张仲景著《伤寒论》、《金匮要略》，发展了《黄帝内经》有关固涩法的理论，创制了不少固涩法的著名方剂，如温涩止泻的桃花汤、赤石脂禹余粮汤，以及温阳涩血的黄土汤、胶艾汤等。张仲景的“温涩”组方配伍。发展了固涩法的理论，充实了固涩法的内容，对后世运用固涩法有很大启发。

南北朝时，北齐徐之才著《药对》，把药物按功效分为宣、通、泄、补、轻、重、滑、涩、燥、湿十种，这虽然是药物的十种分类，但对某些治法的形成和发展有着一定的影响，其中“涩”类发展为“涩可固脱”，又为固涩法的形成和发展提供了理论根据。

宋代，继晋唐之后又出了不少方书，大量收载临床有效方剂，促进了治法的发展。其中《太平惠民和剂局方》记载了不少固涩法方剂，如温涩止泻的真人养脏汤、固表敛汗的牡蛎散、涩精止遗的茯菟丹、化瘀涩血的震灵丹等；《济生方》记载的固精丸；《妇人良方》记载的缩泉丸等，这些方剂至今仍为固涩法常用之剂。这些方剂的记载大大地丰富了固涩法的内容，使固涩法在张仲景“涩肠”、“涩血”的基础上，又增添了止汗、涩精、止遗等内容，促进了固涩法的发展。

金元时期，李东垣重视脾胃作用，著《兰室秘藏》，以调理脾胃、培补元气为立论，对于滑脱之证的治疗，除主张“温补”、“升阳益气”外，还提出了“当以涩去其脱而除其滑，微酸之味，固气上收”的治法，并创制了温中固涩的诃子皮散，以及止汗的当归六黄汤等。

朱震亨著《丹溪心法》，认为自汗之证多因“心肾俱虚”以及“表虚亡阳、不任外寒”所致，主张以固表、御风、止汗的治法，并创制了著名的益气固表止汗之玉屏风散。金元时期各医家发展了固涩法的理论，扩大了固涩法的运用。

明代张介宾著《景岳全书》，在卷五十《新方八阵·七固略》中，对固涩法有精辟的论述，认为“固方之制，因其泄也”，不但列举了各种滑泄之证的固涩治法，而且对运用固涩法的宜忌也有详细论述，从而使固涩法的理论趋于完善，固涩法则更能有效地用于临床。清代医学家十分重视临床实践，固涩法也和其他治法一样，在广泛的临床应用中得到了发展和提高。如傅山用固涩法治疗妇科带下病，创制了至今仍为临床常用的完带汤、易黄汤等；汪昂著《医方集解》，列专篇《收涩之剂》，对固涩法做了详细论述，并总结前人经验，得出“治遗精大法有五”，同时创制了著名的金锁固精丸等。

近代以来，对固涩法的运用和研究也很重视。对固涩法的涩肠止泻、涩血止血的作用原理的探索已取得了一定的成果。相信固涩法在其他方面的作用原理，也将会随着中医与现代科学的结合，进一步深入研究和探索得以揭示。

6.11.3 分类应用

临床耗散滑脱之证，可因气、血、精、津的耗散不同，以及耗散部位不同，而有各种不同的证候表现。

因此，临床上运用固涩法内容十分丰富，就目前常用的固涩法就有固表止汗法、涩精止遗法、涩肠止泻法、固崩止带法、收敛止血法五类。

6.11.3.1 固表止汗法

固表止汗法是根据卫外不固、阴液外泄的病机拟定的治法，本法适用于治疗自汗、盗汗证。卫阳不固，营阴不守，或阴虚火扰，阴液外越，均可致自汗或盗汗之证。汗为心之液，汗出过多则津液受损，耗伤心气。因此，临床常见自汗或盗汗、面色苍白、心悸惊惕、短气倦怠，或面赤心烦、口干唇燥、便结溲赤、舌质淡红或舌红、脉细弱或细数等症状。固表止汗法有益气实卫、滋阴清热、固表敛汗的作用。目前，临床常用于治疗体虚或病后自汗、盗汗之证。常以黄芪、牡蛎、麻黄根、浮小麦、防风、地黄等为主组合成方。常用方剂有牡蛎散、玉屏风散、当归六黄汤等。

6.11.3.2 涩精止遗法

涩精止遗法是根据肾虚失约、精关不固的病机拟定的治法，本法适用于治疗肾虚之遗精、滑泄，或尿频、遗尿等证。肾主藏精，司二便，肾虚失藏，或肾虚不摄，膀胱失约则可成遗泄之证。临床常见遗精，滑泄，或小便频数，遗尿，精神疲乏或心神恍惚，四肢无力，腰痛耳鸣，舌淡苔白，脉细弱等症状。涩精止遗法有固肾、涩精、止遗的作用。目前，临床常用于治疗神经衰弱、遗精、尿频、遗尿、糖尿病等证属肾虚者。常以沙苑蒺藜、芡实、莲须、龙骨、牡蛎、桑螵蛸、益智仁等为主组合成方。常用方剂有金锁固精丸、桑螵蛸散、缩泉丸、水陆二仙丹等。

6.11.3.3 涩肠止泻法

涩肠止泻法是根据泻痢日久、滑脱失禁的病机拟定的治法，本法适用于治疗泄泻或下痢日久不愈之证。泻痢日久虽为肠道不固之疾，但终属脾肾阳虚、下焦不固所致，故临床常见泻痢日久，或五更泄泻，或兼有脱肛，或腹痛、喜温喜按及不思饮食、神疲乏力、舌淡苔白、脉沉迟无力等症状。涩肠止泻法有温肾暖脾、涩肠止泻的作用。目前，临床常用于治疗慢性肠炎、慢性结肠炎、过敏性结肠炎、肠结核、慢性痢疾等属虚寒性肠道不固者，常以肉豆蔻、破故纸、赤石脂、诃子、白芍、吴茱萸、肉桂、干姜等为主组合成方。常用方剂有桃花汤、赤石脂禹余粮汤、真人养脏汤、四神丸等。

6.11.3.4 固崩止带法

固崩止带法是根据冲任不固、崩漏带下的病机拟定的治法，本法适用于治疗崩漏带下、日久不止之证。脾为气血生化之源，主运化，脾虚则气血生化不足，血海亏虚以致冲任失固而崩中漏下；脾虚运化失司，湿聚成浊，湿浊下注以致带下淋漓。故临床常见血崩，月经过多，色淡质稀，带下色白或淡黄，质清稀，面色苍白，倦怠便溏，舌淡苔白，脉细弱等症状。固崩止带法有益气健脾，固冲摄血，除湿止带的作用。目前，临床常用于治疗功能性子宫出血，产后出血过多，溃疡病出血，带下病等属经脉不固者。常以白术、山药、苍术、山萸肉、海螵蛸、棕榈炭、茜根、黑荆芥等为主组合成方。常用方剂有固冲汤、完带汤等。

6.11.3.5 收敛止血法

收敛止血法是根据疏泄太过、血溢于外的病机拟定的治法，本法适用于治疗咳血、吐血、衄血、便血、尿血等出血证。肝藏血，主疏泄，疏泄太过则血不归经而外溢。临床除了常见出血之症状外，尚可见导致疏泄失常的不同原因，如因热，或因寒等所出现的不同症状。收敛止血法有涩血止血的作用，目前临床常用于治疗咳血、吐血、衄血、便血、痔疮出血、溃疡病出血、尿血等证。常以白及、乌贼骨、龙骨、牡蛎、蒲黄、地榆、槐花、藕节、侧柏炭等为主组合成方，常用方剂有槐花散、白及散、小蓟饮子、咳血方等。临床运用收敛止血法，应根据导致疏泄太过的不同原因而配合治本之法同用，如配清法、补法或温法等，则收敛止血之效更佳。

此外，气之耗散临床上也可常见久咳不愈之证，中医认为久咳则伤肺，肺虚则肺气耗又可致久咳不愈。根据久咳耗气之病机，临床常以敛肺止咳法治之。但致咳原因很多，治疗范围甚广。所以，敛肺止咳法常寓于各种久咳治法之中而很少单独使用，常以五味子、乌梅、诃子、罂粟壳等配入治咳方药同用，以敛肺气而加强治咳之效。

6.11.4 使用注意事项

固涩法是为正气虚乏致气、血、精、津耗散滑脱之证而设，凡因实邪引起的类似病证均不宜使用。外邪未尽也不宜过早使用固涩法，以免“闭门留寇”，贻误病情。

6.11.5 现代研究

现代医学认为气、血、精、津耗散滑脱之证，是临床治证较为复杂的病证。固涩法对不同的耗散滑脱之证其治疗原理也不同。固涩法治疗泻痢日久，其涩肠止泻作用，是通过方药中大量鞣质与肠道黏膜接触，当组织蛋白与鞣质结合后，便产生凝固而附于肠道黏膜表面，形成保护层，减少有害物质对肠道黏膜的激惹；或通过方药中的吸收性物质，吸着肠道内毒素、细菌及其他代谢物质，从而减少或消除这些有害物质对肠道黏膜的刺激；或通过方药的抗菌作用等，使肠道功能恢复而产生疗效的。

固涩法治疗出血证，其收敛止血作用，一方面通过大量鞣质与出血创面接触，由于组织蛋白与血液的凝固，堵塞创面小血管而止血；另一方面，固涩法还可以通过某些方药增加血小板数量，增加血液中的凝血酶，使凝血时间缩短，或收缩局部血管，改善血管功能，增强毛细血管的抵抗力，降低血管的通透性等而起到止血作用。

固涩法的敛肺作用，主要是通过加强对大脑皮层的抑制，使皮层的兴奋和抑制过程趋于平衡；或通过某些含吗啡类生物碱的止咳药，而直接抑制咳嗽中枢等起敛肺止咳作用的。

总之，固涩法治疗气、血、精、津的耗散滑脱之证作用原理较为复杂，目前对于敛汗、固精、缩小便、止带等作用的认识尚不够充分，仍需今后进一步的研究探索。

6.12 开 窍 法

6.12.1 含义

开窍法是通过通关开窍、辟秽化浊，以消除温邪热毒或寒湿痰浊对清窍之蒙蔽，解除窍闭神昏之证的一种治疗方法。

心神宜明静，最忌昏蒙，一旦窍闭，神机不运，遂发生昏厥仆倒、神志不清等危重之证。导致窍闭的病因，基本上是热邪与寒邪两方面，其所致闭证亦不相同，温邪热毒内陷心包，邪闭心窍者则成热闭证；寒湿痰浊蒙蔽心窍者，则成寒闭证。

开窍法有急救回苏、启闭醒神的作用，是祖国医学闭证急救的常用治法。

6.12.2 发展简史

窍闭神昏之证早在《黄帝内经》已有所记载。“心者，君主之官也，神明出焉。故主明则下安，主不明则十二官危。”阐明了窍闭神昏与心主神明有着密切关系。在《素问·至真要大论篇》中，又有“客者除之”，“开之发之”的记述，为开窍法的形成奠定了理论基础。

最早的药物学专书《神农本草经》，记载了麝香能“辟恶气，……温疟、痫痉、去三虫”，石菖蒲能“开心孔，补五脏，通八窍，明耳目，出声音……”等，这不仅为开窍法的形成奠定了药物基础，而且对后世运用开窍法，在组方用药上采用芳香走窜药物也有很大的启发。

南北朝时，北齐徐之才著《药对》，把药味功用归纳为宣、通、补、泄、轻、重、滑、涩、燥、湿十种，其中“宣”与“通”的提法，后发展为“十剂”的“宣可去壅”、“通可行滞”，这对开窍法的形成有一定的影响。

晋代葛洪著《肘后备急方》，详细论述了临床各种急证的诊治方法，其中有“卒心痛”、“瘴气疫疠温毒”、“中风”等证的论治，并记载有太乙流金方用雄黄、雌黄、羚羊角等，对后世温热病治疗热闭神昏而自成清心解毒开窍之法有一定影响，对开窍法的形成和发展有一定促进作用。

唐宋时期，大量集方成书，出了不少方剂专著，其中记载有不少开窍法的著名方剂，如孙思邈《千金翼方》记载的“紫雪”（又名紫雪丹、紫雪散），《太平惠民和剂局方》记载的“至宝丹”、“苏合香丸”等。这些方剂至今仍为开窍法临床常用的、有代表性的方剂，为开窍法的发展提供了丰富的方剂内容。

北宋钱乙著《小儿药证直诀》，较全面地论述了小儿的生理、病理特点以及辨证方法，并第一个提出“惊风”之证，且分有“急惊”、“慢惊”的不同治法。其中对“急惊风”的治疗，主张清热化痰开窍之法，并创制了抱龙丸。

明清时期，温病学说逐渐发展成熟，对温病的全过程的不同阶段证候变化的治法也自成一体。这些治法除了发展了汗法、清法的内容外，对开窍法也有较大的发展。叶天士著《外感温热论》，对温热病有邪入心包而见神志症状时，主张用“开其窍”、“芳香利窍”之法。吴鞠通著《温病条辨》，在叶天士“逆传心包”的理论基础上，创制了清心开窍的著名方剂“安宫牛黄丸”。明清时期温病学家对温热病邪人心包，神昏目瞑的论治，不但使开窍法在理论上趋于成熟，而且扩大了开窍法在临床上的运用，为开窍法治疗窍闭神昏之证做出了重大贡献。使开窍法发展成为祖国医学治疗大法中的急救法。

近代以来，对开窍法的运用和研究十分重视，尤其对一些急性传染性热病的急救治疗，以及冠心病心绞痛的治疗，不仅在临床实践上取得了一定成果，而且在开窍法的急救原理探索方面也有比较明确的揭示。

6.12.3 分类应用

闭证在临床上有热闭与寒闭之分，所以开窍法就有凉开法与温开法两类。

6.12.3.1 凉开法

凉开法是根据邪热内陷、闭阻心窍的病机拟定的治法，凉开法适用于治疗热闭证。温热之邪既可以内陷心包，扰乱心神，又可以导致血瘀、痰热而阻闭清窍。所以，热闭证在临床上常见高热烦躁，神昏谵语，痉厥抽搐，痰盛气粗，舌红或绛，以及苔黄脉数有力等症状。

凉开法有清热解毒、豁痰开窍、镇痉安神的作用，目前在临床上常用于高热神昏症的急救。如流行性乙型脑炎、流行性脑脊髓膜炎、中暑、中毒性肺炎、中毒性痢疾、尿毒症等见上述症状者。常以犀角、牛黄、麝香、朱砂、冰片、羚羊角等为主，配清热解毒药、豁痰药组合成方。常用方剂有安宫牛黄丸、至宝丹、紫雪丹、小儿回春丹等.

6.12.3.2 温开法

温开法是根据寒湿痰浊蒙蔽心窍的病机拟定的治法，本法适用于治疗寒闭证。寒痰秽浊之邪既能闭阻气机，蒙蔽神明，又可使脏腑气血郁滞。所以，寒闭证在临床上常见猝然仆倒，昏不知人，牙关紧闭，两手握拳，肢冷面白，或胸腹冷痛，苔白或白腻，脉迟等症状。

温开法有芳香开窍、行气止痛、温通化浊的作用。目前，临床常用于治疗冠心病、心绞痛因于气滞血瘀寒凝者。常以苏合香、麝香、安息香等大量芳香走窜药和散寒药组成方剂。常用方剂有苏合香丸、冠心苏合丸、通关散等。

6.12.4 使用注意事项

开窍法是祖国医学的急救法。本法在组方用药和方药运用等方面都与其他治法不同。因此，运用开窍法宜慎施之。首先，开窍法既是为急病窍闭而拟定的治法，所以，只宜急救暂用，不可久用；对于急病脱证则忌用；开窍法所用方药，受热容易挥发失效，故作丸、散剂，不可作汤剂；服用时宜冷或暖开水送服或鼻饲；开窍法作用走窜，易于堕胎，孕妇宜慎用；此外，若病情需要，本法尚可配合其他治法的汤剂使用。

6.12.5 现代研究

现代医学认为，开窍法的复苏作用，主要是开窍法能兴奋中枢神经系统，兴奋心脏和呼吸。一方面使心跳振幅加大，收缩加强，增加心输出量，从而改善循环功效，改善呼吸；另一方面直接兴奋呼吸中枢，使呼吸次数和呼吸深度增加，使呼吸衰竭、嗜睡、昏迷等各种意识障碍和精神异常症状得以改善而起治疗作用。此外，开窍法还有抗菌、抗炎、抗惊厥、降温的作用，所以，在恢复神志的同时，高热抽搐、痰壅等症亦可改善。

目前，对于祖国医学以开窍法治疗“心痛病”的研究认为，祖国医学所称之“心痛病”，相当于现代医学的冠心病心绞痛，开窍法主要是通过扩张冠状动脉，增加冠状动脉血流量，改善心肌缺血等，从而使心绞痛缓解而起治疗作用。

6.13 祛 湿 法

6.13.1 含义

祛湿法是通过辛燥、芳化、苦燥、淡渗、温化等以祛除湿邪的方法。属于《素问·至真要大论篇》“湿淫于内，治以苦热，佐以酸淡，以苦燥之，以淡泄之”的治则范畴。

6.13.2 分类应用

祛湿法具有化湿利水，通淋泄浊作用。适用于治疗水湿内停所致的水肿、淋浊、泄泻、癃闭、湿疹等病证。近代临床用以治疗泌尿道的炎症，心脏性和营养不良性水肿，肝硬化腹水，胃肠功能障碍，黄疸型肝炎，风湿病，眩晕症，脑水肿等。

6.13.2.1 芳香化湿法

芳香化湿法是指具有芳香化湿，辟秽去浊作用的治法，适用于外感风寒，湿浊内停之证。临床见恶寒发热、头痛、胸闷、恶心、呕吐、腹痛、泄泻、舌淡苔腻、脉濡缓等。以芳香化浊，苦温燥湿药如藿香、紫苏、白芷、苍术、佩兰等为主组成方剂。代表方剂如藿香正气散。

6.13.2.2 清热利湿法

清热利湿法是指具有清热利湿作用，用燥湿、泄热之品祛除湿热的方法。适用于湿热内盛，湿从热化所致之湿温病、黄疸、热淋等证。以清热利湿药如茵陈、滑石、通草、薏苡仁、黄柏等为主组成方剂。代表方剂如茵陈蒿汤、八正散之类。

6.13.2.3 利水渗湿法

利水渗湿法是指具有渗湿利水作用，用淡渗利水药治疗水湿内停的方法。适用于水湿停留于内，小便不利、水肿、癃闭、泄泻、痰饮等症。以淡渗利水药为主组成方剂，如茯苓、猪苓、泽泻、车前子等药，代表方剂如五苓散、五皮饮等。

6.13.2.4 温化水湿法

温化水湿法是指具有温阳化湿作用，用温燥芳化，温运中阳以及淡渗之品散寒除湿的治疗方法。适用于湿从寒化、阳虚气不化水的证候。常用温阳药如桂枝、干姜、炙草、白术，配合利水药组成方剂，如苓桂术甘汤、实脾饮等。

6.13.3 使用注意事项

祛湿法是治疗湿邪为患的大法，临床运用须注意其寒热兼夹及轻重，同时应辨其病位之上、中、下之别。一般来说，如湿邪偏上，主以辛散芳化；湿邪偏中，主以燥湿健运；湿邪偏下，主以淡渗分利。祛湿药物性温燥或淡渗，故易耗伤阴液，对素体阴虚，病后津亏，或孕妇水肿者宜审慎。

6.14 祛　痰　法

6.14.1 含义

祛痰法是运用排除或消解痰液的方药以消除脏腑、经络、皮膜及肢节中的痰液或痰核的一种治疗疾病的方法。《金匮要略·咳嗽病脉证并治第十二》“病痰饮者，当以温药和之”。

6.14.2 分类应用

祛痰法具有消散或排除痰涎的作用，适用于一切痰证，疾病范围很广，也很复杂，故有“百病皆由痰作祟”，“顽痰怪病”之说。临床表现可见咳嗽痰多、胸脘痞闷、恶心、呕吐、心悸、眩晕、瘰疬、痰核、瘿瘤、苔腻、脉弦滑等症。也用于治疗痰所导致的中风、癫狂病证等。近代临床常用此法治疗肺气肿、慢性气管炎、支气管哮喘、高血压、高脂血症、冠心病、神经衰弱、眩晕症等。

痰证的种类很多，根据痰的性质可分为湿痰、燥痰、寒痰、热痰、风痰五种，治法也各异。如燥湿化痰、清热化痰、润燥化痰、温化寒痰、祛风化痰等法。祛痰法也常与理气法合用，因痰可阻碍气机，气滞则痰凝，故有“善治痰者不治痰而治气”的说法。又因脾虚生湿，聚湿生痰；肺失宣降，津液不布，也可聚而生痰。“脾为生痰之源，肺为贮痰之器”，因此，祛痰尤当重视治疗脾与肺。

6.14.2.1 燥湿化痰法

燥湿化痰法是指用燥湿化痰的方药，治疗湿痰为病的方法。临床表现可见痰白而多易咯出、胸闷呕恶、肢体困倦、眩晕心悸、苔滑腻、脉弦缓等。以苦温燥湿或淡渗利湿与化痰药配合组成方剂，代表方剂如二陈汤。

6.14.2.2 清热化痰法

清热化痰法是用清热化痰的方药，治疗热痰为病的方法。适应证为咳痰黄稠、身热面赤、烦躁、甚则惊悸、癫狂、舌红苔黄腻、脉滑数。以苦寒清热药与化痰药配合组成方剂，代表方剂如清气化痰丸、礞石滚痰丸等。

6.14.2.3 润燥化痰法

润燥化痰法是用有清润化痰作用的方药，治疗燥痰为病的方法。适应证为干咳气呛、咯痰不爽、痰稠而黏，甚至成块成条、声音嘶哑、咽喉干痒等。以润燥药和化痰药配合组成方剂。代表方剂如二母宁嗽丸。

6.14.2.4 温化寒痰法

温化寒痰法是用有祛寒化痰作用的方药，治疗寒痰为病的方法。适应证为咯痰色白而稀、身寒肢冷、自觉口中有冷气、大便溏薄、舌淡苔白滑、脉沉迟等。以辛温散寒药与化痰药配合成方，代表方剂如苓甘五味姜辛汤。

6.14.2.5 祛风化痰法

祛风化痰法是用有疏风或熄风化痰作用的方药，治疗风痰为病的方法。适应证为外风挟痰上犯于肺，则见恶风发热、咳嗽咽痒、苔薄白等症；内风挟痰上扰，可见眩晕头痛、甚至昏厥、半身不遂、口眼歪斜、舌强语謇、抽搐等症。外风挟痰，宜疏风化痰，代表方剂如止咳散；内风挟痰，宜熄风化痰，代表方剂如半夏白术天麻汤。

6.14.3 使用注意事项

运用祛痰法时，应辨清痰证的原因和性质，审因施治，不能见痰治痰。对阴虚火旺者，忌用温燥之品；对湿浊停聚者，忌用滋润之品。治痰以内消为主，但也可以因势利导，使痰咯出。对咳痰多者，应慎用敛肺之品。祛痰法属于泻法范畴，尤其是使用作用峻猛的逐痰之品，应中病即止，以免伤正。体虚、孕妇更应慎用。

6.15 祛 风 法

6.15.1 含义

祛风法是指用有疏散外风或平熄内风作用的方药，治疗风证的方法。祛风法是根据外风宜散，内风宜熄的原则而确立的。“风为百病之长”，故风病的范围甚广，病情变化也很复杂，但从风的来源和表现而言，可概括为“外风”与“内风”两大类。

6.15.2 分类应用

外风证是指风邪侵袭人体头面、肌肉、关节、经络、筋骨等部位所致的病证。主要表现为头痛恶风、肢体麻木、筋肉挛痛、屈伸不利、口眼歪斜甚或角弓反张等症。

内风证系内脏功能失调所致，与肝的关系极为密切，故也称为肝风。一般分为肝阳化风、阴虚或血虚生风、热极生风三种类型。其临床表现常见眩晕、震颤、麻木、抽搐、卒然昏倒、不省人事、口眼歪斜、半身不遂、角弓反张等症。

近代临床常用祛风法治疗破伤风、风湿性关节炎、颜面神经麻痹、三叉神经痛、高血压、脑血管意外、癫痫等。

6.15.2.1 疏散外风法

疏散外风法是用疏散外风的方药，治疗外风证的方法。由于感邪的轻重，体质的强弱，以及邪犯的部位不同，因而也产生不同的证候，所以疏散外风的具体方法也因之而异。风邪上犯于头目，症见头痛、眩晕等。治宜疏风止痛，方如川芎茶调散。风与湿热郁于肌肤腠理，症见皮肤瘙痒、抓破流水等。治宜疏风止痒、清热除湿，方如消风散。风痰上扰头面经络，症见口眼歪斜等。治宜疏风化痰，方如牵正散。破伤风，症见口噤、抽搐、角弓反张等。治宜疏风定搐，方如玉真散。风与痰湿、瘀血阻滞经络，症见手足挛痛、麻木不仁、屈伸不利。治宜疏风除湿，活血通络，方如活络丹。

上述治法均属疏散外风之法，以散风药如川芎、羌活、独活、防风、白芷、荆芥等为主，据病情配合止痛、化痰、活血药组成方剂，以治疗外风引起的各种病证。

6.15.2.2 平熄内风法

平熄内风法适用于内风所致的病证。由于内风形成的机制不同，因此具体的治法也有差异。

1）凉肝熄风法适用于热极生风证，临床可见高热神昏、抽搐，甚至角弓反张、两目上吊等。代表方剂如羚羊钩藤汤等。

2）镇肝熄风法适用于肝阳化风证，临床可见头痛、眩晕、面红如醉、甚至卒然昏倒、口眼歪斜、半身不遂等。代表方剂如镇肝熄风汤。

3）滋阴熄风法适用于阴虚风动证，临床可见筋脉拘急、手足蠕动、震颤、麻木、抽搐，并兼有虚热证。代表方剂如大定风珠。

6.15.3 使用注意事项

在使用祛风法时，首先必需辨清外风、内风，而分别选用相应的祛风方法。外风易疏散，内风易平熄。若外风误用熄风法则会“闭门留寇”；内风误用散风法则如“红炉鼓扇”，风势反甚。其次，要辨清虚、实、寒、热，而分别配合补、泻、温、清之法。同时还需辨明外风是否引动内风，内风是否兼挟外风，如有兼挟则兼而治之。另外，疏风药多温燥，易伤津液，且易助火，对津液不足或虚火之证应慎用。

附 文献摘录

《医学心悟》：“吐法之中，汗法存焉。”

《素问·阴阳应象大论篇》：“其高者，因而越之。”

《医学心悟》：“论病之源，以内伤、外感四字括之，论病之情，则以寒、热、虚、实、表、里、阴、阳八字统之，而论治病之方，则又以汗、和、下、消、吐、清、温、补八法尽之。”

《医学心悟》：“然有当汗不汗误人者；有不当汗而汗而误人者；有当汗不可汗而妄汗之误人者；有当汗不可汗而又不可以不汗，汗之不得其道以误人者。有当汗而汗之，不中其经，不辨其药，知发而不知敛以误人者；是不可以不审也。”

《医学心悟》：“吐者，治上焦也。胸次之间，咽喉之地，或有痰、食、痈脓，法当吐之。”

《医学心悟》：“盖凡病用吐，必察其病之虚实，因人取吐，先察其人之性情，不可误也。夫病在上焦可吐之症，而其人病势危笃，或老弱气衰者，或体质素虚，脉息微弱者，妇人新产者，自吐不止者，诸之血者，有动气者。四肢厥冷、冷汗自出者，皆不可吐；吐之则为逆候，因其虚而禁吐也。”

《医学心悟》：“病在里则下之而异，然有当下不下误人者，有不当下而下误人者，有当下不可下而妄下之而误人者，有当下不可下而又不可以不下，下之不得其法以误人者。”

《医学心悟》：“伤寒在表者可汗，在里者可下，其在半表半里者，惟有和之一法焉。仲景用小柴胡汤加减，是已。然有当和不和误人者；有不当和而和以误人者；有当和而和，而不知寒热之多寡、禀质之虚实、脏腑之燥湿、邪气之兼并以误人者；是不可不辨也。”

《医学心悟》：“温者，温其中也。脏受寒侵，必须温剂。经云：‘寒者热之’是已。然有当温不温误人者；有不当温而温以误人者；有当温而温之不得其法以误人者；有当温而温之不量其人、不量其证与其时以误人者；是不可不审也。”

《医学心悟》：“清者，清其热也。脏腑有热，则清之。经云‘热者寒之’是已。然有当清不清误人者；有不当清而清误人者；有当清而清之不分内伤、外感以误人者；有当清而清之不量其人、不量其证以误人者；是不可不察也。”

《医学心悟》：“补者，补其虚也。经曰：‘不能治其虚，安问其余？’……又曰‘虚者补之。’补之为义，大矣哉！然有当补不补误人者；有不当补而补误人者；也有当补而不分气血、不辨寒热、不识开合、不知缓急、不分五脏、不明根本、不深求调摄之方以误人者；是不可不讲也。”

《医学心悟》：“消者，去其壅也。脏腑、经络、肌肉之间，本无此物而忽有之，必为消散，乃得其平。经云：‘坚者削之’是已。然有当消不消误人者；有不当消而消误人者；有当消而消之不得其法以误人者；有消之而不明部分以误人者；消之而不辨夫积聚之原，……以及前后二阴诸疾以误人者；是不可不审也。”

《素问·阴阳应象大论篇》：“其有邪者，渍形以为汗，其在皮者，汗而发之。”

《素问·热论篇》：“三阳经络皆受其病，而未入于脏者，故可汗而已。”

《素问·玉机真脏论篇》：“今风寒客于人，使人毫毛毕直，皮肤闭而为热，当是之时，可汗而发也。”

《素问·生气通天论篇》：“体若燔炭，汗出而散。”

《伤寒论·辨太阳病脉证并治中第六》：“脉浮者，病在表，可发汗，……脉浮而数者，可发汗……”

《金匮要略·水气病脉证并治第十四》：“诸有水者，腰以下肿，当利小便。腰以上肿，当发汗乃愈。”

《儒门事亲·凡在表者皆可汗式》：“风寒暑湿之气，入于皮肤之间而未深，欲速去之，其如发汗。”

《素问·至真要大论篇》：“辛甘发散为阳，酸苦涌泄为阴，咸味涌泄为阴，淡味渗泄为阳。”

《伤寒论·辨少阴病脉证并治第十一》：“少阴病，饮食入口则吐，心中温温欲吐，复不能吐，始得之，手足寒，脉弦迟者，此胸中实，不可下也，当吐之；……”

《金匮要略·腹满寒疝宿食病脉证治第十》：“宿食，在上脘，当吐之，宜瓜蒂散。”

《注解伤寒论·辨可吐》：“大法，春宜吐。病胸上诸实，胸中郁郁而痛，不能食，欲使人按之，而反有涎唾，……此可吐之。……心下满而烦，欲食不能食者，病在胸中，当吐之。”

《儒门事亲·凡在上者皆可吐式》：“一吐之中，变态无穷，……凡在上者，皆宜吐之。”

《素问·阴阳应象大论篇》：“其下者，引而竭之；中满者，泻之于内；其实者，散而泻之，血实宜决之。”

《金匮要略·疮痈肠痈浸淫病脉证并治第十八》：“肠痈者，少腹肿痞，按之即痛如淋，小便自调，时时发热，自汗出，复恶寒，其脉迟紧者，脓未成，可下之，……。”

《素问·至真要大论篇》：“寒者热之”，“劳者温之”，“治寒以热。”

《素问·至真要大论篇》：“治诸胜复……热者寒之，温者清之。”

《丹溪心法》：“凡积病不可用下药，徒损真气，病亦不去，当用消积药，使之融化，则根除矣。”

《医学心悟·论消法》：“夫积聚、癥瘕之证，有初、中、末之三法焉。当其邪气初客，所积未坚，则先消而后和之。及其所积日久……法从中治……消之，软之，以底为平。……若夫块消及半，便从末治，……”

《景岳全书》：“固方之制，固其泄也，凡因寒而泄者，当固之以热，因热而泄者，当固之以寒，急嗽为喘而气泄于上者，宜固其肺。”

《本草纲目》：“脱者，气脱也，血脱也，精脱也，神脱也，脱则散而不收，故用酸涩温平之药，以敛其耗散。”

《素问·至真要大论篇》：“其在皮者，汗而发之”，“中满者，泻之于内”，“寒者热之，热者寒之”，“实则泻之，虚则补之。”

复习思考题

1. 什么是汗法？为什么说它是疾病早治防传的重要措施？试述汗法的临床运用。

2. 什么是吐法？吐法的适应证如何？注意事项有哪些？

3. 何谓下法？下法分几种类型？注意事项有哪些？

4. 什么是温法？温法分几种类型？

5. 何谓清法？试述清法的临床运用及使用注意事项。

6. 什么是补法？补法分几种类型？

7. 什么是和法？试述和法的临床运用。

8. 何谓消法？各适用于哪些病证？

9. 下法与消法有何不同？

10. 什么是固涩法？各适应于哪些病证？

11. 开窍法有几种？适应何种病证？注意事项有哪些？

12. 熄风法有几种？适应何种病证？

13. 祖国医学治法是怎样形成的？

14. 如何理解《医学心悟》中所说：“一法之中，八法备焉，八法之中，百法备焉”的含义？

15. 试比较“消法”与“活血化瘀法”，“补法”与“固涩法”在临床运用、治证、作用上有何异同。

16. “清法”与“温法”是临床常用的两种作用完全相反的治法，试分别简述之。

17. “和法”与“开窍法”是祖国医学特殊的治法，试述两法的适应证及如何运用。

18. “理气法”包含哪些内容？试述其适应证及代表方剂。

（张　弘）

7

治疗方法的综合应用

目的要求

1. 掌握表里双解、寒热并用、攻补兼施、升降同用的治法。
2. 了解分消祛邪、痰瘀同治的治法。

重点内容

表里双解治法的含义、适应范围、作用机制以及分类应用；寒热并用治法的含义、适应范围，以及温清表里法、温清上下法的分类应用；攻补兼施治法的含义、适应范围、作用机制以及益气攻邪兼施法、温阳攻邪兼施法的分类应用；升降同用治法的含义、适应范围、作用机制以及分类应用；分消祛邪治法的含义、适应范围、作用机制以及分类应用；痰瘀同治治法的含义、适应范围、作用机制以及治痰治瘀并重法的分类应用。

治法的运用，必须遵循辨证施治的基本原则。表证用汗法，寒证用温法，热证用清法，虚证用补法，血瘀证用活血化瘀法等。一般而言，病机单纯、证候单一的病证，其治法的选用，较易把握。然而，临床所见病证，病机复杂、证候兼挟者为数不少，如表里同病，虚实并见，寒热错杂等，其治非其一法所宜，常需将许多治法结合起来运用。两种或两种以上的治法有机结合，辨证施治，用以治疗病机复杂、证候兼挟的病证，这就是治法的综合运用。

治法的综合运用，产生于临床实践。张仲景治疗太阳病误下所致的表证仍在，又见阳明里实的病证，用桂枝加大黄汤主之，桂枝汤解太阳之表，大黄攻阳明之里，是汗、下两法综合运用。《金匮要略》治蛔厥用乌梅丸，温、清、补三法同用能散寒、清热、扶正、驱蛔，是针对蛔厥的特殊病机而采用的一种综合治法。虚实兼挟的病证，又宜补、泻二法综合运用。周学海的《读医随笔》中指出："有虚实相兼者焉。病证邪实，是汗、吐、下，而医失其法，或用药过剂，以伤真气，病实未除，又见虚候者，此实中兼虚也。治之之法，宜泻中兼补。……如附子泻心、调胃承气，即泻中兼补之治也。"随着临床经验的不断积累，历代医家在治法综合运用方面，探索出一系列的基本法则，如表里双解，攻补兼施，寒热并用，升降同用，分消祛邪，痰瘀同治等。这些综合法则，临床最常用，因而更具有实际意义。

治法的综合运用，可同时解决病证中的多个矛盾。几个治法结合在一起，一定要在深入分析病证病机的基础上，辨证施治，选用相应的治法有机地配合，只有这样才能充分有效地发挥综合治法的作用。治法的综合运用，并非是将几法拼凑在一起那么简单，其中有各自的规律和适应范围。治法的综合运用，除了能发挥各法的治疗作用之外，由于综合的作用，还能呈现出互相协调、互相促进的治疗效应。综合治法的效应，往往超出几个单法效应之和，对于提高疗效，缩短疗程，有着重要的意义。如气虚表证，若单独地进行解表或益气，解表则有耗散正气之虞，益气则有邪气深入之弊。采取益气解表的综合治疗，在治疗的同时既补益正气，又解散表邪。益气不独补其不足，且能为解表创造有利条件，增强人体驱散邪气的能力；解表不仅散其邪，且能为正气恢复扫清道路，为益气创造有利条件。

本章选择常用的六个法则，从含义、发展简史、作用机制、适应范围、分类运用五个方面进行介绍，为临床综合运用各种治法打下一定的基础。

7.1 表里双解

7.1.1 含义

表里双解，即解散表邪与攻除里邪两法同时施用的综合治法。其治法既具有散表邪的作用，又具有除里邪的作用，从而达到表里病证同时解除的治疗目的。病证就其表里病位而言，有单纯的表证，有单纯的里证，亦有表里同病的证候。对于表里同病证候的治疗比较复杂，临床可采用表里双解的治疗法则。

7.1.2 发展简史

表里双解，可溯源于《黄帝内经》。《素问·阴阳应象大论篇》中指出："其实者，散而泻之。"吴昆注："表实则散，里实则泻，又散亦泻也。"表里邪实，散以解表，泻以解里，是表里双解法则。张仲景治伤寒杂病，运用表里双解法则治疗表里同病的证候。《伤寒论》中曰："太阳病，下之微喘者，表未解故也，桂枝加厚朴杏子汤主之。"伤寒邪在太阳，当以汗散而误用攻下，表证不但未解，而且邪气内陷入肺，出现“微喘”之里证。表里同病，治用桂枝汤解表散邪，厚朴、杏子降气化痰以解里。

金代刘完素治疗邪气伤表而有内热的表里同病证候，创制了防风通圣散、双解散等名方。清代周学海《读医随笔》中说：“表里俱寒者，治宜温中以散寒，里气壮而外邪可退矣。张仲景于身体疼痛，下利清谷，先温其里，后攻其表者，是指示大法如此。其实表里两感于寒，温里发表，一时并用，正不必分先后也。”指出了寒邪充斥表里的病证，当温里发表，表里双解。

7.1.3 作用机制

表里双解愈病的作用机制，主要在于分解表里邪气和调畅表里气机两个方面。

7.1.3.1 分解表里邪气

对于表里同病的病证，邪气在表，当用宣散，邪气在里，解邪的方法根据具体情况而定，或清、或温、或下。按照表里双解法则所组成的方剂，其中解表、解里药物各至病所而发挥各自的治疗作用，而不致于发生药治错位，这是因为药性药味的不同。解表药多味辛而性升，故能达表以宣散，解里药有苦寒沉降者，故能解里以除邪。如外感表证不解，邪又传里化热，胃肠传导功能失调，而见下利。治疗这种表里同病的“协热下利”证候，用葛根芩连汤表里双解，其中葛根性味辛凉升散，故能达表以散邪；黄芩、黄连性味苦寒沉降，故能走里以清泄肠胃之热。如此，使表邪从外而解，里邪从内而除，表里病证同时解除。

7.1.3.2 调畅表里气机

表里同病，不仅是表邪与里邪同时存在，表证与里证相兼出现，更重要的是病理上相互影响，导致表里气机不畅，营卫脏腑功能失调。邪气在表，一方面使卫气郁遏，腠理开合失司；另一方面，由于表气不能正常宣泄，可致在内的脏腑气机不能通畅，而发生一系列的病理变化，使里证加重。反之，在里之邪，一方面使脏腑气机郁闭不达；另一方面，由于脏气不能正常的畅达，可使表气不宣的病理加重。因此，表里邪气相互影响，病邪难解。人体生理上内外一气，病理上表里互郁，如风寒侵犯皮毛，腠理郁闭不开，则肺气宣发不能，而见气逆咳喘等。

对于这种表里同病的证候，若单解其表，因里气不畅而表气难宣；若单治其里，因表气不宣而里气难通。表里双解治法，就能使表里气机同时宣畅，从而达到表里邪气同时解除的目的。由此可见，表里双解的治疗效应，远远大于单独解表与单独解里的效应总和。

7.1.4 适应范围

表里双解法适应于表里同病的证候。然而，由于表里同病的证候类型复杂多样，不是一切表里同病都宜用表里双解治疗。因此，在确定表里双解的适应范围时，应当综合考虑两个方面，即表里邪实，病机互关。

7.1.4.1 表里邪实

表证与里证同时存在，且都因为外邪或内生之邪所致，治当同时解除表里之实邪。若表里同病是由于表实里虚或表虚里实所致，则不在表里双解法则的适应范围之内。

造成表里邪实的原因大致有三个方面。其一，表邪不解，复传入里。外邪伤表，由于失治或误治，表证仍然存在，病邪又内传脏腑气血，表里证候同时存在。如风寒袭表，恶寒发热，身体疼痛等。邪气又入里化热，入肺则肺热咳喘；入胃腑则腑实便结或协热下利；入下焦则水热互结或瘀热互结等，这是表邪传里所致。其二，表里同时受邪为病。许多的表里同病证候是由于表里同时感受邪气而发，如“重寒伤肺”所致的咳嗽就是一例。《素问·咳论篇》中指出：“皮毛者，肺之合也。皮毛先受邪气，邪气以从其合也。其寒饮食入胃，从肺脉上至于肺则肺寒，肺寒则外内合邪，因而客之，则为肺咳。”寒邪伤表，寒食伤里，内外合邪，故发咳嗽，病在表里。其三，新感引动故邪而发。所谓“故邪”，是平时感受了邪气不即时发病，留伏于体内，或因脏腑功能失调，产生痰饮、水湿、宿食、瘀血等有形之邪，并停留于内。故邪在新感外邪的情况下，最易于外内相引而病发表里。如《灵枢·贼风》论述新感引动故邪而发寒痹时说：“此皆尝有伤于湿气，藏于血脉之中，分肉之间，久留而不去。若有所坠堕，恶血在内而不去，卒然喜怒不节，饮食不适，寒温不时，腠理闭而不通，其开而遇风寒，则血气凝结，与故邪相袭则为寒痹……有因加而发焉。”所谓“因加而发”，就是内因于故邪，外加以新邪，新故合邪相引而病发表里。

7.1.4.2 病机互关

表里病机互关，是确定表里双解法则的适应范围又一重要条件，表里同病在某些情况下，其表里病机没有内在的联系，就不必表里双解。如《金匮要略·脏腑经络先后病脉证第一》所指出的：“夫病痼疾加以卒病，当先治其卒病，后乃治其痼疾也”。痼疾在先在里，根深难拔如癥瘕，卒病在后在表，病浅易解如新感表证。这种表里同病，二者在病机上无必然的内在联系，故治分先后。

所谓表里病机互关，是指表证与里证在病变机制上相互影响，相互关联，若单治其表，则有失其里；若单治其里，又有碍于表。表里双解之治，散表则有利于里证的解除，解里又利于表证的解散。

如病证出现发热恶寒、头痛项强、无汗、心下满痛、小便不利等，这是太阳受邪，邪又入里与水饮相结所致的表里同病。其间病机密切相关，邪伤肌表，腠理郁闭，卫气不宣，可导致三焦气化失司，津液输布不能而水饮内停，出现心下满，小便不利等症。内停之水饮可致里气阻滞不畅，进一步又可加重表气的不宣故无汗。邪与水饮相搏，互为病机，胶结难解。其治当解表与利水同用，二者相辅相成，宣畅气机，使表里之邪俱解。

此外，尚要注意表里病势缓急。-般而言，表里病势俱缓和表里病势俱急者，都宜表里双解。表里病势俱缓，如风邪伤表，出现发热恶寒、脉浮数等表证，又见腹满便秘等实证，但二者病势俱不急剧，治疗可表里双解，用厚朴七物汤，既解表又攻里。这就是《素问·标本病传论篇》所谓“间者并行”之意。表里病势俱急者，如风热温毒充斥表里，出现头面焮赤肿痛、口渴、尿赤、腹胀、便秘、高热等。治当清热解毒，疏风清理，表里双解，用东垣普济消毒饮，如果表里证候一缓一急，当分先后治疗，不在表里双解范围。

7.1.5 分类应用

运用表里双解法则，首先要分清邪气性质和辨明证候偏重。表里同病，表里受邪的性质可能相同，也可能不同，有寒、热、水、湿、痰饮、宿食、瘀血等多种因素，因而构成了表里同病的多种不同证候。如表寒内热，表热里寒，表里俱寒，表里俱热，表寒内饮，表病里瘀，表病里实等。由于表里邪气性质不同，表里双解所选治法亦因证而异。如表寒里热之证，治用表里双解法则，当选辛温发散与寒凉清泻之法综合运用。表病而内有燥实之证，又当选辛散与苦寒攻下之法综合运用。解表有辛温、辛凉两法，解里有清热、攻下、利水、化饮、消食、行瘀多种方法。根据邪气性质，选择相应的治法综合运用。疾病的变化是复杂多样的，表里同病的表证与里证，其证候多少轻重不可能绝对相等，常常出现偏重现象。因此，表里双解的治疗中，仍然有主次之分。偏重于表者，解表为主，兼以治里；偏重于里者，治里为主，兼以解表。解表治里的主次，主要从组方用药方面来体现。如风寒伤表，发热恶寒，无汗身疼，脉浮紧，又见寒邪入里化热的烦躁一证，病证偏重于表。故用麻黄汤解表散寒为主，以一味石膏清热解里，就是解表为主兼以治里的表里双解法则的运用。又如，素有水饮停聚，复感风寒，外寒内饮，表里同病，外见风寒，内见喘咳，或见呕利等，病证偏重于里。故宜用干姜、法半夏、细辛、五味子等温化寒饮为主，用麻黄、桂技以散寒解表，这是治里为主兼以解表的表里双解法则的运用。

表里双解大致可分为三类，即解表温里、解表清里、解表攻里，各有一定的适应证候。

7.1.5.1 解表温里法

解散表邪与温里驱邪同用的治疗方法，称为解表温里法。主要适用于表里寒实或表寒内饮之证。因水饮、生冷之邪属阴，法当用温。表里寒实，如寒邪既外侵肌表，出现恶寒身痛等症，又内犯中焦，出现腹痛剧烈、呕吐下利等症，寒邪充斥表里内外，其治急当温散表里。如《金匮要略·腹满寒疝宿食病脉证治第十》中说：“寒疝腹中痛，逆冷，手足不仁，若身疼痛，灸刺诸药不能治，抵当乌头桂枝汤主之。”此证表里皆实，不是单纯的解表或温里，或单用灸用针等法所能取效，只能用乌头桂枝汤双解表里寒邪。乌头大辛大热，驱内寒以止痛，桂枝汤辛甘发散在表寒邪，使表里俱寒之证得解。表寒内饮，如水饮内停，外寒引发，表证见恶寒发热，里证见咳喘，用小青龙汤散寒化饮。

关于表热里寒证的治疗，见“寒热并用”一节。

7.1.5.2 解表清里法

解散表邪与清泄里热同用的治疗方法，称为解表清里法。主要适用于表里俱热和表寒里热证。周学海的《读医随笔》中指出：“表里俱热者，治宜甘寒，佐以辛凉解散。”这是里热偏重之治法。《医学心悟》中说，柴葛解肌汤用于风热伤表而热邪入里的病证，症见发热，目赤咽痛，丹斑隐疹，心烦口渴，甚至咳喘，尿黄赤而短。表里俱热，里热偏重，故方用黄芩、丹皮、知母、生地黄清热凉血为主，柴胡、葛根辛凉散表为次。《伤寒论》中曰：“太阳病，桂枝证，医反下之，利遂不止，脉促者，表未解也，喘而汗出者，葛根黄芩黄连汤主之。”本为太阳表证，由于误下，邪气内陷化热，迫于大肠则传导失职，里热上蒸于肺则喘，外蒸于表则汗出。里热偏盛，故治用黄芩、黄连苦寒清泄里热为主，兼用葛根辛凉散表。热盛于表者，又当解表热为主，兼清里热，如风温邪袭肺卫，热邪在表，出现发热、微恶风寒、头痛、少汗、咳嗽、微渴等；若热渐入里，小便短赤，吴鞠通用银翘散加黄芩、栀子，解卫表为主，兼清气分之热，若热始于营血，卫分热邪仍重者，银翘散加生地、丹皮，辛凉宣散兼清营热。表里俱热，证候有偏重，治疗应有主次。至于表寒里热证治疗，见“寒热并用”一节。

7.1.5.3 解表攻里法

解散表邪与攻下里实同用的治疗方法，称为解表攻里法。适用于邪气在表而又邪结于内的表里俱实之证。单用辛散解表，则里实更坚；单攻下里实，则表邪内陷，必须解表攻下同施。刘完素的《宣明论》中说，治外感风邪而内热壅盛，表里俱实之证，症见恶寒发热，头痛眩晕，目赤睛痛，口苦口干，咽喉不利，胸膈闷痞，欲呕喘满，大便秘结，小便短赤，以及疮疡肿毒、肠风痔漏、惊狂谵语、丹斑瘾疹而见表里俱实者，用防风通圣散解表攻里，方中防风、薄荷、麻黄、荆芥、桔梗等疏风宣肺解表，芒硝、大黄、黄芩、石膏等清热攻下通里，是解表攻里综合运用之代表。《金匮要略·腹满寒疝宿食病脉证治第十》曰：“病腹满，发热十日，脉浮而数，饮食如故，厚朴七物汤主之。”此证先为邪气伤表，发热十日后，邪传入于里，故见腹满、便秘等腑实症，治用表里双解的厚朴七物汤，大黄、厚朴、枳实攻下除满，桂枝、生姜、甘草、大枣，辛甘发散解表。解表攻里，尚需辨明里实的性质，有热结、寒结、食积、瘀结、水结等不同，分别采取相应的攻实方法与解表有机配合，方能达到解表攻里的目的。

7.2 寒热并用

7.2.1 含义

以寒邪为主的病证，治用温法，温散其寒；以热邪为主的病证，治用清法，清泄其热，即所谓“寒者热之，热者寒之”的治则。临床疾病有寒热错杂的证候变化，温散则有助热之弊，清泄又有增寒之害。故常采取寒热并用的综合治疗法则来解决这一实际问题。

寒热并用的法则，就是将清、温两法有机结合，用以治疗寒热错杂的病证，是治法综合运用的又一常用法则。所以，寒热并用法则具有两个基本特点：第一，寒热并用必须体现清法、温法这两个治法的作用效应，其治既能清泄热邪，又能温散寒邪，二者相反相成。第二，寒热并用的适应证一定是寒热错杂证候。其证既有寒邪为患的寒证，又有热邪为患的热证，寒、热证候错杂互见。明确这两个特点，对于我们理解和把握寒热并用法则的基本含义是至关重要的。

7.2.2 发展简史

古代医家早就运用寒热并用这一综合治疗法则于临床。张仲景治伤寒误下，损伤脾胃，外邪内陷，而形成寒热错杂于中焦的痞证，用半夏泻心汤。方中用黄芩、黄连之寒与干姜、半夏之热相结合，即是寒热并用之法。何梦瑶的《医心》中明确提出寒热并用法则，谓“又有寒热并用者，因其人寒热之邪夹杂于内，不得不用寒热夹杂之剂，古人每多如此，昧者訾为杂乱，乃无识也。”说明了寒热并用来自于古代医家临床经验之总结，并作为一种治疗法则经常指导历代医家的实践，还指出寒热并用的适应证是“寒热之邪夹杂于内”的病证，其辨证运用，含有深刻的理论，非医学理论造诣高深、临床见多识广者，就难以探知其中的奥妙。

7.2.3 作用机制

寒热并用治疗作用机制，主要在于分解寒热和调和阴阳两个方面。

7.2.3.1 分解寒热

施用寒热并用法则，其基本方式是寒凉性药物与温热性药物同组于一方之中，寒凉药物发挥清热作用，温热药物发挥散寒作用，并行不悖，各奏其效。陆渊雷说：“一方中寒热药并用则各奏其效，并不中和成温凉适中之剂”。其中的道理，可从以下两个方面来说明：

一是病各受其药。药物的生化变化及在体内的代谢过程，是一个极为复杂的问题，但临床事实证明，在病理情况下，有其病，则受其药。《素问·六元正纪大论篇》中所谓“有故无殒，亦无殒也”，从一个侧面说明了这一道理。在寒热错杂的病理条件下，寒病则受温热药，热病则受寒凉药，这可能与现代药理学中的靶细胞学说、受体学说的理论相符合。

二是据病位选药。根据病位而选择相应的药物，是保证药物准确到达病所的关键。治寒用热，治热用寒，这是对药物的性质而言，据病位选药，要在药性选择的前提下，注意药味的选择。如表寒里热证，治当寒热并用。“用热”是针对表寒之邪，只能选辛温发散之“热”药，麻黄、桂枝之类；“用寒”是对热而治，只能选苦寒清里之寒药，黄芩、黄连之类；若热用附子、干姜，寒用银花、薄荷，必然造成“用热”入里反增热，“用寒”走表更加寒的错误治疗。

所以，据病位选药组方，是保证寒热并用治疗作用的关键所在。

7.2.3.2 调和阴阳

寒热错杂证候是阴阳偏胜的一种特殊的病理表现形式，寒热并用则是调和阴阳的一种特殊治疗方法。《素问·阴阳应象大论篇》中指出：“阳胜则热，阴胜则寒”，不同的部位出现阴阳偏胜，故表现出寒热错杂病理变化。所以，寒热并用的治疗作用机制，归根到底就在于调和阴阳，使其偏胜各得以平，阴阳因之复常，寒热之证亦随之而消。如上热下寒的寒热错杂证，是上部的阳偏胜而下部则阴偏胜所致，治用清上温下，偏胜之阴阳各得平复。总之，寒热并用法则能宣畅表里阴阳，交通上下阴阳，调理中焦阴阳。

7.2.4 适应范围

寒热并用法则是用于寒热错杂之证。根据病位不同，可有表里寒热错杂、上下寒热错杂、中焦寒热互结等。

7.2.4.1 表里寒热错杂

邪伤表里，寒热证候互见，或表寒里热，或表热里寒。风寒伤表不解，邪又传里化热，或里有热邪壅盛，复感风寒于外，这是造成表寒里热证候的一般原因。温热之邪袭表，又寒冷饮食伤中，或表热误用苦寒攻里，阳伤而阴盛等，此乃造成表热里寒证候的常见原因。

7.2.4.2 上下寒热错杂

上，在此一般指胸膈上脘部而言；下，一般指胃肠腹中而言。上下寒热错杂可分上热下寒和上寒下热两证。造成上热下寒的原因，主要是由于误下。伤寒误下，一方面，致热陷胸膈，出现心烦、欲呕、身热等上热症状；另一方面，使脾胃阳伤与邪相搏而阴寒生，出现腹痛、下利等下寒症状。

刘完素的《宣明论方》中解释“胸中有热，胃中有邪气”的病机时说：“腹痛欲呕吐者，上热下寒也。以阳不得降而胸热欲呕，阴不得升而下寒腹痛，是升降失常也。”上寒下热证候，多由寒湿阳郁所致。周学海的《读医随笔》中明确记载：“独有上寒下热，真阳怫郁之证，近日极多。其脉沉之见滑或见大，浮之见弦或兼细；其病因或由久受湿寒，阳气不得流通，或因微热，过服清肃之剂。”

7.2.4.3 中焦寒热互结

表证误下或发汗不得其法，外邪乘机内陷，脾胃升降失常，阴阳失调，寒热之邪互结错杂于中，而成痞满，症见心下痞满、心烦干呕、下利等。又湿热之邪郁阻中焦，湿热并重，湿为阴邪，其性寒，热为阳邪，其性热，亦属寒热错杂于中的病证，其治清热用寒，化湿用热，适宜于寒热并用的法则。

7.2.5 分类应用

寒热并用法则是专为寒热错杂证候而设，故临床运用时，首先要辨明其病位、病性，根据寒热的病位来组方选药。同时，要避免滥用寒热并用法则，绝不可误认为一方之中，寒热之药俱备，其性中和平稳，而不顾其适应证到处乱用。其分类常有温清表里、温清上下、调中除痞等方法。

7.2.5.1 温清表里法

温清表里法，是一种适用于表里寒热错杂证候的治疗方法。包括温表清里和清表温里两个具体内容。表寒里热，治当温表清里。表热里寒者，又当清表温里之治。

（1）表寒里热证

如《伤寒论》中记载：“太阳中风，脉浮紧，发热恶寒，身疼痛，不汗出而烦躁者，大青龙汤主之”。本证风寒表实，故寒热无汗，脉浮紧；烦躁乃内有郁热之症，其人胃热素盛，部分表寒内陷遂化热而烦躁，是表里寒热错杂之证候。治用大青龙汤温散表寒，清泄里热。方中麻黄汤辛温发散，宣表祛寒，石膏辛寒清热，以泄里热，寒热并用，分解表里寒热之邪。

（2）表热里寒证

如《读医随笔》所说：“表热里寒，则有内伤生冷，外伤烈日，发为霍乱者；瓜果酒肉杂然并食，发为痢疾者。”清代林佩琴《类证治裁》中亦说：“何为表热里寒？如本虚寒，而外感湿热之邪，此为标热本寒，清剂不宜太过。”表有暑热，里有生冷者，辛寒清暑为温里燥湿同用，清表如银花、薄荷、西瓜衣，温里如厚朴、苍术、法半夏、陈皮。素体虚寒外受温热，其温里宜干姜、党参、或附子，寒热并用。

7.2.5.2 温清上下法

温清上下法，是一种适用于上下寒热错杂证候的治疗方法。包括温上清下和清上温下两个具体内容。上寒下热，治当温上清下；上热下寒，治宜清上温下。

（1）上热下寒法

《伤寒论》中指出：“伤寒胸中有热，胃中有邪气，腹中痛，欲呕吐者，黄连汤主之。”此乃热在胸膈，寒在腹中的上热下寒证候。热在于上，肺胃失降故欲呕吐，寒盛于腹，寒凝气滞故腹痛。方用黄连清上热，干姜温下寒，寒热并用，上下分解。又如栀子干姜汤证治：“伤寒，医以丸药大下之，身热不去，微烦者，栀子干姜汤主之”。伤寒误下，热邪内陷于胸膈而寒药伤中，形成上热下寒证候。胸膈有热，故见身热、胸中懊侬而烦；腹中有寒，可见腹痛、下利等。治宜清上温下，栀子清上热，干姜温下寒，使上下寒热错杂之证得以分解。

（2）上寒下热证

周学海认为，上寒下热证是久受寒湿，阳气怫郁不通所致，许叔微有破阴丹一法，可供临床参考。

7.2.5.3　调中除痞法

调中除痞法，是一种适用于中焦寒热错杂所致痞证的治疗方法。《伤寒论》三泻心汤证治即是此法的运用。“伤寒五六日，呕而发热者，柴胡汤证具，而以他药下之……但满而不痛者，此为痞，柴胡不中与之，宜半夏泻心汤”。此乃伤寒少阳证误下致痞，邪气内陷，寒热结于中焦，脾寒胃热。用黄芩、黄连苦寒泄热，干姜、半夏温热散寒辛开苦降，寒热并用，调和脾胃升降，而痞证自除。

调中除痞法，亦可用于湿温病湿热郁阻中焦的病证。湿温病除了温病的一般特点外，尚有“胸痞”一症。湿性寒，与热相搏，寒热错杂，其病机为脾湿胃热。除湿宜温燥，去热宜寒凉，亦属寒热并用之治。如薛雪的《湿热病篇》中指出：“湿热证，壮热口渴、自汗、身重、胸痞、脉洪大而长者，此太阴之湿与阳明之热相合，宜白虎加苍术汤”。白虎汤辛寒以清热，苍术温燥以化湿，湿热互结，热偏重者用此。“湿热证，舌根白，舌尖红，湿渐化热，余湿犹滞，宜辛泄佐清热，如蔻仁、半夏、石菖蒲、大豆黄卷、连翘、绿豆衣、六一散等味”。此乃湿热参半的治疗。方中蔻仁、半夏、石菖蒲皆温，以燥湿；大豆黄卷、连翘、绿豆衣、六一散皆凉，以清热。寒热并用，湿热分解。

此外，根据寒热并用法则的两个基本特点，尚须与下列两种情况相鉴别。

1）革寒热之性而存用。临床治疗中，为达到某种治疗效果，有时也需寒、热药物配伍使用，但其立法目的不在温、清两法同用分解寒热之证，而在于舍药性之寒或药性之热。如《金匮要略》指出：“胁下偏痛，发热，其脉紧弦，此寒也，以温药下之，宜大黄附子汤。”本证是寒实内结，病证属寒属实，不是寒热错杂证候，治疗当温下。故方用附子、细辛之辛热，温散寒邪，内实必下，用大黄攻下泻实。但大黄性寒，与寒病相反，故方中用两味热药以抑之，只取其苦降泻下之功用。本方案寒热配伍，在于革寒性之弊，共成温下之治。

2）防寒热之药偏伤而反佐。寒药清热，太过则伤阳气，热药散寒，太过则耗阴血。在治疗热证用大量寒药之时，为防其伤阳，反佐以少量热药；在治疗寒证用大量热药之时，为防其耗阴，反佐以少量寒药，这就是反佐配伍法。如《丹溪心法》左金丸，主治肝经火旺，横逆犯胃的脘痛嘈杂、胁痛、吐酸、舌红、脉弦数等，方以黄连为主（300 克），大寒泄热，为防其过寒抑郁肝阳，故用一味辛热的吴茱萸（50克）以制其寒性偏伤。此方非寒热并用之立法。又如，《金匮要略》黄土汤治虚劳便血，附子、白术、灶心土温阳摄血，为防其温燥太过动血，故反佐一味苦寒之黄芩，预救其偏，亦非寒热并用法则。

7.3 攻补兼施

7.3.1 含义

虚者补之，实者泻之，这是虚实病证的一般治疗法则，单纯的虚证治用补，单纯的实证治用泻，然虚实夹杂证候，其治则宜攻补兼施。攻者，与补相对而言，凡祛邪攻泻皆谓之攻。补者，补益正气之谓。祛邪与补益两法同用的治疗法则，就称为攻补兼施。攻补兼施法则适用于虚实夹杂证候。

7.3.2 发展简史

临床所见虚实夹杂证尤多，故攻补兼施法则运用最广。张仲景治太阳汗不得法，大汗淋漓，气阴伤而热传阳明，其证一方面邪实，另一方面正虚，用白虎加人参汤，白虎汤清热攻邪，人参益气生津以补虚，攻外兼施。治阴虚而热痞。症见心下痞满，汗出恶寒，用附子泻心汤，附子温阳补虚，三黄泻热攻热。古代医家大多认为运用攻补兼施法则，必须详细辨证，审之又审。

如日本学者丹波元坚指出："惟医之所最难者，在真实真虚混淆揉杂者而已。何者？其病视为虚乎，挟有实证，视为实乎，兼有虚候。必也精虑熟思，能析毫厘而其情其机始可辨认。及其施治，欲以补之，则恐妨其实，欲以泻之，则恐妨其虚，补泻掣肘，不易下手。必也审之又审，奇正攻守，著著中法，而后病可起矣"（《药治通义·虚实治要》）。清代徐大椿指出了治疗法则："若纯用补，则邪气益固；纯用攻，则正气随脱。此病未愈，彼病益深古方所以有攻补同用之法"（《医学源流论》）。许多方剂都是根据攻补兼施法来立法的，如小柴胡汤黄芩与人参同用，增液承气汤芒硝、大黄与玄参、生地黄、麦冬同用，黄龙汤芒硝、大黄与人参、当归同用等，加深了攻补兼施法则的理论研究，并扩大其临床运用范围。

7.3.3 作用机制

攻补兼施，攻邪药与补虚药同煎，是否会发生相互克制，攻不能攻，补不能补，或攻药反攻其虚处，补药反益其实处？从药物的性能功用和临床经验来看，是不会出现这种相反的结果。徐大椿对此问题说理比较明白："盖药之性，各尽其能，攻者必攻强，补者必补弱，犹掘坎于地，水从高处流下，必先盈坎而后进，必不反向高处流也。如大黄与人参同用，大黄自能逐去坚积，决不反伤正气，人参自能充益正气，决不反补邪气。盖古人制方之法，分经别脏，有神明之道焉。如疟疾之小柴胡汤，疟之寒热往未，乃邪在少阳，木邪侮土，中宫无主，故寒热无定。于是用柴胡以驱少阳之邪，柴胡必不犯脾胃；用人参以健中宫之气，人参必不入肝胆；则少阳之邪自去，而中土之气自旺，二药各归本经也”（《医学源流论》）。除了药性归经这一基础之外，攻补兼施愈病的机制还在于攻与补二者协同，相互促进的治疗效应。可从助正以攻邪和攻邪以护正两方面阐述。

7.3.3.1 助正以攻邪

攻补兼施治疗中的补，即补益已虚之正气，补益在此有两个作用，一是恢复正气的正常功能和状态，使虚的症象消退；二是正气的恢复有利于攻邪药物充分发挥其攻邪作用。

攻邪必须具备两个条件：第一，药物本身所具有的攻邪作用，如麻黄之发汗，黄连之泻热，芒硝之下结，大戟之逐水，桃仁之下瘀等。第二，正气行药的作用。如张介宾的《类经》中指出：“凡治病之道，攻邪在乎针药，行药在乎神气。故治施于外，则神应于中，使之升则升，使之降则降，是其神之可使也。若以药剂治其内而脏气不应，针艾治其外而经气不应，此其神气已去而无可使矣，虽竭力治之，终成虚废已尔，是所谓不使也。”说明攻邪药物能发挥其攻邪作用，有赖于正气的推动。若正气虚不能运行药物，纵使用攻，邪亦不能去，这就叫作“神不使”。虚实挟杂不能用纯攻者，就是正气无力行药的缘故，所以要用攻补兼施之治。补其虚就能够提高机体对攻邪药物的反应能力，使攻邪药物充分显示其攻邪的治疗作用。从这个意义上来说，攻补兼施之补，不仅可补其虚，且能助正以攻邪，从而达到理想的治疗目的。

7.3.3.2 攻邪以护正

攻补兼施治疗中的攻，即攻除已有之实邪。攻邪在此亦有两个作用：一是能攻除体内无形之邪实，如寒实、热实和有形之邪结，如水结、燥结、瘀结、石结，使邪气实结的症象消除。二是攻邪能解除阻滞，通畅气机，排除有害的病理产物，使正气免于更大程度的损伤，从而更有利于补益药物发挥其补益正气的作用，从这个意义上来说，攻邪又可以顾护正气。

补虚主要依赖于药物本身所具有的补益作用，如人参之补气，当归之补血，附子之补阳，枸杞之补阴等。但要达到较理想的补虚治疗目的，还必须尽快解除对正气恢复不利的因素，这就是实邪。邪气盛实，可以不断地消耗正气，如寒盛可伤阳，热盛可伤阴等。张从正的《儒门事亲》中指出：“夫病之一物，非人身素有之也。或自外而入，或由内而生，皆邪气也。邪气加诸身，速攻之可也，速去之可也。”“邪去而元气自复也。”邪能伤正，故宜速攻速去，邪气一日不去，则正气一日难复。所以，攻补兼施之攻，不仅攻去实邪亦能顾护正气，有利于补虚。

总之，攻邪是在补益基础之上的攻，补虚是在攻邪基础之上的补，其作用不仅不相反，而且能协同促进，加强疗效，与纯攻纯补作用不可等同。

7.3.4 适应范围

攻补兼施的治疗法则，临床运用相当广泛。但必须全面考虑，综合分析，凡是虚实证候并见而又不任纯攻纯补的病证，皆宜攻补兼施。

7.3.4.1 虚实证候并见

虚实夹杂，一般而言，其不外气、血、阴、阳之虚，其实主要是寒、热、痰水、瘀血、燥结等。两方面的病机交错在一起，构成众多虚实挟杂证候。如气(阳)虚寒实，血(阴)虚热实，水盛阳虚，燥结阴伤等。

导致虚实并见的病理大致有以下几个方面。

(1) 因虚致实

一是虚可受邪，如素体阳气不足，或肺卫不固之人，最易感受风寒之邪，而形成气虚表实或阳虚寒盛之证。素体阴血不足，或肺肾阴亏之人，最易外受风热温毒之邪，而形成阴血虚而温热盛的证候。二是虚能生邪，因虚而脏腑气化功能失调，进一步使气血瘀滞，津液凝聚而成内生之邪。如肾主水、肾阳虚则水不化气而成水肿。阴血亏损，肠道失濡而传导不能，使燥屎内结而成实。心气虚脉运无力，血流缓涩而成瘀等。

(2) 因实致虚

邪能伤正，邪实日久，正气日渐消削，实邪仍然不去。如湿热痢疾，下利赤白脓血，日久则津液精血渐枯，身体羸弱，而里急后重不除，虚实并见。阳明热实燥结，使津液内灼外迫，终成热实津亏之证。大寒暴伤，心肾阳气受戕，形成寒盛阳虚之证。

(3) 误治

误治是造成虚实证候并见的不可忽视的原因。如太阳病发汗太过，逐致表阳虚汗漏不止，而表邪未去。《伤寒论》中说："太阳病，发汗，遂漏不止，其人恶风，小便难，四肢微急，难以屈伸者，桂枝加附子汤主之。"阳明病燥实未成而下之过早，则成邪实而里虚的难治之证。

7.3.4.2 不任纯攻纯补

攻补兼施的法则适用于虚实夹杂的病证，但并非所有的虚实挟杂病证都宜攻补兼施。因虚实有轻重缓急之区别，又当详审。微实微虚者，纯攻其实，则邪去正自复；邪实暴急者，当先攻邪，然后补虚；正虚欲脱者，当先补虚，然后攻邪。以上是特殊情况下的治疗措施，而一般的虚实夹杂证候大多宜用攻补兼施。这是因为纯攻其邪，有使正伤而增虚，纯补其正，有使邪壅而加实。攻补兼施，切中病机，于证治方为有利。如肝实气热，横逆脾胃，造成肝实脾虚的证候，既见郁怒胁痛，又见食减身羸，若纯用疏泄清热，必使脾气更伤，若纯用甘温补中，必增肝气壅热，疏肝补脾，攻补兼施，就可避免纯攻纯补的弊端。

7.3.5 分类运用

运用攻补兼施法则，其攻其补用药并非绝对相等，绝大多数的证候都应有主治与兼治之分，这就要从虚实相因和证候偏重两方面权衡决定。一般来说，因实致虚者，主以攻邪，兼以补虚；而因虚致实者，主以补虚，兼以攻邪。如："病本邪实，当汗、吐、下，而医失其法，或用药过剂，以伤真气，病实未除，又见虚候者，此实中兼虚也，治之之法，宜泻中兼补"（《读医随笔》）。但证候偏重于虚者，又当补中兼泻。攻补兼施的具体方法甚多，现择其常用的治法予以介绍，可见攻补兼施法则之大概。可分为益气攻邪兼施，养血攻邪兼施，滋阴攻邪兼施，温阳攻邪兼施等四类。

7.3.5.1 益气攻邪兼施法

补气与攻邪相兼而用的治疗方法，称为益气攻邪兼施法。主要适用于既有气虚又有邪实的虚实夹杂病证。以益气散邪、补气行瘀、益气利水为其代表。

（1）益气散邪法

一方面补益气虚，另一方面又发散外邪，常用于肺脾气虚，而外邪伤表之证。气虚感冒，反复发作或外感日久，正气受伤，致成气虚不任发散的病变，治当益气散邪，攻补兼施。《局方》中的参苏饮，用于体弱气虚，感冒风寒，内兼痰湿证，主要功用在于益气解表。《脾胃论》中的麻黄人参芍药汤，用治气虚外寒证，人参、黄芪益气，麻黄、桂枝散寒，益气解表。

（2）补气行瘀法

气为血帅，气行则血行，气虚不行则血瘀，此乃气虚所致的瘀血内停证。治当补气以行血，化瘀以去实。《伤寒保命集》中的二味参苏饮，人参、苏木二味，用治产后气虚血瘀心肺，面黑喘促之病证。《医林改错》中的补阳还五汤，用治中风后，气虚瘀阻经络，半身不遂，口眼歪斜，尿频或失禁等证。重用黄芪以补气，气旺则血行，桃仁、红花、当归、川芎化瘀通络，补气行瘀。

（3）益气利水法

用于气虚而水停或水湿内停不去，日久而气虚之证。《金匮要略》中的防己黄芪汤，用治肺卫气虚不固，汗出恶风，而风水颜面浮肿，小便不利等。黄芪益肺气而固表，防己、白术利水化湿。《证治准绳》中的春泽汤，五苓散加人参，用于水湿内停兼脾肺气虚之证，利水、益气兼施。

7.3.5.2 养血攻邪兼施法

养血补血与攻邪相兼而用的治疗方法，称为养血攻邪兼施法。主要适用于血虚邪实的病证。以养血散邪、化瘀补血、养血下燥等法为代表。

（1）养血散邪法

养血补血兼以发散外邪，用于血虚感受外邪的病证。血虚之人，易为病邪所侵，而形成血虚寒凝证，出现手足寒冷、恶寒发热、身体疼痛、脉细等。《伤寒论》中的当归四逆汤，功能养血散寒，当归、芍药养血通脉，桂枝、细辛温经散寒。若血虚感受风热，头痛如细筋牵引，风热上扰，《金匮要略》中提出用加味四物汤。四物汤养血补血，蔓荆、菊花、黄芪清解风热之邪，此乃养血散热之立法。

（2）化瘀补血法

化瘀与补血同用的治疗方法，适用于瘀血日久不去，新血难生所致的瘀停血虚证。《金匮要略》中的大黄蜃虫丸，主治内有干血的血虚之证。症见肌肤甲错、两目黯黑、身体羸瘦、胸腹积块、妇女闭经等。因瘀血内停，妨碍新血的生成，肌肤身体失其营养，故见肌肤甲错如鳞甲状、身体羸瘦等。血瘀、血虚证候兼见，故当用化瘀补血同用之法。素体血虚，又出现瘀血内阻的月经不调、腹中癥瘕，宜用《医垒元戎》中的元戎四物汤。当归、熟地黄、白芍养血补血，桃仁、红花、川芎活血化瘀。攻补兼施，化瘀而不伤血，补血而不碍瘀。

（3）养血下燥法

养血与下燥同用的治疗方法，适用于血虚所致的肠燥传导不能、燥屎内结难下。症见面白无华、心悸眩晕、大便干燥，努挣难下等。此证若用硝黄攻下，必致血虚更甚，肠燥而枯，适当的治疗应是养血润燥。如《沈氏尊生方》中的润肠丸。当归、生地黄养血补血，麻仁、枳壳、桃仁润肠下燥。《儒门事亲》中的玉烛散，用治血虚便秘，腹胀作痛，或热病血虚津亏的肠燥便秘。用大黄、芒硝攻下燥结，熟地、当归、川芎等养血补血，共成润燥下结之治法。

7.3.5.3 滋阴攻邪兼施法

滋阴与攻邪相兼而用的治疗方法，称为滋阴攻邪兼施法。主要用于既有阴津不足，又有邪气盛实的病证。以滋阴散热，清热生津，增液下实，育阴利水，滋阴攻石等为代表。

（1）滋阴散热法

在滋阴的同时，辛凉散热，解表祛邪，适用于阴虚感受风热温毒之病证。《外台秘要》中的葱白七味饮，用治病后阴虚因调摄不慎而感受风热。葱白、豆豉、葛根解散风热，生地黄、麦冬滋养阴血。《温病条辨》中的银翘汤，用治温热邪在卫分而阴血已亏之证。银花、连翘、竹叶清热，以解卫表之邪，生地黄、麦冬滋阴，以养阴血不足。临床上常见阴虚之人，感冒多呈阴虚外热之象，治疗绝不能单用辛散，必须辛散与滋养同用。

（2）清热生津法

清热与生津养阴同用，适用于热邪壅盛，灼伤津液所致的热盛津伤证。如《温病条辨》中的玉女煎，用治温病气血两燔、热盛、心烦、口渴等，石膏、知母寒凉清热，生地黄、玄参、麦冬养阴生津。又如，热邪伤肺，壅实成脓，吐脓日久，又出现肺阴受伤之症，午后潮热、心烦、咳喘、口燥咽干等。可用《景岳全书》中的桔梗杏仁煎，银花、连翘、夏枯草、红藤、桔梗、贝母等清肺热排脓止咳，麦冬、阿胶、百合，滋养肺阴，清热而不伤阴，养阴而不恋邪。

（3）增液下实法

又称“增液行舟”，是滋养阴津与攻下燥实同用的治法，适用于热实燥结于内，灼伤阴津之证。《温病条辨》中的增液承气汤，就是用于温热病阳明腑实而津液受损，身热、腹满便秘、日晡潮热、咽干唇裂等症，大黄、芒硝泻热下结，生地黄、玄参、麦冬滋阴增液，攻补兼施。《温疫论》中的承气养营汤用治阴血素亏，阳明腑实，身热，口渴，便秘，咽干等。大黄、枳实、厚朴攻下热实燥结，当归、生地黄、芍药、知母滋阴增液，使实去而阴液生。

（4）育阴利水法

滋阴与利水同用的治疗方法，适用于水肿日久，或渗利太过所致的阴虚水肿病证。水肿、小便不利、头目眩晕、口燥咽干、舌红少苔、脉细数等。可用六味地黄丸合五苓散，或可用猪苓汤，利水而不伤阴，滋阴以助去水。

（5）滋阴攻石法

结石病证，常见胆道、尿道结石，古代论述石淋证治为多。《诸病源候论》中指出“肾虚膀胱热”为总的病机，肾阴不足，湿热阻于下焦而成石。临床以尿频、急、刺痛，甚至排出砂石，尿中带血等症为特点，湿热日久伤阴，致成阴虚石阻证候。又石淋多用清利攻消之品，服药时间长，往往造成阴虚病变。所以，在石淋后期，阴虚石阻证最为常见，治疗不能一概清利攻消，必须注意养阴，在养阴的基础上攻石。如六味地黄丸合八正散加减。《医宗金鉴》中的加味五淋散，滋阴通淋兼施，生地、白芍、当归滋养阴血，赤苓、车前、泽泻、木通、滑石、山栀、黄芩清湿热而通淋。近年来，各地创制了许多有效的尿道排石、胆道排石方剂，这些经验方用之过久，亦须注意滋阴，攻补兼施，方不致误。滋阴攻石法，对目前临床治疗结石病证有较大的实际意义。

7.3.5.4 温阳攻邪兼施法

温补阳气与攻散邪气相兼的治疗方法，称温阳攻邪兼施法，主要适用于阳虚邪实的病证。以温阳散寒、温阳下实、温阳利水等为代表。

（1）温阳散寒法

温阳与散寒同用的治疗方法，用于阳气素弱，感受外寒。如发热恶寒、无汗脉沉者，治当温阳散寒解表，用麻黄附子细辛汤，麻黄、细辛散寒，附子温阳，散寒不伤阳，温阳助解表。

（2）温阳下实法

温阳与攻下里实同用的治疗方法，用于阳虚而里寒成实，心腹疼痛，大便不通，手足逆冷等症。《金匮要略》中的三物备急丸，温中逐寒，攻下寒实，用治阴寒内盛，阳气受伤，猝然心腹胀痛，面青气喘病证。方中干姜温中焦之阳，大黄、巴豆攻里实之结。《备急千金要方》中的温脾汤，用治脾阳虚衰，阴寒结实的脐腹冷痛之证。附子、干姜、人参温阳逐寒，大黄下实，为温阳兼攻实之治法。

（3）温阳利水法

温补阳气与渗利水湿同用的治疗方法，主要用于阳虚而水湿内聚或水湿伤阳的病证。肾阳虚衰，水气不化而成水液泛溢，身体浮肿。可用《金匮要略》中的肾气丸，温补肾阳，化气利水。《济生方》中的实脾饮，用治水湿内停，身肿腹胀，水伤脾阳之证，茯苓、木瓜、大腹皮、白术等利水除湿，干姜、附子温养脾阳，使利水而不伤阳，温脾以助消水。

总之，攻补兼施的具体运用，临床上可根据证候的千差万别而确定更多的治法。又如，气血两虚而有邪实的病证，治当气血两补与攻散邪实同用，阴阳两虚而有邪实的病证，又当双补阴阳与攻邪相兼同用，故不可一概而论。

7.4 升降同用

7.4.1 含义

将具有升浮性能和沉降性能的两类药物，有机地组合于治法方剂中，以达到恢复机体正常升降功能的治疗目的，这就是升降同用法则。因为气机升降在生理上相互协调，在病理上互为因果，所以，升降同用法则，适用于气机升降逆乱的病证。

7.4.2 发展简史

升降，乃气运动的基本形式。一切自然现象，尤其是人体生命活动，无一不是气机升降的表现。《素问·六微旨大论篇》中指出："故高下相召，升降相因，而变作矣，"正因为气的"升降相因"，于是产生了千万变化。如清阳上升悬而为天，浊明下降凝而成地，天气下降为雨，地气上升为云，春夏阳升阴降故热，秋冬阴升阳降故寒，此天地自然之升降。人的呼吸，乃一息之升降；脾气升，胃气降，肾水升，心火降，升降互济，从而维持人体生命活动的不断变化。人体升降运动失常，轻则为病，重者命亡。故《素问·六微旨大论篇》指出："出入废则神机化灭，升降息则气立孤危。故非出入，则无以生长壮老已；非升降，则无以生长化收藏。是以升降出入，无器不有。"人体五脏气机升降有一定规律，黄坤载的《素灵微蕴》以五行之性概括："水宜浮而火宜沉，木宜升而金宜降，土居中皇，是为四象，转运之机。"肾水升，心火降，肝气升，肺气降，脾胃居中，为升降之枢纽，这是五脏气机升降的基本规律。

在病理情况下，脏腑功能失调，当升而不升，或升之太过；当降而不降，或降之太过，从而出现各种不同的升降混乱的病证变化。因此，调治升降是临床治疗中一个重要的法则。李宗源的《医纲提要》中指出："故升降法，即天地阴阳之法，亦纲中至要之法也。"

升降之法，源于《黄帝内经》中"高者抑之，下者举之"的法则。金代张元素始有药物的升降浮沉分类，为升降治法奠定了药物基础。李东垣建立了"脾胃为升降之枢纽"的理论，创制了大量的升脾阳、降阴火的治疗方剂，为升降同用法则之临床树立了典范。清代叶天士在东垣的基础上，明确指出"脾宜升则健，胃宜降则和”的观点，对调理脾胃升降失常的病变，具有实际意义。孙庆增指出：“水不升为病者，调肾之阳，阳气足，水气随之而升；火不降为病者，滋心之阴，阴气足，火气随之而降。则知水本阳，火本阴，坎中阳能升，离中阴能降故也。”从而为调治水火不交而用升降同用法则奠定了理论基础。近年来，随着对升降理论研究的不断深入，越来越显示出升降同用法则的临床作用。

7.4.3　作用机制

升降同用法则，用于升降失常的病证，其作用机制主要在于顺应脏腑升降之性和运用药物升降之功。

7.4.3.1　顺应脏腑升降之性

脏腑升降之性表现有三种形式：一是一脏之中升降同寓，如肺气既宣又肃，宣即升，肃是降，两者互相促进。二是脏腑表里升降互济，如脾气升，胃气降；肝气升，胆气降。三是脏与脏升降互用，如肝升肺降，肾升心降等。

由于这些不同形式的升降，共同构成了复杂的生命活动。一旦其中一种升降形式的活动发生混乱，就可导致局部甚至全身的气机升降失常。升降同用就是顺应脏腑升降之生理，来调治升降之病理。如肝气条达性升，胃气和顺性降。肝郁犯胃，治当升散解郁顺畅肝气，沉降泄浊调和胃气，升降同用。升降不及者助之以升降。升降太过者抑之以升降，总以顺应脏腑升降特性为原则。

7.4.3.2　运用药物升降之功

升降同用法则，必须靠药物升降作用而得以实现，如《医源》中所谓：“故吾人业医，必先参天地之阴阳升降，了然于心目间，而后以药性之阴阳，治人身之阴阳，药性之升降，调人身之升降，则人身之阴阳升降，自合于天地之阴阳升降矣。”药物的升降作用，与药物的性、味、质均有关系。

一般而论，药性之寒凉多降，如大黄、羚角之类；药性之温热多升，如干姜、肉桂之类；药味之辛甘多升，辛如升麻、柴胡，甘如党参、黄芪；药味之酸苦多降，酸如芍药，苦如黄连；药质之轻多升，如菊花、虫蜕之类；药质之重则降，如磁石、龙骨之类。李时珍曾总结性地指出：“甘发也，而引之也上，苦泄也，而引之也下。”“辛甘温热及气味之薄者，即助春夏之升浮……酸苦咸寒及气味之厚者，即助秋冬之沉降。”“寒无浮，热无沉”等。故升降同用，就是配合使用药物的升浮、沉降作用，从而发挥它们的综合协调的治疗效应，故离开药物的升降作用，升降同用的治疗就难以实现。

7.4.4　适应范围

升降同用法则，用于升、降两方面失常的病证。主要见于清浊相干、水火不交、升降失常等病理变化。

7.4.4.1 清浊相干

清，即清阳之气；浊，指浊阴之气。清浊相干，即清气与浊气阴阳失位，相互扰乱。《素问·阴阳应象大论篇》指出了清阳与浊阴的生理异位及其功能，如“清阳出上窍，浊阴出下窍；清阳发腠理，浊阴走五脏，清阳实四肢，浊阴归六腑。”清阳之气应升，在上在外，若沉降在下在里，是为病理；浊阴之气应降，若升浮在上在外，亦为病理。这是清浊失位，升降逆乱的一般病变。《灵枢·五乱篇》论述了“清气在阴，浊气在阳”，“清浊相干”的有关证候。胸中为清阳之气所居，若清浊相干，乱于胸中，清气不升，浊气不降，“是谓大悗”可出现胸闷胀痛，甚至胸背彻痛、短气等，是为胸阳不宣，痰瘀阴浊阻滞所致，清浊相干于肺，则见喘咳、呼吸不利、气促胸满，多见于外邪、痰浊壅实于肺。脾升胃降，方能完成水谷的消化、吸收及废物的排泄。若清浊相干，乱于脾胃，升降失常，就会出现上呕下泄的霍乱。清气不升可见飧泄、脱肛、子宫下垂等，浊气不降可出现胀满、呕吐等。头为精明之府，清升浊降则头目诸窍清利，神明聪慧。若清气当升不升，浊气当降不降，清浊相干，气血乱于头部，可出现头目不利，甚至突然昏厥，不省人事等。

7.4.4.2 水火不交

水火不交，即心肾上下不相交通。心属阳主火，肾属阴主水，心火下济，以温肾水，肾水上升，以制心火，心肾二脏，水火互相交通，以维持正常的升降功能。水火不交可出现两个方面的病变：一是肾水亏损不能上升，心火盛实不能下降，常见虚烦、不寐、遗精滑泄之症；二是心阳虚衰，火不下济，肾寒偏盛水气上乘，常见惊悸、浮肿、小便不通等。

7.4.4.3 升降失常

升降失常在此是指因邪或正虚所导致的脏腑气机升降逆乱的病理变化。气贵流畅，而恶郁滞。流畅则升降之机顺，郁滞则升降之机逆阻。如肺气宣发、肃降，不仅有利于呼吸，且与二便的通调关系密切，若邪郁于肺，宣发肃降功能失常，在上可出现肺气不宣的咳嗽，甚至影响胃气不降而呕吐；在下可出现肺气肃降不行，大肠传导不能的便秘难下。又肺为水之上源，通调水道，肺气郁实，三焦水道不利，在上可见肺证，在下可见小便不利等症。又如，湿热阻于肝胆，肝气不能宣达，胆气不能疏泄，郁滞于内，升降失常，湿热之邪随气逆乱而弥漫全身，故见胸胁疼痛、郁闷不乐、身目发黄、小便黄赤不利等。

气旺则机转，机转则升降正常，正虚无力，机转不能，可使升降失常。如肾主纳气，肺主呼气，一升一降，呼吸不已。若肺肾气虚，呼不尽出，吸不至深，而见短气咳喘，即所谓肾不纳气。又如，肾阳蒸腾，肺气肃降，升清降浊，共同维持水液的生化代谢；若肺肾气虚，升降无力，上见短气而喘，下见癃闭少尿。

7.4.5 分类运用

临床运用升降同用法则，首当辨因果，明虚实。只有如此，才能准确地以药物之升降调病证之升降。人体气机升降相因，病理上相互影响，有因为升之太过或不及，而出现降之不及或太过的结果；反之亦然。故辨清升降病变的因果关系，对于把握升降治疗的偏重十分重要。如因肝气郁而不能升散条达所致的火热内实、升降逆乱病证，治疗应偏重于散郁开达，清降肝火则次之。若因火热之邪壅实，导致肝气郁而不达者，又当以清降为主，散郁次之。心火炽盛灼伤肾阴的心肾不交，治疗重点应以清降心火为主，滋肾升水为兼。反之，因肾水亏不能上升所致的水火不交者，又当滋肾升水，兼降心火。升降逆乱有虚实之分，其治疗用药不同。因实而升降失常者，升必用开宣、疏散，降必用泻下、渗利；因虚而升降失常者，升必用滋补，降必用潜敛。如肺因邪气郁闭而升降失常者，升用麻黄、桂枝，降用杏仁、厚朴。肺虚而升降失常者，升用人参、黄芪，降用五味、麦冬。肝阳上逆，当用芍药、龙骨、牡蛎之潜敛。心火盛实当用黄连、大黄之泻下。同为升降失常，其虚实病本不同，升降用药大有区别。升降同用法则，可分为以下几类，随证运用。

7.4.5.1 调脾胃升降法

脾胃二者，一脏一腑，阴阳表里，脾气升清，胃气降浊，脾胃同病，最突出的表现是升降失常，清浊相干。《临证指南医案》中指出；“脾胃之病，虚实寒热，宜燥宜润，因当详辨，其升降二字，尤为重要。”如湿浊热毒，扰乱中焦，脾之清气不升则下泻，胃之浊气不降则上呕，霍乱吐泻，治当升清降浊。《霍乱论》中的燃照汤，方用半夏、厚朴、滑石、黑栀化湿清热，降浊和胃以止呕；蔻仁、省头草、香豉升清醒脾以止泻。东垣补中益气治脾气虚而不升，甚至下陷，而胃气不降，湿热阴火上冲，症见泄利脱肛，或子宫下垂，气高而喘，身热而烦等。方中用人参、黄芪、升麻、柴胡，升补脾气；陈皮、白术导气下行降浊阴，升降同用，以升为主。脾虚清气不升，痰浊逆于头目的痰厥证，治用半夏白术天麻汤，化痰降浊益气升阳。方中用半夏、泽泻、二术、茯苓、黄柏、天麻，降浊熄风，人参、黄芪、干姜，补脾升清。浊降则清升，清升则浊降。

7.4.5.2 调心肾升降法

心肾二脏，一火一水，一上一下，互相交通，其病主要反应在水火不相交通，不相制约的病理变化。肾水上升，滋养心火，以制其偏亢。若肾水亏损，不能上滋，则心火无制，就形成水亏于下而火亢于上的水火不交病证。其主要表现可见心烦、失眠、心悸、遗精、梦交、腰膝酸软等。治当滋肾升水，清心降火，方如《伤寒论》黄连阿胶汤。阿胶、鸡子黄滋阴补肾，阴精得滋，则自能上升制火，黄连、黄芩清心降火，水升火降，恢复其交通生理。《局方》中的茯菟丸用菟丝子升腾肾水，石莲子清降心火，升降同用，交通心肾。心火下降，能温暖肾水，以防其寒。若心火衰微，肾水寒盛，症见心悸、头眩、气喘、小便不利、浮肿、阳痿、滑泄，这是心肾水火不交的另一病证变化。治当温升阳气，降泄阴水，方如真武汤。附子、生姜温阳，茯苓、白术泄水，升降同用。

7.4.5.3 调肺肾升降法

肺主气司呼吸，肾藏精为呼吸之根。故呼在肺，吸在肾，又肺为水之上源，通调水道，肾为水脏，职司二便。故肺肾升降失常主要表现在气和水的运化障碍。《医宗己任篇》中的都气丸，用治肺肾气阴不足，升降失常的气短而促，呼吸不利而喘等证。肺为邪闭，宣降不能。影响水液的宣布与通降，而致肾与膀胱的气化不行，出现小便不利，水液泛滥等。治当开宣肺气，降渗下焦，方如麻五合剂。麻黄汤开宣水之上源以利其升，五皮饮渗利水之下流以助其降，升降同用。

7.4.5.4 调肝胆升降法

肝气升发，胆气疏泄，一升一降，气机运行通畅。肝胆气郁，升降逆乱，治当升发肝气，疏理胆气，方如柴胡疏肝散，柴胡、川芎之升，陈皮、枳壳之降，升降同用，有利肝胆气机顺畅。又如《局方》中的达郁汤，香附、桑皮、蒺藜疏利降气，柴胡、升麻、川芎升发散气，亦升降同用。肝胆气郁化火，治当散郁降火，方如丹栀逍遥散，逍遥散散郁以利其升，丹皮、栀子泄火以利其降。肝郁而气滞血瘀，癥块内结，阻碍气机升降者，方如《医林改错》中的血腑逐瘀汤。方中用桃红四物汤活血逐瘀，而组方之精妙处，则在于用桔梗、柴胡之升与枳壳、牛膝之降，一升一降，气行瘀散。肝胆为湿热所阻，升降失常者，方如《医宗金鉴》中的龙胆泻肝汤，龙胆草、黄芩、山栀、木通、车前、泽泻，利胆以降浊，清利湿热；用柴胡在此升散肝气以解郁。肝胆郁实横逆于脾胃者，治当疏肝胆和脾胃，方如《景岳全书》中的解肝煎。方中苏叶、生姜辛散入肝以达郁，厚朴、半夏、陈皮、茯苓和脾胃以降气，升降同用，调和脾胃。

7.5 分消祛邪

7.5.1 含义

分消祛邪是一种用于水湿之邪为患的综合治疗法则。在内外致病因素的作用下，津液运化失常，凝聚变为湿，成为水，或停留体内，或泛溢肌肤，是为有形之实邪。实邪停聚，必须祛之。水湿之邪，郁阻气机，可停聚一处，亦可随气升降流行，泛溢全身，或郁闭表里，或弥漫上下，或壅塞前后，导致人体内外上下气机运行失常。诸如此类的水湿病证，治疗上非单一的方法就可解除，常要采用分消祛邪的治疗法则。所谓分消祛邪，就是有机地综合运用两种或两种以上的方法，使水湿之邪同时从不同途径消除外出的一种治疗水湿病证的法则。如发汗与利尿同用的表里分消，宣上、运中、利下同用的上下分消，通大便与利小便同用的前后分消等。

7.5.2 发展简史

历代医家总结出许多治疗水湿的方法，如《素问·汤液醪醴论篇》治水有“开鬼门”，“洁净府”，“去宛陈莝”等。《金匮要略·水气病脉证并治第十四》中有“腰以下肿当利小便，腰以上肿当发汗乃愈”以及“病痰饮者，当以温药和之”等论述。“治湿不利小便，非其治也”，又为医家遵为治疗水湿病证的准则。驱除水湿之邪，或宣表使之从汗而解，或利下使之从二便而去，或运化使之从中而消，可辨证而用之。

水湿之邪，郁阻气机，可停聚一处，亦可随气升降流行，泛滥全身，或郁闭表里，或弥漫上下，或壅塞前后，导致人体内外上下气机运行失常。诸如此类的水湿病证，治疗上非单一的方法就可解除，常要采用分消祛邪的治疗法则。所谓分消祛邪，就是有机地综合运用两种或两种以上的方法，使水湿之邪同时从不同途径消除、外出的一种治疗水湿病证的法则，如发汗与利尿同用的表里分消，宣上、运中、利下同用的上下分消，通大便与利小便同用的前后分消等。

分消祛邪法则，是历代医家在临床经验中逐渐总结出来的。《金匮要略·水气病脉证并治第十四》中提出治疗皮水用防己茯苓汤，方中防己、黄芪走表祛湿，使水湿从表而解，桂枝、茯苓通阳化气，使水湿从小便而去，此乃表里分消去湿的运用。《景岳全书》提出分消治水的方法，如：“水肿证……有并半补亦不能受者，则不得不全用分消”。《临证指南医案》中更加明确指出：“有湿在下者，用分利；有湿在上中下者，用分消”。分消祛邪成为治疗水湿病证的常用法则。

7.5.3 作用机制

分消祛邪法则，其临床功效能消除水湿等邪，其作用机制比较复杂，然而其基本点是因势利导，分解邪势。

7.5.3.1 因势利导

津液的运化是人体复杂的代谢过程。在这一过程中，津液之清者，即精华部分，内滋脏腑，外泽皮毛，上濡五官，下润诸窍；津液之浊者，即代谢废物，从不同部位排泄而出，如皮毛之蒸发，官窍之宣泄等。一旦津液运化失常，清者失其养，浊者不能出，停留而变为水湿之邪，阻滞气机，而发生多种病变。在肌肤者为肿，在胸腹者为胀，在下者为癃为闭。水湿在肌肤宜发汗，在胸腹宜攻逐，在下宜渗利，根据水湿所在部位，就近驱邪，因势利导。水湿充斥全身者，又当分消，因势而分别导邪外出。如水湿郁闭表里者，单宣其表，在表之邪虽可泄，而在里之水无出路，单利其里，在里之水虽可去，而在表之邪无出路。只有分消祛邪，使不同病位的水湿同时从其相应的出路外出，这是分消愈病机制的最基本点。

7.5.3.2 分解邪势

分消愈病，不仅在于因势利导以祛邪，还在于能分解邪势，加强祛邪的治疗效应。在生理情况下，津液运化正常，有赖于多个脏腑组织的共同作用。如胃之受纳，脾之运化，肺的宣降，三焦的通调，膀胱的藏泻，肾的气化，口鼻蒸化，汗孔、尿道、肛门的排泄等，各司其职。在病理条件下，脏腑组织的功能失常，可致津液不化，停聚为水为湿，而水湿停留体内，又进一步损害脏腑组织的功能活动，造成恶性的病理循环。又因全身气机一体，一个部位为水湿所阻，不仅该部位气机郁滞，而且可导致另外的部位气机不畅。因此，水湿停留多个部位，病邪为害之势相互加强。如水湿在上在外，不仅使上焦和卫表气机不宣，且可导致下焦气化不行，这就是“上窍不宣则下窍不通”的病理。反之亦然。水湿弥漫上下，上下邪势互长，脏腑气机愈益郁滞不畅，使病变逐渐加重。分消祛邪能分化已停之水湿，离解欲增之病势，顺应脏腑之气机，加速病变之消除，宣上且有利于渗下，而渗下又有助于宣上，上下直通，大气一转，水湿之邪得以分消而病证能愈。

7.5.4 适应范围

分消祛邪法则，主要用于水湿之邪为患，且郁闭表里，或弥漫上下，或壅塞前后，非单一祛水方法而能取效的证候。

7.5.4.1 表里郁闭

水湿之邪，或兼风、寒、热等，侵犯人体，使表里气机郁遏闭塞，既见水湿之表证，又见水湿之里证。如湿兼风寒的痹证，既有恶寒、无汗、身疼等卫气郁遏症状，又有关节疼痛、小便不利、水肿等湿闭经脉和湿阻气化的症状。湿温病湿热之邪郁卫阻气，邪郁卫分，见恶寒少汗、身热不扬、头重身倦等，邪阻气分见胸闷脘痞、腹胀、便溏不爽、小便不利等。风水相搏，外见无汗浮肿，里见小便不利等。这些都是水湿之邪或兼他邪，使表里气机不得宣通而郁闭，治疗皆宜分消。

7.5.4.2 上下弥漫

水气、湿热、痰饮等邪，阻碍三焦气化，随气升降，弥漫于上下，水气内停外溢，上逆下蓄，充斥三焦，出现全身浮肿。水逆于上则咳喘、心悸；水停于中则腹胀、腹水；水阻于下则小便癃闭。湿温病邪或暑温夹湿，邪在气分三焦，在上焦可见头痛身重、胸闷、咽喉疼痛等；在中焦可见脘痞、腹胀；在下焦可见小便不利、大便溏泄或尿赤便秘。湿热蒸腾，弥漫三焦，可出现目黄、身黄、尿黄的黄疸。痰饮内停，阻滞胸膈则胸中痞硬、气上冲咽喉、呼吸不畅；停蓄下焦则小便不利。以上乃邪气弥漫，上中下三焦气机阻滞的病证，治宜分消。

7.5.4.3　前后壅塞

水湿等邪阻滞，使前后二阴壅塞不通，导致大便秘结，小便不利，邪无下出之路。如水气留结，结于肠胃则腑气不降，故见腹满、便秘；结于膀胱则气化不行，故见小便不通，或见全身浮肿，或肠间痰饮冲击等。前后壅塞，多为水湿之邪郁久化热，或外邪入里化热与水湿相合，阻滞气机，二便不通，如《金匮要略》中指出："夫水病人，目下有卧蚕，面目鲜泽、脉伏，其人消渴，病水腹大，小便不利，其脉沉绝者，有水，可下之"。这是水湿壅塞，二便不通，水无出路的实证，故治宜"下之"，即通利二便，使水从二阴排出。

7.5.5　分类运用

临床运用分消祛邪法则，首先要明确两个要点。一是本法则只能用于实证。因分消祛邪是采取多种途径驱除水湿等有形之邪，属泻实的范围，而无补虚之功效。发汗、利尿、通便等方法，都在于开畅气机，使停聚之水湿得以外出。若无水湿等有形之邪内停，而误用分消，则能耗散阳气，损伤津液，较单纯的误汗或误下危害更大。但水湿病证亦有属虚的，亦有虚实挟杂的，分消之法不可单行，必须与补虚方法配合，方能达到祛邪而不伤正的治疗目的。二是分消当有主次。由于水湿等邪停留于不同的部位，证候有主次之分。或偏重于表而兼以里；或主病于下而次于上；或壅塞于前而影响于后等。病机不同，所以分消治疗应当有主次之别。如宣表兼渗利，或渗利兼宣表；升上兼泄下，或泄下兼升上等，应随证而用。分消祛邪法则，临床运用常有表里分消、上下分消、前后分消三法，各有一定的适应证。

7.5.5.1　表里分消法

表里分消法，就是发汗与利小便同用，使水湿等邪分别从汗孔和尿道排出的治疗方法，适用于水湿之邪郁闭表里的病证。如风寒湿邪郁闭表里，经脉不利，小便不通，出现发热、恶寒、无汗，关节痹痛，全身烦疼，小便不利。治宜宣散风寒，渗湿利水。方如《金匮要略》中的麻黄加术汤。麻黄、桂枝、杏仁宣肺散表，发汗祛湿；白术运脾利水。且麻黄、白术相伍，并行表里而分消其湿。水气郁闭表里，出现全身浮肿，以颜面为甚，小便不利，或咳喘、发热等。此乃肺气失宣，脾气不运，水气泛溢表里，郁而生热所致。治宜分消表里之水兼清热，方如越婢加术汤，麻黄、生姜宣肺发汗以行水；白术、甘草、大枣运脾健脾以利水；石膏清解郁热，共使表里水湿等邪内外得消。

内伤寒湿或痰食内积，复兼风寒湿邪，表里气机郁闭，出现腹痛、呕吐、泻泄、胸膈闷满、口淡、小便不利，治宜和中化湿，解表祛湿，方如《局方》中的藿香正气散。茯苓、白术、大腹皮、陈皮、半夏，和中以化湿，利小便，去寒湿；藿香、紫苏、白芷、生姜，宣表散邪，使表里邪气得以分消。湿瘟病湿热之邪外闭内郁，出现身热、肢倦、胸闷、小便不利、腹胀、兼头疼、身疼、咽痛等。治宜清热利湿兼以散表，表里分消，方如藿朴夏苓汤、甘露消毒丹。藿朴夏苓汤用半夏、赤苓、薏苡仁、蔻仁、猪苓、泽泻等利湿清热，使邪从下而出；藿香、杏仁宣散表湿。甘露消毒丹则用滑石、黄芩、茵陈、菖蒲、木通等，清热利湿，藿香、射干、连翘、薄荷等，解表散热，如此，表里之湿热得以分消。水气充斥表里而以里证为重的，全身浮肿，身体沉重，汗出恶风，治宜运脾利水，宣散表邪。方如防己黄芪汤、防己茯苓汤。防己、白术、茯苓，运脾以渗利，黄芪、桂枝宣散在表水气，使表里水气分消。

7.5.5.2 上下分消法

上下分消法，就是开上、运中、利下同用，使水湿等邪分别从上、中、下三焦消除排出的一种治疗方法，适用于水湿之邪弥漫上中下三焦的病证。湿温病湿热之邪弥漫三焦，症见头身重痛、面色淡黄、胸闷不饥、午后身热、小便不利、舌白不渴等。治宜宣畅三焦，分消湿热，方如《温病条辨》中的三仁汤。杏仁苦辛开上，宣肺通气；蔻仁芳香畅中，化湿醒脾；薏苡仁甘淡利渗，下消湿热；半夏、厚朴运中化湿；通草、滑石、竹叶清利湿热。本方能宣上、化中、利下，使湿热之邪从汗、尿而出，从中而化。痰饮内停，蓄于下则小便不利，实于上则胸中痞硬、气冲咽喉、呼吸不利，外可见发热、恶风、汗出等。此乃痰饮泛溢于上下所致。治宜涌上利下，分消上下之痰饮，方如《伤寒论》中的瓜蒂散。瓜蒂味苦性升，配香豉轻开宣泄，使上部之痰涌吐而出；赤小豆味甘苦酸，性善下行，导利下部之痰饮而出。上涌下导，使上下痰饮分消。

水气弥漫上下，头面四肢皆肿，上气喘促，中满腹胀，小便不利等。治宜宣肺、运脾、利水，上下分消。方如《三因方》中的五皮饮。桑白皮泻肺以行水，生姜皮宣肺以散水，陈皮、茯苓皮理气运脾以行水，大腹皮入脾与小肠经，功能下气利水消肿。此乃上下分消，治疗水肿的常用方法。桔梗白散治肺痈，咳嗽胸满、振寒、唾脓血、脉数、大便不通等，这是痰饮内结于肺所致，结于上则肺痈吐脓，结于下则大便不通，治当宣上通下。巴豆既能泻下，又能涌上，桔梗、贝母开宣肺气，配合巴豆涌吐脓痰。《金匮要略》载本方："病在膈上者吐脓血，在膈下者泻出。若下多不止，饮冷水一杯则定"。说明本方具有涌吐上焦，泻利下焦之功，亦属上下分消之治法。

7.5.5.3 前后分消法

前后分消法，就是通大便与利小便同用，使水湿等邪从二便排出的治疗方法，适用于水湿内结，既腑气不通，大便秘结，又膀胱气化不行，小便不利。如湿热内结的黄疸，腹满便秘，小便不利而赤，二窍不通，湿热更盛。治宜泻大便、利小便，分消前后。方用《金匮要略·黄疸病》篇大黄硝石汤。方中大黄、硝石泻热破结，通泄大便，使湿热之邪从后窍而出；栀子、黄柏，清利湿热，通泄小便，使湿热之邪从前窍而去，分消前后，除湿热以退黄。治湿热黄疸，用茵陈蒿汤，亦是前后分消之立法。茵陈、栀子利湿热从小便而去；大黄泻湿热从大便而出，虽无便秘，亦必用之，前后分消以退黄。痰饮水气内结于肠间，阻碍腑气，则前见小便不利，后见大便不通。小便不利，气不化津，津不上承则口干舌燥；大便不通，气不能下，郁滞于中则腹满。治宜分消前后，方如己椒苈黄丸。防己、椒目利小便，大黄、葶苈通大便，使内结之痰饮水气从二便排出。

7.6 痰瘀同治

7.6.1 含义

痰瘀是津液运化失常所产生的，或停留于脏腑，或凝聚于胸腹，或流行于经络，或阻滞于关节，其治疗常法有化痰、消痰、涤痰等。瘀血是气血运行失常所产生的，或阻于脉中，或留于脉外，或结于脏腑，或郁于官窍，其治疗常法有活血、化瘀、逐瘀等。痰瘀证候并见者，又当痰瘀同治。更因为痰瘀同源，病机相关，故有些痰证当于治痰的同时兼行瘀，有些瘀证当于治瘀的同时兼化痰。痰瘀同治是化痰、行瘀综合运用的法则，适用于痰瘀证候并见和因瘀所致的痰证及因痰所致的瘀证。

7.6.2 发展简史

对痰瘀同治的认识和运用，已经有着悠久的历史。《素问·腹中论篇》中载，治血枯经闭证，用乌贼骨芦茹丸。方中乌贼骨功能化痰利湿止带，芦茹即茜草，功能活血化瘀通经，可谓痰瘀同治的最早运用。张仲景运用化痰行瘀兼施的方法，治疗干血虚劳、肺痈、肠痈、胸痹、水气、黄疸、痢疾、带下等多种病证，至今临床仍然是行之有效的治疗方法。朱丹溪首次提出：“痰挟瘀血，遂成窠囊”的观点，认识到痰瘀相关的病理。唐宗海更进一步提出：“痰水之壅，由瘀血使然，但去瘀血，则痰水自消”。王清任在论治痰饮病证时说：“所以用破瘀者，痰为血类，停痰与瘀血同治也”。痰瘀同治法则由此而产生。近年来，对痰瘀同治的法则，从理论到临床，研究较深，越来越受到广大医界的重视。运用痰瘀同治的法则，治疗肾病水肿，利水兼化痰，疗效有显著的提高。

7.6.3 作用机制

痰瘀同病，之所以要痰瘀同治，且能够痰瘀同治，提高疗效，是因痰瘀同治能澄清痰瘀生成之源，分解痰瘀互长之势。

7.6.3.1 澄清痰瘀生成之源

痰由津凝而生，瘀乃血滞而成，痰瘀是人体津血生化输布失常所致的病理产物。所以，痰瘀同源于津血。在生理情况下，津与血同源于水谷精微，而又互相化生。如《灵枢·痈疽》中指出：“津液和调，变化而赤为血”。《灵枢·决气》中指出：“中焦受气取汁，变化而赤，是谓血”。说明脾胃在消化过程中，吸收其水谷中的精微，而成为津液，在心肺等脏腑的作用下，津液通过一系列变化而成为红色的血液。津血都是以水谷精微为其物质来源，又能相互化生，相互补充。在病理情况下，津血之间又相互影响。津液的输布，血液的流通，都以气机的正常运行为根本条件。气行则津布，气行则血流。一旦气滞不行，既可使津凝生痰，又可使血滞成瘀。

因此，痰瘀生成，以津血为物质基础，以气滞为根本条件，同源互根，痰瘀同治，抓住了痰瘀生成的关键，运行气机，恢复津血的正常生理功能，从而使痰瘀同消，即所谓澄其源则可洁其流。

7.6.3.2 分解痰瘀互长之势

在疾病发展变化过程中，痰、瘀之间又可互长病势，出现因痰致瘀，因瘀致痰的痰瘀同病病机。痰或瘀一旦生成，一方面作为一种病理产物留于体内，出现相应的证候变化；另一方面，又作为一种致病因素，导致新的病机发展。痰本因气滞津凝，而痰又阻碍气机，使气滞更重。进而导致血流不畅而生瘀。这就是水湿痰饮内停，引起瘀血病证的机理所在。瘀本因气滞血停，而瘀成又可使气滞加重，进而导致津液不布而生痰。这就是瘀血内留，引起痰水病证的机理所在。痰瘀互长，增加病势的这种恶性循环，是痰瘀同病的病理中心环节。故痰瘀同治，既化痰又行瘀，就能打破这种恶性循环，中断这种病理环节，从而促使痰瘀分解。痰瘀同治较单纯化痰或行瘀具有更大的优越性。因此，单化其痰而瘀不行，仍然存在生痰之源；单行其瘀而痰不化，仍然存在瘀成之机，痰瘀同治，可收事半功倍之疗效。

7.6.4 适应范围

痰瘀同治法则的适应范围，概而言之，凡痰瘀同病的证候，皆可痰瘀同治。分而言之，痰瘀证候并见，因瘀所致的瘀候，因痰所致的痰证，是痰瘀同治法则的具体范围。

7.6.4.1 痰瘀证候并见

疾病表现既有痰水证候,又有瘀血证候,痰瘀证候都比较显著,治疗宜化痰行瘀并施。热邪壅肺,化腐成脓的肺痈,一方面由于热邪伤肺,肺气不能宣降,津液不布,停聚成痰,故有咳嗽。另一方面,由于痰热入血,损伤肺络,血出成瘀,瘀留化脓,故有胸痛,咳唾脓血。痰瘀交阻,气机壅实,痰瘀证候并见,应当痰瘀同治。又咳喘日久,既见咳嗽、气喘、咯痰,甚至浮肿等痰饮见证,又见心悸、唇绀、舌质瘀斑或皮肤紫斑等瘀血证候,痰停加重血瘀,血瘀加重痰阻,治宜化痰行瘀同用。湿热阻滞的下痢,清浊不分,邪伤肠络,湿停血滞,下痢赤白,里急后重,痰瘀证候并见,治宜清热利湿,行气化瘀。痰瘀证候并见的病证较多,因而痰瘀同治法在临床上运用比较广泛。

7.6.4.2 因痰所致瘀证

病证以瘀血证候表现明显，或只见瘀证不见痰证，但从其病机分析，此瘀乃由痰所致，治宜化痰以行瘀，痰瘀同治。如妇女月经延期，痛经，下紫黑瘀块，单用活血逐瘀之治，而经不通调，究其病机，多有痰湿内阻于冲任与胞宫，经血留止，瘀因痰生，瘀乃病之标，痰为病之本。治痰湿为主，兼治瘀血，则经自通。

又如，湿热黄疸的后期，瘀证较多，腹中癥块，腹壁青筋暴露，或皮肤落瘀成蜘蛛痣，舌紫暗等。究其病机，此乃湿热痰浊内留，阻滞气机，血不流而成瘀，瘀由痰生，痰浊入血。故治疗时必须重视化痰浊，缓消其癥。

7.6.4.3 因瘀所致的痰证

临床以痰湿水饮证候表现突出，或兼见少量瘀证，或瘀证不明显，单化痰利水而少效。究其病机，此痰水乃瘀血所致，治宜行瘀以化痰，痰瘀同治。如一些妇女出现原因不明的水肿，皮肤光亮，按之凹陷不起，追其发病原因，月经闭止在前，水肿发生在后，瘀血内停，气滞津液失布，凝聚成水，泛溢全身故肿。治此种水肿，行瘀为消肿的关键。《金匮要略》指出："经水前断，后病水，名曰血分，此病难治"。经水前断为瘀阻病史，后病水，因瘀致水，其难治在于见病辨证不宜，瘀血病机易为水肿证所掩盖，而见水治水，瘀血病本不拔，故水难去。诚如唐宗海所说："血积既久，亦能化为痰水"，"瘀血化水，亦发水肿"。

又如，一般的带下绵绵不断，多为痰浊水湿为患，但亦有不少的带下病证，是因瘀血所致，瘀阻则痰湿生，带下量多掩盖了瘀血内阻的病机，单用渗湿化痰之治，带下难止，须痰瘀同治。

7.6.5 分类运用

痰瘀同治法则，广泛运用于内、外、妇、儿、五官各科，实践证明，运用恰当，能取得较好的疗效。在运用痰瘀同治法则时，首先要抓住痰瘀病机相关这一要点，无论是痰瘀证候并见，还是因瘀所致的痰证，或是因痰所致的瘀证，痰瘀相关是其共同的病机特点，故皆可用痰瘀同治法。

同时，辨明痰瘀之间的标本关系，对于确定治痰、治瘀孰主孰兼的问题，亦极为重要。治痰兼治瘀，治瘀兼治痰，治痰治瘀并重等，是痰瘀同治的常用方法。

7.6.5.1 治痰兼治瘀法

治痰兼治瘀法，是以治痰为主，兼以治瘀的一类方法，主要用于痰证为重以及因痰致瘀的痰瘀同病，使痰瘀同消。

（1）豁痰通痹法

心胸阳气不足，津液不布，凝而成痰；痰阻包络，气血滞而成瘀，痰瘀痹阻胸中阳气，故发生胸痹心痛证。症见胸中闷痛，甚至心痛彻背，短气，咳喘不得平卧，此乃痰证为主，兼以瘀证的痰瘀同病。当治痰为主，方如《金匮要略·胸痹病》篇中瓜蒌薤白白酒汤、瓜蒌薤白半夏汤。用瓜蒌、薤白、半夏豁痰逐饮，下气开结，使胸阳得以宣通；两方均用白酒，意在取酒性悍烈入血，活血行瘀以通络，化痰为主，兼以行瘀，痰瘀同治。

（2）化痰消疳法

小儿疳积，由脾胃食伤，痰饮停聚，至后期常血滞成瘀，出现痰瘀同病的病理变化。症见腹部臌胀，青筋暴露，肢体消瘦，肌肤甲错等，此乃因痰致瘀的痰瘀同病，治当化痰兼治瘀，痰瘀同治。轻者方如《普济本事方》中的芎朴丸，白术、厚朴运化痰湿，川芎活血行痰。重者用《医宗金鉴》中的消疳理脾汤，神曲、麦芽、青皮、陈皮、胡连等行气消食化痰为主，三棱、莪术兼以治瘀。

（3）运湿调经法

妇女痰湿内盛，阻于冲任胞宫，渐致月经不调，甚至闭经，小腹胀痛而硬，白带量多等；因痰致瘀，当痰瘀同治，化湿为主兼通经。方如芎归二陈汤。二陈汤运脾胃化湿痰，芎归活血行瘀通经，痰瘀消则带止经通。

（4）消痰排脓法

痰热壅肺，损伤络脉，化腐成脓，咳唾脓痰腥臭。因痰热而致瘀成脓，治宜清热化痰兼以活血逐瘀，痰瘀同治，方用《备急千金要方》中的苇茎汤。苇茎、瓜仁、薏苡仁清热化痰，桃仁活血逐瘀，痰瘀消则脓易排去。

7.6.5.2 治瘀兼治痰法

治瘀兼治痰法，是以行瘀为主，兼以化痰的一类治疗方法，主要用于以瘀证为重以及因瘀致痰的痰瘀同病，使瘀行痰消。

（1）逐瘀消痈法

肠痈初起未成脓者，由热毒攻于肠，血热瘀滞而成痈，瘀血阻滞，肠道分清别浊和传导功能失常，水谷津液运化输布不能，变为痰浊，以致痰瘀同病，治宜逐瘀涤痰以消痈。方用《金匮要略》中的大黄牡丹皮汤。大黄、丹皮、桃仁，入血分活血逐瘀，清解热毒；冬瓜子、芒硝利下荡涤痰浊，使瘀去痰消。

（2）化瘀醒脑法

癫狂因瘀挟气攻心脑者，清窍被阻，出现哭笑不休，詈骂歌唱，不避亲疏，口吐涎沫，小腹硬实不可近，二便不利。病以瘀为主兼以痰，治疗宜化瘀兼以行气消痰，开窍醒脑，方如《医林改错》中的癫狂梦醒汤。桃仁、赤芍活血化瘀为主；香附、青皮行气以助化瘀；半夏、陈皮、苏子等，化痰降气，痰瘀同治，则清窍开。

（3）行瘀通经法

妇女因瘀血内停，胸胁闷胀甚至刺痛，小腹硬痛拒按，痛经，月经瘀块；因瘀阻又生痰湿，白带不断。此为因瘀致痰，治宜行瘀利湿以通经，方如《景岳全书》中的通瘀煎。归尾、红花、乌药、香附、木香、行气活血以化瘀；陈皮、泽泻化痰利湿以止带，痰瘀同治，以治瘀为主。

7.6.5.3 治痰治瘀并重法

治痰治瘀并重法，行瘀消痰大致相等，主要用于痰瘀证候并重的痰瘀同病。

其具体方法较多。在此，仅举破瘀逐水、化瘀通淋、散结消癥三法说明之。

（1）破瘀逐水法

如治疗妇人产后水血互结于少腹，出现少腹胀满，甚至隆起如敦状，小便不利等。《金匮要略·产后病》篇中指出："妇人少腹满如敦状，小便微难而不渴，生后者，此为水与血俱结在血室也，大黄甘遂汤主之。"产后水血互结于胞宫，痰瘀同病，证候并重，治宜破瘀、逐水并施。大黄破瘀，甘遂逐水，使瘀血与水湿俱下。

（2）化瘀通淋法

湿热瘀血，阻滞下窍，膀胱气化不行，而见小便淋痛，尿血瘀块。治宜清利湿热，活血化瘀并施，方如蒲灰散。蒲灰化瘀通窍，滑石清利湿热。又滑石白鱼散，滑石利水，白鱼、乱发行瘀，痰瘀同治则淋通。《和剂局方》中的五淋散，赤苓、山栀利湿热，赤芍当归行瘀血。

（3）散结消癥法

痰湿生瘀，瘀阻生痰，痰瘀互结，腹内肿块坚硬，又可发腹水浮肿。此等证候，欲消其癥，必先散其结，欲散其结，必先破瘀消痰，痰瘀同治。方如鳖甲煎丸、桂枝茯苓丸等。鳖甲煎丸用鳖甲软坚；大黄、桃仁、䗪虫、蜣螂等活血以破瘀之结；葶苈、厚朴、半夏、瞿麦等化湿以破痰之结。桂枝茯苓丸常用于妇女下焦癥病，痰瘀互结所致。丹皮、芍药、桃仁活血化瘀，桂枝、茯苓利水去痰，痰瘀同治则癥消。

附 文献摘录

《读医随笔》："表里俱病者，俱伤于邪也，非表邪实，里正虚之谓也。邪气者，六淫是也"。

《医经余论》："至于治病宜分复合，较缓急为尤难。一病而在一经者，宜知缓急。若一病而见二经，一经而见两病，或虚实并著，或新旧相杂，表里兼困，上下俱伤，其中寒热、虚实错综其间，当分当合，权衡不易操也。分治之法，审其轻重，合治之法，辨其宾主。如有表症而兼有里症，表症重先解表，里应重先清里，此分治之法也。如本证属虚，外邪复甚，补正则助邪，祛邪则伤正，两全之法，在于合治。虚症甚则以治虚为主，佐以祛邪；邪方甚则以祛邪为主，佐以扶正。举此以例之，而分合之法尽之矣"。

《陶氏伤寒全书》："如表里俱实者，内外皆热，脉数有力而无汗，轻用通解散，重用三黄石膏汤，通解表里也。"

《医碥》："又有寒热并用者，听其人寒热之邪夹杂于内，不得不用寒热夹杂之剂，古人每多如此，昧者訾为杂乱，乃无误也。然亦有纯寒而于热剂中少加寒品，纯热而于寒剂中少加热药者，此则名为反佐。以纯热证虽宜用纯寒，然虑火因寒郁，则不得不于寒剂中少佐辛热之品以行散之，庶免凝闭郁遏之患；纯寒证虽宜用纯热，然虑热性上升，不肯下降，则不得不于热剂中少佐以辛寒之品，以引药下行。此反佐之义也。"

《读医随笔》："同病者，真寒真热二气并见也。如伤寒大青龙汤证，是寒束于外，卫陷于内，而化热也，其人必胃热素盛者。《黄帝内经》论疟，义亦如此，此表寒里热也，须辨其浅深轻重气分血分而分治之。表热里寒，则有内伤生冷，外伤烈日，发为霍乱者，瓜果酒肉杂然并食，发为痢疾者。至于上热下寒，是肺热肾寒，内虚之病也。亦有下受塞湿，逼阳上升者，前人皆有名论。独有上寒下热，真阳怫郁之证，近日极多。其脉沉之见滑或见大，浮之见弦或兼细，其病因或久受湿寒，阳气不得流通；或因微热，过服清肃之剂。每怪前贤绝无论及，及读许叔微破阴丹一案，乃深叹其独具只眼也"。

《中医治则研究》："证有单纯与兼夹的不同，纯虚用外，纯实用攻，纯寒用热，纯热用寒，然证有夹杂或兼见，如上热下寒或里寒外热等，用寒药除其热，则寒者益寒，用热药除其寒，则热者更热，顾此失彼，此证未愈，彼证更甚，必须寒热兼顾，方能两受其益"。

《医学源流论》："虚症宜补，实症宜泻，尽人而知之者。然或人虚而症实，如弱体之人，冒风、伤食之类；或人实而症虚，如强壮之人，劳倦、亡阳之类；或有人本不虚，而邪深难出；又有人已极虚，而外邪尚伏，种种不同。若纯用补，则邪气益固；纯用攻，则正气随脱，此病未愈，彼病益深。古方所以有攻补同用之类"。

《中医治则研究》："或有人怀疑两种作用相反之药在同一罐内煎煮，如果互相克制，则攻者不攻，补者不补，寒者不寒，热者不热，岂非等于不服。甚至怀疑两种相反之药如不相克制，却是分道而往，成了补药益于邪处，攻药击于虚处，热药达于热处，寒药走于寒处，则攻其不应攻，补其不应补，寒其不应寒，热其不应热，不惟无益而反有害吗？这是从单纯的药物观点上考虑，没有从药物所作用人体病症来考虑，药物各有所擅长，各有所归经，即指某一药物对某一脏器的特异性作用，如西药毛地黄专作用于心肌。人的病症各有脏腑经络之缺陷，药物作用于人体，正如地有洼陷处，水必先漏此洼陷然后再流溢他处。脏虚的有补脏的药，腑实的有泻腑的药，例如脏虚腑实者，以人参、大黄同用，则人参补脏之虚，大黄去腑之实"。

《脾胃论》："今所立方中（注：指补脾胃泻阴火升阳汤），有辛甘温药者，非独用也；复有甘苦大寒之剂，亦非独用也。以火酒二制为之使，引苦、甘、寒药至顶，而复入于肾肝之下，此所谓升降沉浮之道，自偶而奇，奇而至偶者也。泻阴火，以诸风药升发阳气，以滋肝胆之用，是令阳气生，上出于阴分；末用辛甘温药接其升药，使大发散于阳分而令走九窍也"。

《读医随笔》："况升降出入，交相为用者也，用之不可太过。当升而过于升，不但下气虚，而里气亦不固，气喘者，将有汗脱之虞矣。当降而过于降，不但上气陷，而表气亦不充，下利者，每有恶寒之证。当敛而过于敛，不但里气郁，而下气亦不能上朝。当散而过于散，不但表气疏，而上气亦不能下济矣。故医者之于天人之气也，必明于体，尤必明于用；必明于常，尤必明于变。物性亦然，寒热燥湿，其体性也；升降敛散，其功用也；升、柴、参、芪，气之直升者也，硝、黄、枳、朴，气之直降者也；五味、山萸、金樱、覆盆，气之内敛者也；麻黄、桂枝、荆芥、防风，气之外散者也。此其体也，而用之在人，此其常也。而善用之，则变化可应于无穷，不善用之，则变化每生于不测"。

《素问·六微旨大论篇》："非出入则无以生长壮老已；非升降则无以生长化收藏，""升降出入，无器不有"，"出人废则神机化灭；升降息则气立孤危"。

《景岳全书》："水肿证以精血皆化为水，多属虚败，治宜温脾补肾，此正法也。然有一等不能受补者，则不得不从半补；有并半补亦不能受者，则不得不全用分消。然以消治肿，惟少年之暂病则可，若气血既衰，而复不能受补，则大危之候也"。

《临证指南医案》："肿胀证，大约肿本乎水，胀由乎气。……胀不必兼肿，而肿则必兼胀，亦有肿胀同时并至者，其病形变幻不一，其病机之参伍错综，更难叙述。故案中诸症，有湿在下者，用分利；有湿在上中下者，用分消；有湿而著里者，用五苓散，通达膀胱；有湿郁热兼者，用半夏泻心汤，苦辛通降；有湿热气郁积者，用鸡金散加减消利并行"。

《谦斋医学讲稿》："廓清饮——厚朴、陈皮、枳壳、茯苓、泽泻、大腹皮、白芥子、莱菔子，主要治法为理气、利尿，佐以肃肺，治水湿壅滞三焦，从上、中、下分消其势。疏凿饮子——商陆、槟榔、椒目、泽泻、木通、大腹皮、茯苓皮、赤豆、羌活、秦九、生姜皮，主要治法为逐水、利尿、发汗，治全身浮肿，伴见气喘，二便秘结，有内外分消的作用"。

《血证论》：" 癥者，常聚不散，血多气少，气不胜血故不散。或纯是血质，或血中裹水，或血积既久，亦能化为痰水。水即气也。癥之为病，总是气与血胶结而成，须破血行气，以推除之，元恶大憝，万无姑容，即虚人久积，不便攻治者，亦宜攻补兼施，以求克敌。攻血质宜抵当汤、下瘀血汤、代抵当丸；攻痰水宜十枣汤；若水血兼攻，则宜大黄甘遂汤，或秘方化气丸。外治法，贴观音救苦膏"。

《医述引罗赤诚》："或问痰挟瘀血，何以经之？予曰：子知有痰挟瘀血，不知有瘀血挟痰。如先因伤血，血逆则气滞，气滞则生痰，与血相聚，名曰瘀血挟痰。患处按之则痛而不够，其证或吐，或衄，或大便黑；其脉轻举则滑，重按则涩。治宜导痰破血，先用导痰汤加苍术、香附、枳壳、白芥子，开郁导痰；次用芎、归、桃仁、红花、苏木、丹皮、莪术以破其血，若素有郁痰，后因血滞，与痰相聚，名曰痰挟瘀血。患处则痛而少移，其证或为胀闷，或为寒热；其脉轻举则芤，重按则滑。治宜先破其血，而后消痰，或消痰破血二者兼治"。

《中医杂志》："痰瘀同源、同病、同治的理论和实践，由来已久。甘肃汉墓出土的一批医简，其中一个医简的处方为：干当归、芎䓖、牡丹皮、漏芦及虻（虻为贝母之别称）。此方活血养血加贝母化痰散结，是痰瘀同治的典型方。

鉴于痰瘀相关的这种病机，因此，在选方用药上必须痰瘀同治，治痰勿忘治瘀，治瘀常须顾痰。虽有时只表现出痰或瘀的症状，但根据其依存互根的关系，必须痰瘀兼顾，或治痰为主佐以治瘀，或治瘀为主佐以治痰，或两者并治。

瘀血和痰水成为一种病理产物和致病因子，是阴精为病的两个不同方面的表现形式，因此，有分有合，是同源异物，有其同一性和特殊性。

痰瘀的转化关系，当从两方面来看，一是量变到质变的转化关系，二是主要矛盾的转化关系。由于转化为痰，重点是量变到质变的转化，即瘀血化成痰水，而痰水转化为瘀，重点是主要矛盾的转化，即痰阻而致血瘀。然任何一种转化，均包括这两方面的转化关系，如痰转化为瘀，痰浊混于血中，随着痰浊蕴结的量变而产生质变，遂成瘀血，瘀转化为痰，一是离经之血留滞日久化为痰水，二是瘀血内结而致痰水难以消溶，遂致痰水内蕴"（1980年第9期第7页）。

复习思考题

1. 何谓表里双解？其适应范围如何？怎样分类应用？
2. 试述寒热并用法的含义。临床怎样分类应用？其作用机制是什么？
3. 何谓攻补兼施？其适应范围如何？怎样分类应用？
4. 什么是升降同用法？适应于哪些病证？
5. 分消祛邪的作用机制是什么？适用于哪些病证？如何分类应用？
6. 痰瘀同治法则的适应证有哪些？怎样分类应用？

（张　弘）

8

治疗手段

目的要求

1. 掌握药物疗法（口服法、注射法、滴耳法、点眼法、塞鼻法、药栓疗法、灌肠疗法、药浴疗法、熏洗疗法、敷贴法、熨法）针灸疗法。
2. 了解按摩疗法、心理疗法和拔罐疗法等。

重点内容

药物疗法（口服法、注射法、滴耳法、点眼法、塞鼻法、药栓疗法、灌肠疗法、药浴疗法、熏洗疗法、敷贴法、熨法）的临床应用、操作方法以及使用注意事项；针刺疗法的含义、临床分类应用、操作方法、使用注意事项、作用机制以及现代研究情况；灸法的含义、临床分类应用、操作方法、使用注意事项、作用机制以及现代研究情况；按摩疗法的含义、临床分类应用、操作方法以及使用注意事项；心理疗法的含义、分类应用；拔罐疗法的含义、适应范围、操作方法以及使用注意事项。

所谓治疗手段，就是通过一定的途径和方式，对疾病进行治疗的具体措施。中医治疗疾病的手段多种多样，诸如药物内服、外用、手术、针灸等。临床上，治疗手段的选择运用，必须以一定的治则和治法为指导。如某病辨证为阳虚，选用温阳方药内服治疗，必定要遵循扶正的治则和温阳的治法理论，因不同的治疗手段是通过不同的途径而发挥疗效的。所以，在遵循一定的治则、治法的前提下，可采用多种手段进行施治。仍如阳虚证，除了用温阳方药内服外，还可采用药物注射法、膏贴法、艾灸法、食物疗法、气功等进行治疗，皆可奏效。

丰富多彩的中医治疗手段，是在人类生产、生活和长期的医疗实践中不断创造、逐步总结而成的。原始人类在劳动及狩猎过程中受伤，逐渐懂得了用植物的叶、皮包扎伤口，或以植物的汁液涂抹伤处，可以止血、止痛、消肿；在寻找食物的过程中，逐渐认识到某些物品可以用来治疗病痛；无意中身体某些部位被木石刺破而使原来的病痛消除等。这些，都可视为治疗手段之萌芽阶段。随着社会的进化，人类与疾病作斗争的手段日渐增多。从现存文献可知，远古时代，治病除了“占卜”、“祝由”之外，尚有大量的砭、针、药物等治病方法的记载。《黄帝内经》中除有药物治法外，大量篇幅介绍了针灸疗法，同时还记载了按摩、导引、烫熨、熏蒸、洗浴等外治法。同时，《黄帝内经》中已提出食养疗法、腹水穿刺术及脱疽截肢术。东汉，张仲景《伤寒论》中用火熏法使其发汗，用赤小豆纳鼻、猪胆汁蜜煎导法等，在大青龙汤条下用温补法以治汗出过多。《金匮要略》载用塞鼻剂治病在头中寒湿，用苦参汤洗法、雄黄外熏法治狐惑病。三国时期名医华佗创制体育疗法，编导了五禽戏以消谷气，畅血脉，壮筋骨，安脏腑，并在外科手术上创用麻醉术，手术法治病已达较高水平，并用膏贴来治手术创伤。魏晋成书的《刘涓子鬼遗方》中已有“薄”、“贴”等名称。东晋时葛洪撰《肘后备急方》治脑破骨折，用“蜜和葱白捣匀，厚封立效；治耳痛不可忍用菖蒲、附子各一份和乌麻油炼点耳中立止”。唐代孙思邈用皂角末吹鼻治卒死；用灶中黄土煮汁淋之治灸疮肿痛。宋、元、明、清等代医家治病方法更多，有水疗、蜡疗、刮痧、正骨、火罐、挑治、膏贴等。解放以后，随着中医药事业的发展，出现了注射、鼻饲、电针、激光针等先进的治疗手段，并在文献整理和临床推广运用方面做了大量的工作，取得了可喜的成绩。

治疗手段一般按施治的途径和方式可分为七大类：药物疗法，针灸疗法，按摩疗法，气功疗法，饮食疗法，心理疗法及其他疗法等。本章重点介绍药物疗法(如口服法、注射法、滴耳法、点眼法、塞鼻法、药栓疗法、灌肠疗法、药浴疗法、熏洗疗法、敷贴法、熨法)、针灸疗法、按摩疗法、心理疗法、拔罐疗法等。

8.1 药物疗法

药物疗法是临床最常用的一类治疗手段，它是以药物为主进行施治的方法。其内容包括：口服法、注射法、滴耳法、点眼法、塞鼻法、药栓疗法、灌肠疗法、药浴疗法、熏洗疗法、敷贴法、熨法等。

8.1.1 作用机制

药物治病，是以人体的正气为内在依据，应用药物的性味、功效，驱除邪气，调整脏腑功能，从而达到治愈疾病的目的。内服的药物，主要通过胃和脾的消化、吸收、输布，在经脉和其他脏腑的协同下，使机体病变逐渐减轻或消失，脏腑功能恢复其正常的状态。药物外治，是将药物的有效部分主要通过皮肤和官窍的渗透，进入孙络、大络脉，然后由经脉输布到病变部位，从而起到治疗的作用。可见，外用药物可直接进入经络脏腑，因而比内服药物具有更多的优点。无论是药物内治还是药物外治，都是以辨证论治为原则，其治病的原理是一致的。外治所用之药也就是内治所用之药，内外治所不同的是施治方法罢了，二者在医理、药性方面没有区别。应用外治必定像内治一样，首先要探求病的根本，明察病变的阴阳脏腑。

8.1.2 分类运用

8.1.2.1 口服法

口服法是最常用的一种给药方法。它是将药物通过口服入胃，经消化、吸收、输布从而达到治疗目的的一种方法。

（1）适用范围

药物口服法适用于内、外、妇、儿、五官各科急慢性病证的治疗。口服的药物必赋予一定的剂型，以满足临床治疗的需要。

汤剂：以诸药煎汤滤去渣滓、取药汁服用的就叫汤剂，适用于急慢性一切疾病。

丸剂：丸药是用各种药物研细为末，用蜜、水或糊等制成药丸。丸者缓也，一般多适宜于慢性病，但也有适宜于热性重病者，如安宫牛黄丸、苏合香丸等，取其简便宜服，于急救中可以及时吞服。

膏剂：内服膏剂系用药物煎取浓汁加冰糖、蜂蜜等收膏而成。适宜于慢性病及衰弱性疾病。

丹剂：无定型，内服者如至宝丹为丸子，紫雪丹为细粉剂，辟瘟丹为锭剂，适宜于急救病证。

散剂：将药物研为细末，用白汤、茶末汤或酒调服，或压为粉末用水煎服。内服的如五苓散、银翘散、止嗽散、四逆散等。因散剂疗效显著，适宜于汤剂、丸剂治疗而效果不显者的病证及小儿患者。

酒剂：将药浸入酒内，然后去渣饮酒，又叫药酒。适宜于痹痛一类疾患，有祛风散寒、除湿活血之功。

药露：是用药物蒸溜制成的液体，气味多淡，便于口服，但药力微薄，一般用作饮料，作为一种辅助治疗。适宜于病在上焦者及在气分的一类疾患，如银花露等。

总之，药物内服是中医治疗疾病的主要手段，适应范围相当广泛，基本是无所不包，具体如何选用，则因病情而定。

（2）注意事项

内服药的制方、剂型相当复杂，除了遵照辨证施治原则之外，尚需注意以下几个问题：

1）用药剂量。一般成年患者当用常规剂量；儿童、老年患者药量宜轻，可为成年人药量的 1/2、1/3 或 1/4。体质强壮的患者药量可重，体质虚弱的患者药量宜轻；药性峻猛有毒的药物，用量需严格遵照药物学的规定，一般宜轻。药性缓和无毒的药物，用量可重。

2）服药时间。一般要求一日两服。为了保持体内24小时有效药量，目前大多倾向于一日三服作为服药常规。因病情需要，还可采取顿服、频服等方法。药物刺激性大的，又必须在饭后服药。

3）服药忌口。中医历来强调服药期间要注意饮食的宜忌。如服解表发汗药剂，当忌油腻、酸辣、酒酪等食物，以免影响药物的疗效。

此外，妊娠妇女应以养胎护胎为主，尽量不用攻破之品，以免损伤胎气。

8.1.2.2 注射法

药物注射法是将无菌液质中药注入体内，使之迅速在全身发挥作用，从而达到治疗目的的一种方法。随着临床研究的不断深入，原来的给药途径不能满足所有疾病治疗上的需要，因而就产生了中药注射法。中药注射法除了有如西医肌肉注射及静脉注射外，尚有穴位注射。

（1）适用范围

患者不能口服药物，如昏迷病人不能服药，口腔手术后的病人或婴幼儿不便服药，或者药物口服后不能达到理想治疗作用等，皆可考虑用注射药液的办法进行治疗。

（2）操作要点

肌肉注射：略

静脉注射：略

穴位注射：是在中医经络学说的理论指导下，将药液注入一定的穴位，从而达到治疗目的的一种方法。它始于经穴疗法和水针疗法，现以经穴疗法为例说明之。操作时选定明显的阳性反应穴（即所见之反应物），定为治疗该病的主要经穴，因阳性反应多见于俞穴、募穴和郗穴，所以又称俞募郗取穴法。穴位选定后，用常规消毒法于皮肤上消毒，选用5～10毫升注射器和4～5号针头，将要注射的药液吸入针管并排净空气，右手执笔式持注射器，可垂直，也可稍有倾斜，视情况而定，准确地刺中反应物进行推药，以获得针感为治疗量。一般每穴注射0.3～0.5毫升，不宜过量，为了达到有效的治疗目的，其操作时的刺入手法也应有一定方式。常见的有重复式，即进药要中速推进；线状式，即进药宜慢，浓度宜低；带状式，推药宜猛且快，浓度宜高。

药物选择要易于吸收且无不良反应，要具有一定的刺激性，达到有如增强针感，延长针刺作用时间的效果。

注射时必需遵守无菌操作，防止感染。选用注射器刻度要明显，不漏气，大小合适。针头应无钩、不锈、不弯、尖锐。注意药物是否变质、过期等。注射部位要恰当，严防刺伤神经。针头进入的深度要适当，并防止断针。

8.1.2.3 滴耳法

又称滴耳加压疗法，是将药液滴入耳道，并适当在耳屏上按压，使药液进入耳道深部及中耳腔内，从而发挥其治疗作用。

具体操作方法：患者取合适的体位，患耳朝上，将外耳道内的分泌物擦洗干净，医者一手牵拉患者的患耳郭，向头顶后上方拉直外耳道，一手将药液滴入患耳内，然后放松耳郭，用示（食）指指尖压在患耳屏上，向外耳道口轻轻按压3~5次，使药液进入中耳。

本法临床可用于多种耳疾，如慢性化脓性中耳炎，可用中耳炎液；急、慢性非化脓性中耳炎，取黄连1.5克、冰片1.5克为细末，加凉开水30~50毫升泡3日，细布过滤滴耳；异物入耳，如蚊、蝇、飞蛾、蚂蚁等入耳，用植物油（如麻油）或酒、姜汁，或乙醚、地卡因滴入耳内，待虫死后，用镊子取出；耳内如有豆类、纸团等吸水后泡胀之异物，可用95%的酒精滴入，使其脱水，缩小体积，再行取出。耵聍栓塞，以香油或白酒，或其他植物油、饱和碳酸氢钠溶液等滴入耳内，每日4~5次泡浸之，1~2天软化后，再以耳镊取出。

临床应用本法应注意，如慢性化脓性中耳炎，可用3% H_2O_2 清洗耳道积脓，然后滴药。少数患者在滴药后偶有头晕等反应，可先将药液稍加温，然后滴耳加压；急性中耳炎、脂肪病型中耳炎及外耳道疖肿，一般不需按压耳屏。

8.1.2.4 点眼法

用药物制成水、散、膏剂型，将其点入眼角，以治疗疾病的方法。本法通过药物直接作用于外眼而迅速发挥效应，根据所用药物不同，而具有清热解毒、祛风止痒、活血消肿、理气止痛、燥湿收敛、破积散瘀等作用。应用时根据病情，可将药物制成眼药水、眼药粉和眼药膏，分别点于眼睑内，每日3~4次。

本法临床主要用于外障眼病，加急性结膜炎（天行赤眼），用黄连西瓜霜眼药水，或三黄眼药水、光明眼药膏；病毒性角膜炎（红眼病）、角膜溃疡，用朱砂煎，或复方三黄眼药水；睑缘炎、泪囊炎，用四黄眼药水或真珠散；沙眼（椒疮粟疮），用化铁丹眼药水；麦粒肿，用鸭跖汁；胬肉攀睛、老膜障翳，可选用神仙碧霞丹（《审视瑶函》）或八仙丹（《银海精微》）；使用本法时，所用药物应严格消毒处理，药水应用蒸馏取汁，药粉必须精细，过200目筛。药粉只能点1~2粒芝麻大；药水只能点1~2滴，自两目之内眦处点入，点后闭目2~3分钟。

8.1.2.5 塞鼻法

将药物塞于鼻孔内以治疗疾病的方法。本法使药物直接作用于鼻腔，并通过经络内传脏腑，发挥效应，以治疗鼻腔本身及鼻腔以外的某些病证。

临床应用时，需根据病情选用药物，可将所用药物研成细末，放在纱布上卷成条状，或直接制成锭剂，塞入鼻腔，也可用薄棉（或薄纸卷成条）蘸药末或药液塞入鼻腔，每日1次，每次用药卷的时间依具体病情及所用药物而定。

本法可用于治疗乳痈早期，将鲜芫花根皮洗净捣烂，搓成长细条塞鼻孔，或用公丁香研细末，以棉纱包裹塞鼻；鼻衄可选大黄碳或明矾水适量；鼻痔药用细辛、白芷、辛夷、苦丁香各6克，僵蚕10克，冰片0.3克研细末，棉球蘸少许塞鼻；鼻衄用辛荑花、芳香水及挥发油；鼻痔用辛荑膏；牙痛可用大黄末适量，塞患者对侧鼻孔；面神经麻痹用鹅不食草 10 份、冰片 1 份制膏，纱布包裹塞病侧鼻腔。此外，本法尚可用于治疗喉痹、乳蛾、急性结膜炎、疟疾、哮喘等病。

应用本法须注意严格掌握用量及使用时间，以保障安全；凡刺激性较强的药物（如芫花配液），不宜直接接触鼻腔黏膜，以免造成损伤，用时可配合应用药物内治及其他疗法。

8.1.2.6 药栓疗法

是将药物研成细粉末，加入适量的赋形剂，制成栓、丸、片等适宜剂形，通过直肠或阴道给药的一种方法，又称坐药法。本法使药物直接接触病变部位，起到燥湿、杀虫止痒、温经散寒止痛等功效，并可通过局部黏膜吸收治疗全身疾病。使用时，将所用药物研成细末，或将生药制成浸膏，加入赋形剂，混合后制成相应形态，阴干备用（所用赋形剂在常温下可以融化），或用丝棉或薄绸包裹药末制备而成栓剂，用细绳系住。

本法常用于治疗妇科疾病，一般塞药前可先用一些燥湿杀虫止痒药物冲洗、熏洗阴道，然后将所选药物塞入。带下病，方用止带丸或复方蛇床子栓；阴痒用银杏散或枯矾栓。阴道滴虫用消滴栓或蛇黄栓；阴冷用蛇床子、吴茱萸、远志、干姜；痛经用复方吴茱萸药栓。另外，肛门给药可用于治疗蛔虫症，取川楝子栓或细辛皂角栓；内痔用野艾栓；乳痈用葱星丸；哮喘用金银丸等。使用本法时应先对药物及纱布作消毒处理，药物以对黏膜无刺激为好。选用药片、药丸时，用前必须先将药丸、药片粉碎为小块，以便药物吸收。妇女月经期、妊娠期禁用。

8.1.2.7 灌肠疗法

灌肠疗法是将中药药液从肛门灌入或点滴入大肠以治疗疾病的方法。本法简便易行，药物通过直肠黏膜吸收迅速，生物利用度高，治疗作用维持时间长，且可减少药物对肝脏的毒性和不良反应，避免某些药物对胃黏膜的不良刺激，故适应范围较广。具体方法可分以下几种：

（1）保留灌肠法

让病人排便或用清水灌肠，取左侧卧位或俯卧位，双膝屈曲，臀部垫以雨布和治疗巾，露出肛门。将灌肠筒依次接上橡皮管、玻璃接管和橡皮肛管，扭紧开关夹，将配制好的药液倒入灌肠筒内，在肛管头涂少量润滑油，扭松开关夹，放出管内温度较低的液体并排除管内空气，当手试药液微温（39~42℃）时，即可捏紧肛管，缓缓插入肛门内约 10~15 厘米，漏斗高低宜与臀部平齐而略高，使药液慢慢地灌入肠内。药液灌完后，慢慢抽出肛管，嘱患者保留药液 30 分钟以上。每次灌肠液的多少因人而异，成人为 200~300 毫升；小儿按年龄酌减，1 岁以内 15~30 毫升，1~3 岁用 30~60 毫升，3 岁以上用 60~100 毫升。每日 2~3 次，一般 7~10 天为 1 个疗程。

本法可广泛用于内、外、妇、儿等科多种病证，尤宜于肛肠局部的炎性病变，如溃疡性结肠炎、直肠溃疡、菌痢、阿米巴痢疾等，以及肠梗阻、肾功能衰竭、昏迷等患者不能服药的病证。选方用药可参照内治法。

（2）非保留灌肠法

准备工作同前，将肛管缓慢插入肛门内约6～10厘米，术者一手固定肛管，另一手举起灌肠筒，筒底高出床面约45厘米，使药液缓慢流入肠内，然后迅速取出橡皮肛管，同时用便纸抵住肛门，帮助病人保留药液5～10分钟后，让病人排便。每次灌液量，成人800～1200毫升；小儿酌减，1岁以内50～100毫升，1～3岁100～300毫升，3岁以上300～600毫升。

本法具有通腑泻下，祛除燥结邪毒等作用，主要用于实热毒邪结聚阳明，燥屎内结，腑气不通，或误服毒物已入胃至肠需导毒外出，或需查便作辅助诊断等。

（3）直肠点滴法

是以类似点滴输液的方式将中药煎剂或中成药液制剂由肛门注入直肠的方法，又称肛门点滴法。本法准备工作同前，垫高臀部10厘米，用一般静脉输液设备，将针头换成12～16号导尿管，前端涂以润滑剂，排出输液管中空气，插入肛门深度，成人10～20厘米，小儿5～15厘米，胶布固定。点滴速度根据病情确定，一般实证可80～110滴/分，虚证为30～70滴/分。药液温度实热证以4℃左右为宜，虚寒证以42℃左右为宜，寒热之象不显者以37～39℃为宜。点入量可参照保留灌肠法。点滴结束后，拔出导尿管，宜静卧10分钟。

本法适应证同保留灌肠法，但患者不适感轻，注入药液量大，便于保留和吸收，疗效更确切。

（4）注意事项

①配制灌肠液时应避免使用对肠黏膜有腐蚀作用的药物；②插入肛门的硬橡皮管头或橡皮肛管要煮沸消毒；③插入肛管时手法应轻柔，以免损伤黏膜；④妊娠病人慎用。

8.1.2.8 药浴疗法

药浴疗法是将治疗相应疾病的复方中草药煎水滤渣，取液洗浴全身或患部的一种治法。本法可使药液较长时间的直接作用于病变部位，并借浴水的温热之力及药物本身的功效，使周身腠理疏通，毛窍开张，起到发汗退热、祛风除湿、温经散寒、疏通经络、调和气血、消肿止痛、祛瘀生新等作用。使用本法时，当根据病情选用适宜的药物组方，然后将所需药物放人锅内煎沸30～40分钟，滤渣，取药液倒入浴盆，待药液降温到30～ 40℃时进行洗浴；或将所用药物制成煎剂，然后把药液加入沐浴用的热水中，也可将药物装入纱包放入热水中进行沐浴。一般每日1～2次，每次15～20分钟，10～15天为1个疗程。

本法临床可用于治疗伤风感冒、咳嗽、痹证、腰腿关节疼痛、扭伤、风水、小儿麻疹、痘疹透发不畅、小儿麻痹后遗症、皮肤湿疹、体癣、头癣、瘙痒症等。药浴时温度要适中，并注意保暖，以免烫伤或感受风寒。高热大汗及高血压、主动脉瘤、心功能不全及有出血倾向等患者禁用。

8.1.2.9 熏洗疗法

利用药物煎汤的热蒸气熏蒸患处，待温后以药液淋洗和浸浴的一种治疗方法。本法借助于热力与药力，通过皮肤黏膜作用于肌体，促使腠理疏通，脉络调和，气血流畅，清洁局部，并改善局部营养和全身机能，达到解毒消肿、止痛、止痒、祛风等目的。临床根据病变部位不同，在应用本法时，又可分为以下二种。

（1）全身熏洗法

即选择密闭而光线充足的房间，将所需药物放入火锅内煮沸，等蒸气加热使室内温度达40℃左右，患者脱去衣服熏蒸15~20分钟，室温降低，再用温热药液洗浴。每日1次，15次为1个疗程。

（2）局部熏洗法

将煮沸时的中药液倾入盆内或杯中，把患处放在药液上熏蒸。若患部面积很小，可在盆上或杯上盖一有孔的布或盖，使患部对准小孔熏蒸，待药液降温后，再进行洗浴。本法临床可用于内、外、妇、儿等多种疾病，如治疗风湿性关节炎、骨质增生，可用透骨草合剂；阴痒，可用苦参汤；软组织损伤，用当归透骨草熏洗方，或石榴皮熏洗方；痔疮用祛毒汤或当归地输汤；小儿脱肛，用石榴皮熏洗方；手掌脱皮，用柏叶艾叶汤；脱发可选用生地首乌合剂；红眼病，用黄连芥穗汤；早泄用五倍子熏剂；骨折后期关节功能障碍，用关节功能障碍熏洗方；手足体癣用蛇床子散或三黄浸剂。

（3）注意事项

使用本法时，要使蒸气热度适中，并掌握好患部与盛药液器皿的距离，以免烫伤或灼伤患部；药液温度不可过凉；如全身熏洗，应令患者先饮用适量糖水，然后脱去衣服治疗；治疗时注意有无异常反应，以防感冒、血压下降、休克等。对年老体弱、严重心肺疾病、孕妇、严重贫血等禁用全身熏洗法；妇女经期、妊娠期不宜坐浴或熏洗阴部。

8.1.2.10 敷贴法

敷贴法是将药物制成糊状或液质或饼状，敷贴于患处或一定部位以达到治疗目的的一种方法。

本法常用于外科疮疡痈疽、跌打损伤、外感温热病和一些内妇儿科病证。

首先是药物制备，磨粉要细，调和剂要选用适当，调和剂有醋、酒、水、油脂、蛋清、蜂蜜、葱白、姜汁、凡士林等，因病证药性而异。外科用药先要清洁疮面，用碘酒、酒精消毒，有脓者要排脓；然后用药，手法要轻巧，不要给患者造成意外痛苦。施药厚薄、面积大小要适当均匀。施药时间要因病不同而异，若为解热目的，待干时即可调换，使热可早退，若属慢性病，油脂类膏者可适当延长时间，一般可1~3天换药1次。注意局部有无过敏刺激反应，如有痒、痛、起泡、溃烂者，要及时停药，并作适当处理以防感染。疗程无严格限制，可因病因人而定，一般为7~10天。膏药制备时，先将药物炮制筛净压为粉末，浸在麻油内若干天（一般春五夏三秋七冬四），再放在锅中用文火煎熬，待药焦枯，过滤去渣，再煎至滴水成珠时加入黄丹拌匀，将锅离火，使药膏冷却后渐渐凝固即成，用时加热融化摊在皮上或厚纸上，贴于体表施治部位。

8.1.2.11 熨法

熨法是借助于药物的温热效应达到治疗目的的方法。熨法是借助热力物理作用，有时加酒、醋等挥发性液体，并常配以芳香药物起窜透作用，或用药物炒热布包熨于患处，或用棉絮纱布等物投入药物或药酒中煮过取出，绞去过多液汁趁热熨于皮肤表面，且来回移动以达到治病目的。

熨法适用于外感风寒、痹痛、寒性腹痛以及晕厥等证。药物制备一般成粗末状。熨时一定要掌握温度，不可过热，以免烫伤皮肤。熨的时间不宜过久，以20~30分钟为宜，对于体质较弱者及产后用之当慎。熨后当防触冒风寒、复感外邪。

8.2 针 刺 法

8.2.1 含义

根据针刺治疗的理论原则，选用适当形质的针具，刺入经络俞穴，使患者产生酸、麻、胀等感觉，从而达到解除病痛的目的，这就是针刺法。

针刺疗法是一种古老的外治法，由于它在临床上操作简便，奏效迅速，尤其适应范围相当广泛，古人往往将它与内治类的药物疗法等量齐观，认为“以汤药攻其内，针灸攻其外，则病无所逃矣”。由此可见，针灸与汤药在治疗上有相互为用的密切关系。

8.2.2 分类应用

8.2.2.1 毫针

古代毫针是仿毫毛的纤细之形而制成，针尖如蚊虻之喙，长1寸6分。现代的毫针是根据这种形式而制成的，体长有5分、1寸、1寸5分、2寸5分、3寸5分等数种，用不同质料的金属丝制成。粗细分26号、28号、30号三种，针体圆滑，尖如松针。

（1）适应范围

毫针是临床运用范围最广的一种针具。无论是内、外、妇、儿诸科，还是外感内伤杂证等，皆适用。

（2）操作要点

除前述之针刺操作过程及注意事项外，由于具体刺法不同而操作要点亦不尽相同。如属浅刺，针入很浅，去针很快，不损伤肌肉，好像拔去毫毛一样，主要是使皮肤感受一下轻微刺激。直针刺，是将腧穴部位的皮肤提起，然后将针沿皮斜行刺入，并非成90度角直刺而入。若为深刺，进针要缓，取其渐渐进入，进针后稍摇针再行深入，使针尖直达于骨的附近。尚有上下提插，扩大针孔等。

8.2.2.2 三棱针

古代称为锋针，长1寸6分，为摹仿絮针而制成。针身圆柱形而针锋锐利，三面有口，现在所用之三棱针为顶端呈三角形的尖锐针。

（1）适应范围

急性病如上感，上吐下泻，脑出血症，四肢逆冷，重者不省人事，外伤，疔疮，风寒所致痛症等。

（2）操作要点

其刺法有四：①缓刺：缓缓刺入静脉0.5~1厘米，随即缓缓退出。适于肘部、头部、 窝部放血。注意用力不能过强，以防刺穿血络造成血肿。②速刺：刺入0.5~1厘米深，然后挤出少量血液。适用于十二井、十宣等穴。③挑刺：用针挑刺胸背部，适于急慢性疾病。④围刺：用三棱针于痛肿处周围，刺之出血。因三棱针针体锋利，刺伤范围较毫针广，疼痛较甚，故要稳、准、狠刺，但要分寸适度，争取一次见血，不要刺二次三次，给患者造成不必要的痛苦。有的患者，见血则晕，应当做好防护措施，以防晕针。平素易于出血的人，出血性疾患，妇女产前产后，严重外伤大出血，体质虚弱，常伴有低热或贫血的病人应当忌用。

8.2.2.3 梅花针

梅花针又称皮肤针，是用五枚小针嵌于柄端呈梅花状故得名，也有用六七枚小针嵌于柄端，柄端状如莲蓬，因之称莲蓬针或七星针。

（1）适用范围

多用于小儿和妇女以及肌肉麻木等症。尤以治疗皮肤病、高血压、神经衰弱、小儿麻痹为优。

（2）操作要点

手执针柄，借助于手腕弹力，把针尖叩刺到皮肤上，旋即借着反弹作用，把针仰起，如此连续地叩刺。针柄不得滚动，针刺方向必须与皮肤面垂直，提针动作要快。具体运用也可用于密刺，在局部叩打，使局部微量出血。此法为大面积刺激，因其刺浅，一般不会发生意外，但要注意着力适中，因病不同施于轻、中、重三种方法，扣刺完毕，出血者，要用酒精棉球擦试，使其干净。若为出血性疾患当慎用。

8.2.2.4 皮内针

皮内针是针体较短的纤细针，一般采取长1.5厘米的31号和32号二种，针柄只有米粒般大小，是埋于循经穴位上的皮下。借其长久刺激而达到治疗目的一种针法，其法颇合古代静以久留的原则，一般无不适后遗感。

（1）适用范围

对治疗某些疼痛，如项背痛、腹痛、脘痛、头痛、行痹等效果较好。其次对胃痛、月经不调、小便不利等症效果亦佳。

(2) 操作要点

测定穴位后，医者右手用镊子夹住针身，左手拇指、示指（食指）分开着于穴位两侧，绷住皮肤面，用很轻缓的手势横刺入皮内，尽量减轻疼痛。刺针方向要与经络成十字型，使针身横在经线上。埋针的深度可据具体部位而定，如针身为1.5厘米长，即可埋入皮内0.8~1.3厘米。埋好后留在皮外的部分针身，先用一小方形胶布粘贴固定之，再用一条长方形胶布，依置针方向贴上，以完全覆盖针体为宜，以防运动时对其影响。埋藏时间为1~5天。施术时要防止折针。埋针后活动时应当注意不要按摩针处，以免针体变形移位。

8.2.3 操作注意事项

施术前应检查用具和注意消毒，医者要态度庄重和蔼，以消除患者顾虑。当持针在手时，应全神贯注，谨慎从事。

8.2.3.1 调整病者体位

体位一般采取仰靠、侧伏、俯伏、屈肘、仰掌、横肱、侧卧、仰卧、屈膝、伏卧等几种，治疗时应尽量先采用卧位，再以枕垫来调整其姿势，务使比较舒适而能持久。

8.2.3.2 针刺的程序和角度

针刺程序，一般都是“先上后下，先背后腹，先头身后四肢，先阳后阴”。针刺的角度，依据各种不同的俞穴体位，而有90度角的直刺，45度角的斜刺，15度角的横刺等数种。

8.2.3.3 押手和刺手

左手为押手，其作用为固定穴位，减少疼痛协助进针，所以是很重要的。右手为刺手，即持针的手。在进针时，轻轻将针点在穴上，一捻而进，双手协同进针。如系三棱针，则速刺半分至一分深出血。皮肤针则轻轻叩打。

8.2.3.4 行针候气

针刺后，首先是体察针下是否“得气”，医者如觉针下沉紧，患者感到酸麻重胀，这是已经得气的反应。如针下虚滑而无酸麻重胀之感，这是尚未得气，当考虑穴位是否偏差。如穴位无偏差，可稍待片刻再行捻转，这叫作“候气、行针”。得气以后，才能产生疗效。如病情危笃，经气已绝者或局部不仁者不在此例。

8.2.3.5 刺法补泻

补泻是刺法治疗上的两大纲领，大体有呼吸补泻、迎随补泻、疾徐补泻等数种手法。

1）呼吸补泻：是指吸气进针、呼气出针为泻法，反之为补法。

2）迎随补泻：是指随着经脉的走向进针为补，逆着经脉的走向进针为泻。如手之三阴从胸走手，手之三阳从手走头，足之三阳从头走足，足之三阴从足走腹。

3）疾徐补泻：是指慢慢地出针后立即用手按闭其针孔者，是补的方法，反之则为泻法。除上述外，尚有捻运与留针、提插、轻重、深浅等，都属于补泻范畴内的手法。

8.2.3.6 异常现象的处理

1）弯针：多因手法过猛或体位移动所引起，当恢复原来之体位，顺其自然而出针。

2）滞针：多因局部紧张，针身剥蚀所引起，当试以轻度提插，一俟松动便可出针。

3）晕针：多因体虚，精神不安，或初次受针，手法过重等原因所造成，以致产生恶心、呕吐、昏迷、汗出、厥逆等现象。遇此情况时，立即出针，令其躺卧，予以开水。轻者片刻即复，重者可刺人中、中冲，灸百会、三里穴，以促其苏醒。

4）折针：多因针根剥蚀，体位移动，筋肉挛急等原因所造成，浅者用镊子取出，深者需手术取针。

8.2.3.7 后遗情况

出针后如局部肿起、青紫，宜揉按患处，予以热敷及灸熨；若酸胀过甚而不消，可再予局部揉按，便可消失。

8.2.4 作用机制及现代研究

刺法作用机制是一个有待继续研究解决的问题，因为针刺治病是以中医整体观指导下的脏腑经络学说为基础，而经络的实质研究现正处在攻关阶段，但据目前研究概况，大体可有以下几种认识。

1）针刺施术于经穴，有类似激活剂作用，激发不同穴位的特异作用，活跃气血运行，使经穴从静态转化为动态，促其感传，使气至病所，从而使机体内部气血趋于平衡。

2）针刺镇痛作用原理，为闸门制控作用，或为促进内源性吗啡样物质的释放作用。

3）从信息论的观点认为，针刺是施于人体的物理性刺激，这种刺激可以被视为信息的输入，输入端则是经络系统，经络是疾病信息的输出部位，在治疗学中又成为最佳的输入部位，其作用在于以激发各子系统间的负反馈调节为中心环节，恢复和增强人体生命信息的协调控制，从而达到抗病祛邪的目的。

中医传统理论认为，针刺作用于一定的腧穴部位，通过一定的手法，疏通经络，内而协调脏腑组织器官间的功能，使其恢复正常的生理状态。外而增强机体对自然环境的适应能力，防止致病因素的侵袭，以祛病防病，维持人体的健康水平。

8.3 灸　　法

8.3.1 含义

灸法是指用陈久艾绒制成的艾柱或艾条，或用其他易燃体与能够产生热力的方法，在体表的腧穴或患处点燃熏烤，以产生温热或灼热的感觉，发挥温煦气血、通经活络的作用，从而达到防治疾病目的的一种方法。

8.3.2 分类运用

灸法的种类很多，然而归纳起来不外乎直接灸及间接灸两大类。大多数灸法都是以艾绒为主要原料，古时多用艾柱，直接置于肌肤之上燃烧，使温热力直透肌肤，疗效甚佳，但易生灸疮，不免泡形累累，痛苦较甚，即近代所称“瘢痕灸法。”通过长期临床实践观察，一般患者不用灸出瘢痕亦可奏效，因而创造了隔姜灸、隔盐灸、隔蒜灸、隔饼灸等，还创造了一种将药末掺和艾绒的灸法，如太乙神针灸、雷火神针灸等各种间接灸法。在此介绍常用的艾柱灸、艾卷灸、灯火灸及蜡条灸四种灸法。

8.3.2.1 艾柱灸

用做成的艾柱，置于应灸的穴位皮肤上燃烧，待其将熄时再加艾柱，每烧艾柱一枚，名为一壮，因灸后会起泡化脓，故也称“瘢痕灸”。此法多用于骑竹马、肘尖、膏肓、四花、患门等重要穴位，这是古代灸法，具体施灸时有直接灸和间接灸的不同。

（1）适用范围

1）直接灸法：适用于某些慢性病如泄泻、哮喘等。

2）间接灸法：用于肺痨、瘰疬、腹中结块、腹痛腹泻、虚脱急救等。

（2）操作要点

患者体位要舒适平整，暴露充分，使欲灸部位易于施灸。

1）直接灸法：瘢痕灸时一般用小艾柱置于穴位皮肤上，点燃后等艾柱烧尽再换新艾柱，灸后局部皮肤有二度烧伤，勿需作消毒处理，愈后遗留瘢痕；若作化脓灸者，艾柱宜稍大，灸后用冷开水洗净，贴淡膏药约4~7天（每天换1次）即可化脓，溃烂约半月或1个月后，可结痂而愈。每次选穴不宜多，以1~2穴为好，每穴可灸3~7壮，隔天一灸；若施无瘢痕灸，可用中艾柱烧至一半，待病人感到发烫时，用镊子压熄火焰，然后除去，更换新艾柱，再灸至局部出现红晕为止，不遗瘢痕，每次3~5壮，1~2天一灸。

2）间接灸法：①隔姜灸：用约1厘米厚的姜片一块，用针穿刺数孔，放在穴位上，姜片上置点燃之大艾柱，灸3~5状，至皮肤潮红湿润为止。若有烧灼感，可停灸片刻，拿起姜片，待烧灼感消失后再灸，隔日一灸。②隔蒜灸：用独头大蒜，切0.3厘米厚薄片一块，用针扎数孔，或捣泥敷局部约0.6厘米厚，上置中艾柱或大艾柱施灸。③隔盐灸：用食盐填平脐孔，上放姜片，再用大艾柱施灸。

8.3.2.2 艾条灸

医者手持艾条，点燃其一端，使火头接近病人的皮肤，给病人一种温热刺激而不灼伤皮肤。

（1）适用范围

风寒湿痹、疼痛、神经麻痹、昏厥以及外感、内伤杂病等。

（2）操作要点

艾条灸法常用的有三种不同操作方法。

① 温和灸。调节好距离以后，就不再移动艾条，集中一点连续灸治。这种灸法作用偏于调和，应用范围较广。

② 回旋灸。调节好距离后，使艾火沿着皮肤面反复转动，在较大范围内给病人一种舒适的温和刺激。

③ 雀啄灸。用艾叶点火刺激一下皮肤，马上就离开；再刺激一下，再离开，给病人一种断断续续的热刺激。

8.3.2.3 灯火灸

灯火灸又名爆灯火灸、灯火蘸法，俗谓“打灯火”，是用灯芯草蘸植物油（麻油、菜油、茶油）点燃，在穴位上或皮肤异常点上直接烧爆，以达到治疗目的的一种方法。

（1）适用范围

感冒，偏、正头痛，三叉神经痛，痄腮的早期，麦粒肿，新生儿破伤风，小儿癫痫等。

（2）操作要点

点燃灯具一只，灯芯草数茎。医者左手协助暴露欲灸的穴位或皮肤异常点，并展开皮肤使之固定，右手拿一茎灯芯，蘸好植物油，在灯火上点燃，迅即对准穴位或异常点爆灸。当灸及皮肤时便暴发“拍”的声响，每穴每点只烧一次，烧后有小泡或非永久性瘢痕。一般痈症和急性病一次有效，慢性病可酌情爆灸数次，间隔时间2~10日。如鼻衄及崩漏，可隔日一次。使用本法以侧灸为好，以防仰卧垂直爆灸，油点滴下灼伤皮肤。灯火灸只适宜于躯体四肢，颜面禁忌施术。爆灸后如起小泡，要保持清洁，防止感染。

8.3.2.4 蜡灸

蜡灸古称黄蜡灸，最早见于晋代葛洪《时后备急方》卷七治狂犬咬伤曰：

“火灸蜡以灌疮中”。其法是黄蜡的药效和热敷效应的共同作用。

（1）适用范围

痈疽发背，恶疮顽疮，久溃不敛，四周顽硬者及无名肿毒，臁疮，风寒湿痹等症。

（2）操作要点

先选定欲施蜡灸部位。使其暴露平整。把和好的面团沿疡肿根部围成一圈，实贴皮肤上，高出皮肤约 3 厘米左右，圈外围布数层，防止烘肤，圈内放入蜡屑 l. 3 厘米厚，以铜漏勺盛桑木炭火悬蜡上烘之，令蜡融化至沸，再添蜡屑，随融随添，以围圈满，患者以知热为度。若至沸而不知热者，病毒深，可继灸至皮肤作痒热痛难忍时即停止。再用冷水少许洒于蜡上，使其冷却后揭去围布、面团及黄蜡。视黄蜡底色青黑者，此毒出之征，如漫肿无头者，以湿纸试之，于先干处灸之，初起者一二次即消，已成者二三次即溃。疮久溃不敛，四周顽硬者，即于疮口上灸之，蜡从孔入。使用此法，应当严防灼伤正常皮肤，且要严格选择适应证，不可乱用。

8.3.3 操作注意事项

施灸时患者体位无论坐卧都要以舒适为度，使施灸部位暴露平整易于施术，体位一经固定，不要任意移动，以防艾柱滚落或热灰脱落燃烧衣物、烫伤皮肤。直至被灸部位充血发红，触之有温热感为止。艾条灸以 15~20 分钟为佳，若为艾柱灸则以三、五壮即可。若灸火烫伤发泡，轻者可以自行吸收消失，重者可以用消毒针挑破放出浆液，外涂甲紫，干燥吸湿，防止感染。热性病、颜面、眼球部、血管肌腱浅在部位、孕妇腹部和腰骶部应慎灸，伤津脱液、阴虚内热者也当慎用。

8.3.4 作用机制及现代研究

灸法的作用机制，一般以为是利用灸火的物理热效应，施于机体的俞穴部位，促进血液循环，止瘀消肿，散寒祛邪，通痹止痛，提高免疫功能，增强抗病能力，以达到抗菌、灭毒、消炎、止痛、协调组织器官间功能的作用。按照传统的施灸四原则，即阳气虚衰，经脉陷下者；寒气大盛者；阴阳两虚，寒滞络脉，气血停滞者；阳虚血运无力而瘀阻者，可用灸法。故知其机制为温阳益气，散寒温经，活血化瘀，助阳化痰饮，回阳固脱。当然，灸法作用不仅是物理的温热效应，同时尚有艾绒等药物借火势而从经穴处透射入于皮肤经络，以发挥药物之温通开窍、透肌散结等效用。

8.4 按　　摩

8.4.1 含义

按摩又称推拿，古代称按跻、跻摩。按摩是运用不同手法治疗疾病的一种方法。

秦医扁鹊用按摩治疗虢太子尸厥症，至今已有二千多年的历史了。我国最早的按摩专著，是《黄帝按摩经》，可惜此书已佚。而《黄帝内经》中记述有关按摩的内容很多，如《素问·血气形志篇》中说："形数惊恐，经络不通，病生于不仁，治之以按摩醪药"。《素问·异法方宜论篇》中亦说："中央者，其地平以湿……故其病多萎厥寒热，其治宜导引按跻"。唐代王冰注说："按谓抑按皮肤，跻谓捷举手足。"自明代以后，按摩在儿科治疗方面有突出发展。

8.4.2 分类应用

按摩有多种方法，现就常用的方法介绍如下。

8.4.2.1 手法分类

（1）按法

医者用手指、手掌、拳尖、肘尖在穴位或病处按压一定时间为按法。它是用单掌或双掌或叠掌在较大面积上，用较大力量向下按压，具体施术时其着力点大小及用力重轻要依据患者体质、部位、病情而定。如老年人、小儿患者的任何部位，以及成人的胸腹部均宜轻按，而成人的背、腰、臀等肌肉丰厚处用力宜重，使患者有酸、胀感觉，而不觉疼痛。按时用力要均匀，切忌猛然用力，以防损伤。

（2）摩法

摩法是用拇指、示指、中指、环指（无名指）、小指指腹和手掌掌面、鱼际，在患者胸腹等穴位或痛点上，轻缓的盘旋摩动。双手同时进行时，着力要匀，旋动要协调，施术要轻柔、有节奏，使患者有舒适轻快的感觉，患部有温热感。此法适用肿胀、硬结、寒滞、挛急等部位。

（3）推法

推法是指用手向外、向上或向前推挤患者的肌肉，它包括三种方式：①平推：用一手或两手紧贴皮肤向前推，适用于胸、腹、腰部和四肢。②刨推：用掌根向下或向前一进一退地推，适用于胸部和腿部。③侧推：用大拇指或其他四指向侧面推，适用于头、颈部。

（4）拿法

拿法是指用一手或两手拿定患处的肌肉向左右辗转的叫"辗转拿"，向中紧缩的叫"紧缩拿"。此法适用肌肉比较发达的部位，如后背、肩、上下肢。

（5）拍法

拍法是指用二、三、四指并拢，在身体上平面地拍。它有单手拍和双手拍两种方式。常用于肩、背、胸、腹和手臂弯、腿弯处。

(6) 打法

打法是指用两手掌或握拳轻击患处，它有两种方式。

1) 掌打：包括侧掌打、虚掌打、合掌打、反掌打四种方法，适用于躯干和四肢。①侧掌打：即用手掌小指侧交替的打。②虚掌打：即用两手手指并拢，略为凹屈，成虚拳状拍打。③合掌打：即用双手手指作锯点状的联合，挤打。④反掌打：即用两手手指略弯屈，掌心向上或向里打。

2) 拳打：用两拳心相对交叉的打，适用于背部。

(7) 点法

点法是指用一指或二指向患部或穴位点按，或在患部周围点按，其作用为以指代针，适用于全身各部。

(8) 弹法

弹法是指二、三指合并，屈向大指的内侧，向患处用力地弹的一种方法，适用于关节部位。

(9) 压法

压法是指用手压患处，其方法有两种：

1) 指压：即用中指或其他指的指尖压之。适用于头面各部位。

2) 掌压：包括单掌压和双掌压两种，适用于躯干各部位。

(10) 合法

合法是指两手向里合拢的方法，它有左右合和上下合两种方式，适用于上、下腹部。

8.4.2.2 临床应用

按摩法临床应用十分广泛，可适用于内、外、妇、儿各科中的许多疾病。如外感恶寒发热，头痛头晕，中风昏厥，肢体不适，风寒湿痹，瘫痪，食积，腹痛，泄泻，失眠，跌仆损伤，各种牙痛，疝痛，痈肿疮疖，小儿急慢惊风，疳积，月经病等。

8.4.3 操作注意事项

医者在按摩前要修剪指甲、洗手，同时，将指环等有碍操作的物品预先摘掉，以免操作时刺伤皮肤。按摩前要解除患者顾虑，取得患者的合作。按前应选择舒适体位，按时要找准部位，手法要轻重适当，先慢后快，由点到线，由线到面，由浅到深，循序进行。不要粗暴急躁，并随时观察患者表情，询问其感觉，使患者舒适，病痛减轻。若遇大怒大喜、大悲大恐及饱食、饥饿时，不宜马上施术，一般在情绪平静及食后 2 小时治疗为宜。要注意室温适当，冬天应防止受凉。忌在当风处治疗，按摩时间每次以 20~30 分钟为宜，按摩 12 次为 1 个疗程。

病久体衰，妇女经期、孕期，传染性或溃疡性皮肤病如疥疮、恶性肿疡、开放性创伤等，一般不宜按摩。严重肺病（如肺结核等）、急性传染性疾病（如伤寒、白喉等）、体腔内痈疡（如阑尾炎、急性化脓性胸膜炎等）、各种肿瘤疾患、有严重心脏病者，都应禁忌按摩。

8.4.4 作用原理及现代研究

按摩是通过各种被动性手法，引起局部和全身反应，从而调整机体功能，消除病理因素，以达到治病目的。按摩具有调节阴阳，疏通经络，开达郁遏，活血化瘀，强壮筋骨等作用。现代研究证明，强而快的手法，可使肌肉兴奋性降低。柔和缓慢的手法，可使大脑皮层抑制。按摩穴位，能使胃部运动强者减弱，弱者增强。在后背沿足太阳膀胱经循行部位推拿 10 分钟，而后化验血液，可发现白细胞增加，噬菌指数上升、血清补体效价上升。所以，按摩可通过神经体液的调节，反射性地提高机体某些防御机制来抗病祛邪。按摩还可促进细胞内蛋白质分解，产生组胺和类组胺物质，使毛细血管扩张、开放，局部血流增加，循环加快。按摩手法尚可清除脱落上皮，改善皮肤营养，有利于汗腺和皮肤腺的分泌，消除肌肉的疲劳，提高肌力，促进淋巴循环和水肿的吸收。

8.5 心理疗法

8.5.1 含义

心理疗法是指通过医者的行为、言语、态度、表情和姿势等手段，改变患者的心理状态和行为，使之有利于疾病的转归与健康的恢复的一种方法。中医心理疗法历史悠久，内容丰富多彩。如情志相胜法、移精变气法、顺情从欲法、释疑解惑法、疏导疗法、激情疗法、澄心静默法、暗示疗法、威摄疗法、音乐疗法等。在此，主要介绍前五种疗法。

8.5.2 分类应用

8.5.2.1 情志相胜法

情志相胜法是中医在五行学说指导下创立的一种心理治疗方法，即用一种情志制约、消除其相胜的病态情志，以治疗由情志偏激引起的有关心身疾病。《素问·阴阳应象大论篇》中指出：“怒伤肝，悲胜怒”；“喜伤心，恐胜喜”；“思伤脾，怒胜思”；“忧伤肺，喜胜忧”；“恐伤肾，思胜恐”。认为人的六种情志变化是相互制约的，据此，医生有意识地使用某种方法，诱导出另一情志，用来控制、调节致病情志，从而达到治愈疾病的目的。

朱丹溪在《内经》情志相胜法的基础上予以扩充，并从五行母子相生的角度，增补了用“生我”者缓解其所生偏激情志的辅助治法，指出：“怒伤于肝者，为狂为癫，以忧胜之，以恐解之；喜伤于心者，为癫为痫，以恐胜之，以怒解之；忧伤于肺者，为痫为癫，以喜胜之，以思解之；思伤于脾者，为痫为癫为狂，以怒胜之，以喜解之；恐伤于肾者，为癫为痫，以思胜之，以忧解之；惊伤于胆者，为癫，以忧胜之，以恐解之；悲伤于心包者，为癫，以恐胜之，以怒解之。”使本疗法在临床应用时更为灵活。

此外，古人根据情志阴阳属性不同，强制性地纠正患者不良情感状态，即阴阳两极互抑疗法，也属于情志相胜法的范围。

本疗法主要适用于矫正偏激情志和治疗神经官能症、癔病等心因性疾病，对躯体性疾病的心理变异、病态情感等也有辅助治疗作用。在运用本疗法时，首先要掌握患者的心理特征；其次，医者应通晓中医阴阳五行理论，熟知生克制化关系，审时度势，善思用智；最后，注意掌握情志刺激的强度，以中和或抑制致病性情志因素为度。

8.5.2.2 移精变气法

移精变气法，又称“移情易性疗法”。指医生运用各种方法来转移病人的精神意念活动，借以调理和纠正其气机紊乱等病理状态，促使疾病得以康复的一种心理疗法。首见于《素问·移精变气论》。

本疗法是在“形神一体”理论指导下，通过“治神以动其形”而达到治疗目的。具体治法又可分为以下两类：

（1）精神转移法

即将患者的精神意念活动从疾病及其内心思虑的焦点上转移或分散至其他方面去，以缓解或消除这些精神意念的恶性刺激引起的病理改变，促使疾病趋向康复。转移患者注意力的方法很多，要因人制宜地选择和制定，如了解患者所极感兴趣的事物，然后与之就此交谈、游戏，或通过强制剥夺患者的基本生活条件，使其注意力转移到生活本能的需要上去，或借助于音乐、歌舞、琴棋书画、花鸟、垂钓、游览、观光等方法来移情易性，也可使用症状转移和症状替换的方法，如转内痛为外痛，移心病为腿病，转不治为乃治等。《医部全录·医术名流列传》即载一案谓：“有胎妇儿腹啼，皆不能治，乃倾豆于地，令妇低首拾之，儿啼止。”此即用精神转移法治疗幻听之例。

（2）情志导引法

即主要通过医生指导患者进行呼吸吐纳锻炼，或配合一些动作来引导或控制其精神意念活动，而达到移精变气的治疗目的。具体方法参见气功类中的有关疗法。本疗法具有心理、生理调摄的双重效应，不仅适应于心身性疾患，而且对一般疾患都有积极的治疗作用。

8.5.2.3 顺情从欲法

顺情从欲法是指顺从病人的某些意愿，满足其一定的心身需求，以释却致病心因的一种心理治疗方法。《素问·移精变气论》对此法论述最早，指出："闭户塞牖，系之病者，数问其情，以从其意。"认为衣、食、住、行、性等是人类生存所必需的，如目欲视物，耳欲闻声，饥而欲食，寒而欲衣，劳而欲息，男婚女嫁，疾痛欲医等都是人类最基本的生理需求。人的情绪变化则取决于需要的满足与否，若客观事物能满足其需要，则产生肯定的情绪体验；否则，会产生否定的情绪体验，而否定的情绪体验往往通过对人体神经、内分泌、免疫系统的影响而导致疾病。所以，对欲求得不到满足而导致的疾病，往往需要从其愿顺其情，使患者怡然喜悦，心情舒畅，才能解除病情。

运用本法首先应全面掌握患者的发病经过、生活经历、境遇变故，以及嗜欲、情趣、爱好等情况，准确地分析和把握其致病心因与疾病的因果关系。其次，区别对待病人的意念欲望，对合情合理、客观条件又能允许者，应当尽量顺从或满足其心愿意念；若病人的意愿有碍于病情，或囿于客观现实而无法随从顺意，但拂逆其意则可能加重病情或无从释却致病心因，医生可根据具体情况权宜处置；倘若其意愿完全脱离现实，或为人类社会公德所不允，则须善意引导，晓之以理，不可随意迁就放纵。

顺情从欲，使患者怡然喜悦，心情舒畅，对于疾病的痊愈有积极的作用，故本疗法有较普遍的适用性，对那些因外界条件所限，或个人过分压抑、胆怯、内向而愿望难遂、积日成疾的心身病证患者尤为适宜。

8.5.2.4 释疑解惑法

释疑解惑法是根据病人存在的疑虑，通过一定的方法，释脱患者不必要的疑惑，以消除精神负担的心理治疗方法。具体运用以语言为主，先问明起病之因，然后循因释疑，据理解惑，阐明真情，有时还要假物相欺，以谎释疑，诡诈谲怪，取信于人，而获预期疗效。本法多用于治疗由疑心、误解、猜测所致的病证。例如，《古今医案按》载："医僧法靖诊一室女，病似劳，诊之知其为忧思所伤，父告病因曰：'女子梦吞蛇，渐成此病。'靖谓病女曰：'有蛇在腹，用此药可下小蛇。'服药后其疾遂愈。靖事后密言非蛇病也，因梦蛇过忧而成，当治意，而不治病耳。"

运用本法时医生态度要严肃认真，做到耐心细致；注意尊重事实，语言有理有据，具有说服力；在以谎释疑、以假解惑时，要假戏真做，切不可因敷衍而被患者识破，使病难愈。

8.5.2.5 疏导疗法

疏导疗法是指医生借助语言等手段，对病人进行必要的解释劝导，帮助患者分析自身病证的症结所在，促使其认识到不良行为的危害性，并指出纠正方法和措施，指导患者努力克服不良的行为习惯，逐渐代之以健康合理的摄生模式的一种治疗方法。《灵枢·师传》中指出："人之情，莫不恶死而乐生。告之以其败，语之以其善，导之以其所便，开之以其所苦。虽有无道之人，恶有不听者乎"？

可谓是对这一疗法的经典性论述。人的本性乃“恶死乐生”是这种治疗方法的心理依据，其内容：①“告之以其败”，即帮助患者分析起病之因，指出不良行为的危害及其可能造成的恶果；②“语之以其善”，即向患者指出怎样摄生才能促使病证向好的方向转化，给病人以痊愈的希望和增强战胜疾病的信心；③“导之以其所便”，即指导患者合理选择有益于康复的心身调摄方法；④“开之以其所苦”，即在疏导的同时，利用针药等措施，针对性地解除或缓解因疾病所引起的痛苦，只有这样，疏导才能获得满意的效果。

疏导疗法的关键在于：首先，能帮助病人找出致病的不良行为，并以令人信服的科学依据，恰到好处的语言艺术促进患者接受你的解释，相信自身病变的症结所在，确立治愈疾病的信心和决心；其次，应注意建立和保持良好的医患关系；再次，行为的纠正应强调针对性原则；最后，应与其他疗法，特别是带有强化性质的奖惩疗法等结合起来。

8.6 拔罐疗法

8.6.1 含义

拔罐疗法是运用竹筒、陶瓷、玻璃等不同质料做成不同规格的罐子，用火在罐内燃烧，利用热力使罐中空气稀薄，迅猛扣于选定的部位，借罐体内外空气压差所产生的吸力着于病处，以达到治疗目的的方法。

我国最早将拔罐法称为角法，晋代葛洪的《肘后备急方》中有角法的记载，其方法是将兽角挖空来吸拔脓疮。唐代王焘的《外台秘要》中介绍了使用竹筒拔火罐法，如：“一取三指大青竹筒，长寸许，一头留节，无节头削令簿似剑，煮此筒子数沸，及热出筒，笼墨点处按之，良久，以刀弹破所角处，又煮筒子重角之，当出黄白赤水，次有脓出，数数如此角之，令恶物出尽，乃即除，当目明身轻也”。

由此可知，拔罐治病于晋、唐已有流行，清代赵学敏著《本草纲目拾遗》，吴尚先的《理瀹骈文》，以及《医宗金鉴·外科心法要诀》，对火罐疗法有更详细的记载，并广泛流行于民间。拔罐的方法有火罐、水罐、连续闪罐、滑罐旋转、走罐等，确实是一种简便易行疗效卓著的外治法。

8.6.2 适用范围

外感风寒，头痛眩晕，眼睛肿痛，羞涩畏光，咳嗽气喘，及久年痰喘，腹痛肠鸣，泄泻，呃逆，风湿痹痛，筋骨酸楚，疮疖吸毒排脓，抽搐痉挛，颈肩关节及肩胛痛，腰痛，妇女痛经，闭经，月经量多，带症，乳痛等内、外、妇科诸症，其运用范围相当广泛。

8.6.3 操作方法

8.6.3.1 火罐疗法

首先是根据不同部位选定恰当的火罐，如在腰背及臀部面积较大部位，宜选用大口径火罐（如直径为5厘米者）。在四肢关节处，肌肉较薄面积较小的部位，可选用口径小的火罐（如直径为3厘米者）。其他可选中号火罐。拔罐前要准备好所用器具，如镊子、酒精、棉球、纸卷、火柴、酒精灯等。患者体位采取卧位或坐位皆可，总之以舒适方便为宜。治疗时先用酒精棉球清洁欲拔罐部位，医者用左手拿镊子摄起酒精棉球或拿起纸卷燃之，右手握罐，将燃烧的酒精棉球或点燃的纸卷投入罐内深处，待燃烧欲尽时，用力扣在选好的部位上，并稍用力提推一下罐子，看其是否吸定，若已吸定则可留罐20~30分钟，或更长时间。

8.6.3.2 水罐疗法

先将温水装入玻璃罐中，约罐的一半深即可，然后用一酒精棉球展贴于罐内水的上方，但不能使水浸湿，亦不能太近口端，然后点燃之，用右手握罐迅猛翻扣于选定部位，不能漏水，待推之不移、提之不起时亦可留罐，时间同前。

8.6.3.3 滑罐或旋转走罐

滑罐或旋转走罐操作方法同前，唯需在选好拔罐处用温水或者肥皂水涂之，以利罐子的滑动及旋转走动。施用滑动罐时，一般以3~5次为宜。若为旋转走动者，分原地旋转、起落旋转和推动旋转三种。原地旋转在罐子吸定后，左手扶正罐子，右手拿稳罐子，原地从右往左旋转20下起罐，待局部充血复原后可重复前法一次；起落旋罐者，待罐子吸定，左手扶罐，右手轻轻提罐，同时旋转20下，随即落罐，再左手扶罐，右手压按随即旋转20下，亦可稍留或即刻起罐；推动旋罐是待罐子吸定后，左手推动罐子前走，右手掌握旋转，随左手旋转罐子前进。若为连续闪罐者，需点燃酒精灯一只，放于近前，并用缠有酒精棉球棒丝一根，点燃之，握于左手中，右手拿罐，以闪火法把点燃的棒丝棉球闪于罐中迅速移出，右手迅速扣罐于拔罐处，吸定后迅速拔起，再重复如前，每次闪拔20次，若罐已热，可再换罐重新操作如法。

对于疮痈可用刺血拔罐法，即先于局部碘酒消毒，再用三棱针或毫针浅刺疮痈，放出脓血，然后，用玻璃罐拔之，以吸脓血外出。施术时应防止损伤大血管。

8.6.4 使用注意事项

操作时要注意不能使火在罐口处燃烧，或使燃纸、酒精棉球落于皮肤上发生烧伤。拔罐时一定要注意患者皮肤状况，若对酒精过敏，或有腐烂、粗糙等处不能随意施术，以免损伤皮肤，给患者造成痛苦。要注意室温，无论冬夏，室温应保持22～24℃左右，以免感寒。此外，除火罐应选大小合适外，还要注意罐口是否光滑无刺，以免刺伤皮肤。拔罐时的吸力不可过大，亦不可过小，要随时观察给以调节。拔定后一定要采取保罐措施，以防患者体位改变而脱罐。疮痈用刺血拔罐法时，应防止损伤大血管。

对于白血病、血小板减少症、出血性过敏性紫癜病、心力衰竭、妊娠四个月以上者、严重的全身性皮肤病、久病后恶病质、皮肤失去弹性或患有全身高度浮肿病，以及狂证等不能与医生合作者，不得随意施用拔罐疗法。

附 文献摘录

《难经·第七十八难》："知为针者信其左，不知为针者信其右。"

《灵枢经》："刺之要气至而有效，效之信，若风之吹云。"

《素问·离合真邪论篇》："吸则内针，……呼尽乃去，大气皆出，故命曰泻，……""呼尽内针，……候吸引针，……令神气存，大气留止，故命曰补。"

《灵枢·终始》："泻者迎之，补者随之。"

唐代孙思邈："若针而不灸，灸而不针，皆非良医也"。

《医学源流论》："病之从内出者，必由于脏腑；病之从外入者，必由于经络。……治病者，必先分经络、脏腑之所在，而又知七情、六淫所受何因，然后择何经何脏对病之药，本于古圣何方之法，分毫不爽，而后治之，自然一剂而即见效矣。分之治病不效者，不咎己药之不当，而反咎病之不应药，此理终身不悟也。""病之分经络、脏腑、夫人知之，于是天下遂有因经络、脏腑之说，而拘泥附会，又或误认穿凿，并有借此神其说以欺人者。盖治病之法多端，有必求经络、脏腑者，有不必求经络、脏腑者。…… 故不知经络而用药，其失也泛，必无捷效；执经络而用药，其失也泥，反能致害。总之变化不一，神而明之，存乎其人也。"

《医彻》："凡病可以意料也，而不可以意逆。料则任彼之情形，逆则执己之臆见。有如素实者，而有一时之虚，则暂理其虚；素虚者，而有一时之实，则微解其实，此机之从缓者也。…… 病在上，下取之，阳根于阴；病在下，上取之，阴从于阳，此机之从本者也。……病之来也无方。而我之应之也亦无方，千变而出之以万虑，有能遁其情者无之。"

复习思考题

1. 常用的药物疗法有哪些？
2. 口服药物有哪些剂型？
3. 穴位注射法操作时应注意什么？
4. 滴耳法的具体操作手法如何？
5. 点眼药物具有哪些作用？
6. 塞鼻法适合哪些病证？
7. 何谓药栓疗法？其作用如何？常用于哪些病证？
8. 灌肠疗法有几种？保留灌肠疗法适合哪些病证？
9. 药浴疗法具有哪些作用？使用时需注意什么？

10. 何谓熏洗疗法？熏洗疗法适合哪些病证？
11. 敷贴法、熨法各指什么？
12. 针灸疗法各有何作用原理？
13. 针刺疗法操作时应注意什么？
14. 常用的针有哪几种？
15. 灸法如何分类运用？操作注意事项有哪些？
16. 按摩疗法的作用原理如何？其手法各有哪些？
17. 常用的心理疗法有几种？
18. 拔罐疗法有几种？各适合哪些病证？

（张　弘）

模拟试题一

（一）A 型题（每小题 1 分，共 20 分）

从每道试题的 5 个备选答案中，选择 1 个最佳答案，并将答案的序号填入题后的括号内。错选或多选均不得分。

1. 提出“治未病”观点的是下列哪一著作？（ ）

①《黄帝内经》；②《伤寒杂病论》；③《千金要方》；④《医学入门》；⑤《养老寿亲书》

2. “养静为摄生首务”的确切含义是指：（ ）

①静养心神；②静养形体；③静养五脏；④食宜专致，不可分心；⑤惜精养肾

3. 对气功的评价，下列认识何项为错？（ ）

①可疏通经络、调和气息；②激发脏腑、培养真气；③平秘阴阳；④可强身防病；⑤是一种迷信，是伪科学

4. 下列哪一功法不属于静功？（ ）

①放松功；②内养功；③强壮功；④站桩功；⑤易筋经

5. 下列哪种情况不属于内伤杂病的传变规律？（ ）

①形脏内外传变；②脏与脏的传变；③脏与腑的传变；④腑与腑的传变；⑤卫气营血传变

6. 明确提出“汗、和、下、消、吐、清、温、补”八法的医家是：（ ）

①张仲景；②张景岳；③孙思邈；④叶天士；⑤程国彭

7. 下列哪一项不属于顺应四时调养神气的具体原则？（ ）

①春使志生；②夏使志长；③秋使志收；④冬使志伏；⑤恬淡虚无

8. 下列哪一项不属于惜精养肾的原则和方法？（ ）

①婚姻适时，忌早婚早育；②行房有度，切莫纵欲；③男女分宿，控制情欲；④注意入房禁忌；⑤长期独身

9. “先安未受邪之地”属下列哪种防治措施？（ ）

①养生防病；②早期诊治；③控制疾病的传变；④防止病理传化；⑤瘥后防复

10. 中医防治学理论体系的形成时期为：（ ）

①先秦两汉时期；②隋唐时期；③魏晋南北朝；④宋金元时期；⑤明清时期

11. 下列哪一项不属于中医防治学的基本思想？（ ）

①整体观；②辩证观；③防治结合；④防重于治；⑤对症施治

12. 下列哪一项内容不属于既病防变的范畴？（ ）

①早期诊治；②控制疾病的传变；③防止病理从化；④控制疾病发作；⑤瘥后

防复

13. “塞因塞用”不适用于哪种病证？ ( )

①脾虚腹胀；②血枯经闭；③气郁胀满；④肾虚癃闭；⑤阴虚便秘

14. “用寒远寒、用热远热”属于： ( )

①因病制宜；②因地制宜；③因人制宜；④因时制宜；⑤以上都不是

15. 属于治则的是： ( )

①发汗；②涌吐；③攻下；④益气；⑤以上都不是

16. 治疗疾病的根本原则是： ( )

①调整阴阳；②治病求本；③扶正祛邪；④标本缓急；⑤因人因地制宜

17. 疾病的标本反映了疾病的： ( )

①轻与重；②危与安；③虚与实；④表与里；⑤本质与现象

18. “寒者热之，热者寒之”属于： ( )

①阴中求阳；②反治；③阳中求阴；④因地制宜；⑤以上都不是

19. “虚则补之，实则泻之”属于： ( )

①反治法；②从治法；③治标法；④标本兼顾法；⑤以上都不是

20. 下面属从治法的是： ( )

①通因通用；②寒者热之；③用热远热；④补泻兼施；⑤以上都不是

（二）D 型题（每小题 1 分，共 10 分）

从每道试题的 5 个备选答案中，选择 2 个相互间有特殊联系的答案，并将答案的序号填入题后的括号内。错选、少选或多选均不得分

1. 药物调补，补益扶正，调理脏腑重在： ( )

①心；②肝；③脾；④肺；⑤肾

2. 饮食有节包括哪两个方面： ( )

①饮食适量；②饮食卫生；③饮食定时；④五味调和；⑤进食保健

3. 控制疾病的传变主要是针对： ( )

①外感疾病；②内伤杂病；③疾病瘥后；④疾病未发之前；⑤具有一定病理体质的患者

4. 下列哪两种体质要注意防寒化、湿化？ ( )

①形寒迟呆质；②身热虚亢质；③身萎疲乏质；④形胖湿腻质；⑤晦暗瘀滞质

5. 动功与静功除姿式有异外，下列哪两项内容二者是相近的？ ( )

①呼吸；②意守；③心跳；④消化；⑤运动

6. 《内经》提出了： ( )

①因而越之；②引而竭之；③按而收之；④其高者；⑤其实者

7. 调节气机是指： ( )

①调节心肺；②“结者散之”；③调节肝胆；④气滞证；⑤调节脏腑

8. 适用于理血法的是： ( )

①寒者热之；②血热证；③虚者补之；④留者攻之；⑤血瘀证

9. 适用于调整脏腑的是：（ ）

①泻肝火；②温心阳；③燥湿健脾；④温肾纳气；⑤痰湿壅肺

10. 符合制宜规律的是：（ ）

①用温远温；②因时制宜；③因人制宜；④因地制宜；⑤因病制宜

（三）X 型题（每小题 1 分，共 10 分）

从每道试题的 5 个备选答案中，选择 2 个或 2 个以上的正确答案，并将答案的序号填入题后的括号内。错选、少选或多选均不得分。

1. 中医养生防病理论的主要观点包括：（ ）

①天人相应的整体观；②以内因为主的预防观；③形神并重的养生观；④惜精养肾的固本观；⑤见微知著的早治防变观

2. 要做到恬淡虚无，精神内守的状态可采取：（ ）

①保持乐观的精神状态；②善于调和喜怒；③减少不必要的思虑；④消除忧愁；⑤避免惊恐

3. 顺时摄养的原则主要有哪几方面？（ ）

①春夏养阳；②秋冬养阴；③顺应四时，调摄五脏；④预防季节性多发病、流行病；⑤辨质论补

4. 药物调补应掌握哪些原则？（ ）

①补益扶正；②辨质论补；③顺时调补；④补勿过偏；⑤协调脏腑关系

5. 起居调理主要包括以下几个方面（ ）

①起居有常，生活规律；②劳逸适度，合理作息；③安卧有方，睡眠得当；④衣着适宜，慎适寒温；⑤五味调和，合理搭配

6. 治病求本包括：（ ）

①本于阴阳；②本于六要；③本于脾肾；④本于证候；⑤本于肝胆

7. 属祛邪的治法是：（ ）

①发汗解表；②滋阴；③涌吐；④消导；⑤活血化瘀

8. “因人制宜”包括考虑病人的：（ ）

①性别；②生活习惯；③年龄；④身高；⑤体质

9. 标本兼顾适用于：（ ）

①邪退正虚；②虚人感冒；③邪盛，正不虚；④正盛邪退；⑤邪气亢盛，正气已虚

10. 属于“损其偏盛”的是：（ ）

①寒者热之；②阳中求阴；③热者寒之；④阴中求阳；⑤阴病治阳

（四）名词解释（每小题 2 分，共 10 分）

1. 养生
2. 气功
3. 上下分消法

4. 痰瘀同治
5. 因人制宜

（五）填空（每空 0.5 分，共 10 分）

1. 伤寒早期治疗必须把握住（　　）这一关键，以（　　）为主要治法。它是截断伤寒病势发展的最好措施。

2. 瘥后是指（　　），（　　），但（　　）或（　　），人体的（　　）和（　　）尚未完全康复如常人，正处于恢复期的阶段。

3. 清法的分类应用包括（　　）、（　　）、（　　）、（　　）、（　　）、（　　）。

4. 瘥后调理的基本原则主要有三方面：一是（　　），二是（　　），三是（　　）。

5. 中医防治学的基本思想主要有（　　）、（　　）、（　　）。

（六）简答题（每小题 5 分，共 20 分）

1. 调摄精神情志的关键是什么？为什么？
2. 何谓同病异治？举例说明。
3. 辛温解表法的作用及适应证如何？
4. 试述运动保健在养生防病中的意义。

（七）论述题（每小题 10 分，共 20 分）

1. 何谓益气攻邪兼施法？适用于什么病证？试分述其内容。
2. 气功的强身原则主要有哪几方面？试述其内容。

模拟试题二

（一）A 型题（每小题 1 分，共 20 分）

从每道试题的 5 个备选答案中，选择 1 个最佳答案，并将答案的序号填入题后的括号内。错选或多选均不得分。

1. 将疾病分为“未病”、“欲病”、“已病”三个层次的医家是下列哪一位？（　）

①张仲景；②孙思邈；③李时珍；④叶天士；⑤华佗

2. 调摄精神情志，最关键的是：（　）

①调养心神；②保持乐观；③调和喜怒；④减少思虑；⑤消除忧愁

3. 下列哪一项不属于防止病理从化的内容：（　）

①形寒迟呆质防寒化湿化；②身热虚亢质防热化燥化；③身萎疲乏质防血瘀；④形胖湿腻质防湿滞；⑤晦暗瘀滞质防气滞

4. 下列哪一种功法不属于动功的范畴？（　）

①五禽戏；②易筋经；③八段锦；④太极拳；⑤强壮功

5. 下列哪一项不属于中医防治学整体观的内容？（　）

①人体本身是一个有机的整体；②形神统一；③人与自然环境的统一观；④人与社会环境的统一观；⑤病治异同

6. 下列哪一项不属于起居调理的内容？（　）

①起居有常；②劳逸适度；③安卧有方；④衣着适宜；⑤五味调和

7. 下列哪一项不符合药物调补的原则？（　）

①补益扶正，重在脾肾；②辨质论补，调整机体；③掌握时令，顺时调补；④补勿过偏，补勿过滥；⑤逢虚进补，长久服用

8. 下列哪一项不属于中医养生防病理论的主要观点？（　）

①天人相应的整体观；②以内因为主的预防观；③形神并重的养生观；④见微知著的早治防病观；⑤惜精养肾的固本观

9. “塞因塞用”的治法适用于：（　）

①虚实夹杂证；②真实假虚证；③真虚假实证；④表实里虚证；⑤以上都不是

10. 下面属反治法的是：（　）

①热者寒之；②热因热用；③阴病治阳；④上病治下；⑤阴中求阳

11. 气虚患者，复感外邪，应采用：（　）

①治其标；②治其本；③标本同治；④先治标后治本；⑤先治本后治标

12. “寒因寒用”的治法适用于：（　）

①寒热错杂；②真寒假热；③真热假寒；④阴盛阳虚；⑤阴盛则寒

13. 下面哪种治法为反治法？ （ ）

①寒者热之；②寒因寒用；③阳病治阴；④阳中求阴；⑤损其有余

14. 下列哪种治法不属于正治法？ （ ）

①寒者热之；②热者寒之；③用热远热；④虚者补之；⑤实者泻之

15. 下列除哪一项外，都属于“治病求本”的治法？ （ ）

①寒者热之；②热因热用；③寒因寒用；④通因通用；⑤用寒远寒

16. 下列哪个病证应采取“急则治其标”的方法？ （ ）

①蛔厥证；②脾虚腹泻；③阳虚外寒；④阴虚内热；⑤气血双亏

17. 热深厥深，投以清热药治疗属于： （ ）

①正治；②反治；③治标；④扶正；⑤和解

18. 疾病的标本概念，下列哪项是不确切的？ （ ）

①本质与现象；②外感与内伤；③原因与结果；④原发病与继发病；⑤先病与后病

19. 素体阳虚，感受寒邪，用助阳解表法治疗属于： （ ）

①急则治标；②缓则治本；③标本同治；④因时制宜；⑤以上都不是

20. 《内经》提出的“中满者”，应用下列哪个治法？ （ ）

①因而越之；②引而竭之；③泻之于内；④按而收之；⑤散而泻之

（二）D 型题（每小题 1 分，共 10 分）

从每道试题的 5 个备选答案中，选择 2 个相互间有特殊联系的答案，并将答案的序号填入题后的括号内。错选、少选或多选均不得分。

1. 控制疾病的传变主要把握两点原则 （ ）

①截断邪传途径；②防止病理从化；③先安未受邪之地；④控制疾病发作；⑤加强缓解期的防治

2. 下列哪两项为中医防治学辩证观的内容 （ ）

①因人、因时、因地制宜；②形神统一；③辨证施治，辨证调护；④惜精养肾；⑤天人相应

3. 饮食卫生主要包括： （ ）

①饮水卫生；②食品卫生；③进食保健；④五味调和；⑤定时定量

4. 为防瘥后复感新邪，主要应注意以下哪两类？ （ ）

①慎避风邪；②禁欲保精；③护养胃气；④扶正助卫；⑤少劳多逸

5. 温病的传变主要有哪两种？ （ ）

①卫气营血传变；②六经传变；③三焦传变；④形脏内外传变；⑤脏腑传变

6. 参芦散用于： （ ）

①气虚证；②吐法；③宿食停滞；④补益气血法；⑤气血两虚证

7. 应慎用的是： （ ）

①下法峻剂；②清肠止利法；③妇女妊娠；④清胃泻热法；⑤肠道湿热证

8. 符合止血法的是： （ ）

①清热止血；②益气止血；③滋阴止血；④温阳止血；⑤阳盛之月经先期

9. 寒热并用的分类应用是：（ ）

①温清上下法；②表寒里热证；③调中除痞法；④三焦寒热证；⑤温清表里法

10. 拔罐法的适应证为：（ ）

①水罐疗法；②滑罐疗法；③刺血拔罐法；④疮痈；⑤旋转走罐法

（三）X 型题（每小题 1 分，共 10 分）

从每道试题的 5 个备选答案中，选择 2 个或 2 个以上的正确答案，并将答案的序号填入题后的括号内。错选、少选或多选均不得分。

1. 控制疾病的发作主要注意下列哪些状况？（ ）

①病理信息已存在于体内，但临床尚无明显症状表现；②病变形式以稳定、缓解与急性发作相互交替出现；③病变发展呈现出休作有时的形式；④疾病初期，病情轻浅，正气未衰，邪气未盛；⑤疾病在机体脏腑经络中传移和变化

2. 既病防变的内容包括：（ ）

①早期治疗；②控制疾病的传变；③防止病理从化；④控制疾病的发作；⑤瘥后防复

3. 顺时摄调主要应从以下几方面入手（ ）

①精神调养；②起居调养；③饮食调养；④运动保健；⑤调摄五脏

4. 处于瘥后的病人具有以下哪些特点？（ ）

①正虚邪恋；②正盛邪退；③正虚邪盛；④阴阳未和；⑤体用失谐

5. 环境保健的原则和方法主要包括：（ ）

①居处适宜；②美化环境；③住宅卫生；④起居有常；⑤地方病的预防

6. 属于“补其偏衰”的是：（ ）

①阴中求阳；②阳中求阴；③治热以寒；④治寒以热；⑤阳病治阴

7. 清代程钟龄总结出八种治疗大法，其中有：（ ）

①汗法；②和法；③温法；④下法；⑤补法

8. 下法的分类应用有：（ ）

①温下法；②急下法；③寒下法；④逐水法；⑤润下法

9. 滋阴攻邪兼施法包括：（ ）

①滋阴散热法；②清热生津法；③增液下实法；④育阴利水法；⑤滋阴攻石法

10. 灸法的分类是：（ ）

①蜡灸；②艾条灸；③雀啄灸；④艾柱灸；⑤灯火灸

（四）名词解释（每小题 2 分，共 10 分）

1. 春夏养阳、秋冬养阴
2. 春使志生
3. 从化
4. 通因通用

5. 下法

（五）填空（每空0.5分，共10分）

1. 标本学说在临床上的应用有（　　）、（　　）、（　　）三个方面。

2. 常用的药物疗法包括（　　）、（　　）、（　　）、（　　）、（　　）、（　　）、（　　）、（　　）、（　　）、（　　）、（　　）。

3.（　　）是贯穿温病发展始终的一个重要因素，对此温病各期均需（　　），使邪气由（　　）向外透泄，以扭转整个温病的病热。

4. 根据《素问·四气调神论》的内容，顺应四时，调摄精神的原则主要有春使（　　），夏使（　　），秋使（　　），冬使（　　）。

（六）简答题（每小题5分，共20分）

1. 试述调脾胃升降法的应用。
2. 试述释疑解惑法的概念及应用。
3. 中医预防学的内容主要包括哪几个方面？
4. 何谓静功？何谓动功？

（七）论述题（每小题10分，共20分）

1. 治则与治法的关系如何？并举例说明。
2. 我国地方病的发生有何特点？其预防措施主要有哪些？

模拟试题一参考答案

（一）A 型题

1. ①；　2. ①；　3. ⑤；　4. ⑤；　5. ⑤；　6. ⑤；　7. ⑤；　8. ⑤；
9. ③；　10. ①；　11. ⑤；　12. ⑤；　13. ③；　14. ④；　15. ⑤；
16. ②；　17. ⑤；　18. ⑤；　19. ⑤；　20. ①。

（二）D 型题

1. ③⑤；　2. ①③；　3. ①②；　4. ①④；　5. ①②；　6. ①④；
7. ②④；　8. ④⑤；　9. ③⑤；　10. ①②。

（三）X 型题

1. ①②③④；　2. ①②③④⑤；　3. ①②③④；　4. ①②③④⑤；
5. ①②③④；　6. ①②③④；　7. ①③④⑤；　8. ①②③⑤；　9. ②⑤；
10. ①③。

（四）名词解释

1. 养生又称“摄生”，是通过各种方法来颐养生命、增强体质、预防疾病，从而达到延年益寿的一种医疗活动。

2. 气功为健身运动的主要内容，古时称为导引、吐纳。这种运动的特点是，注重把人的精神、形体、气息三者能动地结合起来，对机体施以整体性影响，以强身防病。

3. 上下分消法，就是开上、运中、利下同用，使水湿等邪分别从上、中、下三焦消除排出的一种治疗方法，适用于水湿之邪弥漫上中下三焦的病证。

4. 痰瘀同治是化痰、行瘀综合运用的法则，适用于痰瘀证候并见和因瘀所致的痰证及因痰所致的瘀证。

5. 因人制宜是指根据患者的年龄、性别、体质及生活习惯的不同，而确定相应的治疗原则。

（五）填空

1. 太阳病；发散外邪。

2. 疾病刚刚初愈；基本证候已解除；正气尚未复元；尚有除邪留恋；精神状态；体能。

3. 清气泄热法；清营凉血法；清热解毒法；清泄脏腑法；清热祛暑法；清透虚热法。

4. 调理正气；廓清余邪；慎防诱因。

5. 整体观；辩证观；防治结合，防重于治。

（六）简答题

1. 调摄精神情志，关键在于调养心神。神志活动虽与其他脏腑亦有密切联系，但起决定性作用的仍然是心，心是人体神志活动的主宰。只有心的功能正常，神志活动才能相应健康调畅。

2. “同病异治”在《内经》中有两种含义：一是指同一种疾病采用不同的治疗工具；二是指同一种疾病，运用不同的治疗法则。后人多采用第二种含义，即“同病异治”是指同一种疾病，由于患者体质强弱的不同，年龄性别的差异，以及生活环境、地理气候的各别，所以表现的证不同，因而治疗方法也不同；同时，疾病在发展过程中，各个阶段的证候，也各有其特性，因此也必须采取不同的治疗原则和方法。例如，同是感冒病，由于有风寒、风热及气虚等类型，所以治疗就有辛温解表、辛凉解表、补气解表等治法。又如，同是麻疹病，由于病变阶段不同，其治法也不同。麻疹初期表现为风热表证，治宜辛凉解表透疹；中期表现为肺胃热毒壅盛，治宜清肺胃之热毒；后期表现为余热未清，阴液损伤，治宜滋阴清热。

3. 辛温解表法有发散风寒，宣肺发汗的作用。本法适用于治疗外感风寒表证。因风寒外束，毛窍闭塞，肺气不宣，故临床既有恶寒发热、无汗或有汗、头痛身疼、苔白脉浮等风寒袭表的症状，又有鼻塞流清涕、痰白清稀、咳喘胸闷等肺气不利的症状。目前临床常用治感冒、流行性感冒、支气管炎、支气管哮喘、急性风湿性关节炎、急性肾炎等，属外感风寒者。临证常根据病情轻重不同而选用不同的解表药组合成方，如风寒束表之轻证，可用葱白、淡豆豉之类通阳发汗；风寒较重者，可用荆芥、防风、苏叶等；表实无汗者，可用麻黄、桂枝等；表虚有汗者，可用桂枝配芍药；暑月感寒，可用香薷之类。常用方剂有麻黄汤、桂枝汤、香薷散、九味羌活汤等。

4. 运动锻炼不仅能促进气血的流通、肌肉的丰满发达、筋骨的强壮坚固，而且可以促进和协调脏腑的功能活动，尤其是增强脾胃的运化功能，使其对饮食的消化、吸收、转输更好地进行，从而保证了后天生命活动的营养物质充盈。中医传统的运动保健不仅强调形体运动，而且在形体的锻炼中讲求形神配合，这样外炼筋脉、筋骨、四肢，内炼精神、脏腑、气血，使整个机体得到全面锻炼。

（七）论述题

1. 补气与攻邪相兼而用的治疗方法，称为益气攻邪兼施法。主要适用于既有气虚又有邪实的虚实夹杂病证。以益气散邪、补气行瘀、益气利水为其代表。

(1) 益气散邪法。一方面补益气虚，另一方面又发散外邪，常用于肺脾气虚，而外邪伤表之证。气虚感冒，反复发作或外感日久，正气受伤，致成气虚不任发散的病变，治当益气散邪，攻补兼施。《局方》中的参苏饮，用于体弱气虚，感冒风寒，内兼痰湿证，主要功用在于益气解表。《脾胃论》中的麻黄人参芍药汤，用治气虚外寒证，参芪益气，麻桂散寒，益气解表。

(2) 补气行瘀法。气为血帅，气行则血行，气虚不行而血瘀，此乃气虚所致的瘀血内停证。治当补气以行血，化瘀以去实。《伤寒保命集》中的二味参苏饮，人参、苏木二味，用治产后气虚血瘀心肺，面黑喘促之病证。《医林改错》中的补阳还五汤，用治中风后，气虚瘀阻经络，半身不遂，口眼歪斜，尿频或失禁等证。重用黄芪以补气，气旺则血行，桃、红、归、芎化瘀通络，补气行瘀。

(3) 益气利水法。用于气虚而水停或水湿内停不去，日久而气虚之证。《金匮要略》中的防己黄芪汤，用治肺卫气虚不固，汗出恶风，而风水颜面浮肿，小便不利等。黄芪益肺气而固表，防己、白术利水化湿。《证治准绳》中的春泽汤，五苓散加人参，用于水湿内停兼脾肺气虚之证，利水、益气兼施。

2. 气功的强身原则主要有以下几方面内容。

(1) 平秘阴阳：气功乃是古人根据“人身亦阴阳也，阴阳谓动静也，动静合一，气血和畅，百病不生，乃得尽其天年”之理而逐渐产生的，练功目的，主要是为了通过气功的“动静合一”来达到调和阴阳。

(2) 培育真气：真气又称元气，乃人体生命活动的原动力，是最重要的一种精微物质。气功疗法具有培育真气、促进其再生和蓄存的作用；或通上进脏腑功能活动而生成真气。

(3) 调和气息：气功主要练的是“气”。气为血之帅，气行则血行，气旺则血生；反之，血无气不行，气滞则血瘀，气虚血自虚。所以养血必先养气，气旺而血自生；血行亦必养气，气旺则血能正常运行。气功通过功法锻炼，能显著促进内气的旺盛，从而发挥行血、生血、调和全身气血的作用。

(4) 疏通经络：经络是气血运行的通道，经络的通畅是气血调和、脏腑组织功能活动发挥正常的基本条件之一。气功通过培养真气，促进内气的循环，推动全身气血的运行，自然有利经络的疏通。故他们之间是相辅相成的。

(5) 激发脏腑：即激发、推动脏腑组织的功能活动，此乃气功治疗法的关键所在。练功时或练功后，全身气血阴阳平调，真气充足、经络通畅，自然有助于各脏腑组织功能活动的正常发挥。

模拟试题二参考答案

（一）A 型题

1. ②；　2. ①；　3. ③；　4. ⑤；　5. ⑤；　6. ⑤；　7. ⑤；　8. ④；
9. ①；　10. ②；　11. ③；　12. ③；　13. ②；　14. ③；　15. ⑤；
16. ①；　17. ②；　18. ②；　19. ③；　20. ③。

（二）D 型题

1. ①③；　2. ①③；　3. ①②；　4. ①④；　5. ①③；　6. ②③；
7. ①③；　8. ①⑤；　9. ②⑤；　10. ③④。

（三）X 型题

1. ①②③；　2. ①②③④；　3. ①②③④⑤；　4. ①④⑤；　5. ①②③⑤；
6. ①②⑤；　7. ①②③④⑤；　8. ①⑤；　9. ①②③④⑤；　10. ①②④⑤。

（四）名词解释

1. 根据四时阴阳变化规律，顺春气而养生，顺夏气而养长，顺秋气而养收，顺冬气而养藏。使人体阴阳之气保持与外环境的协调统一性。

2. 春季调摄精神情志，要顺应春天阳气生发、万物生长的特点，宜保持精神愉快畅达，要晚睡早起，并结合踏青春游等户外活动，以悦神爽志，使神志与春生之气相适应。

3. 是指病情从体质而变化。

4. 通因通用，即以通治通，是指用通利的方药治疗具有通利症状的实证。适用于热结旁流、食积腹泻、瘀血崩漏、膀胱湿热之尿频、尿急、尿痛等疾病的本质为实，而外见通利之征象的病证。

5. 下法是通过荡涤肠胃，泻出肠中积滞，使停留于肠胃的宿食、燥屎、冷积、瘀血、结痰、停水等从下而出，以解除里实证的一种治疗方法。

（五）填空

1. 急则治其标；缓则治其本；标本兼治。

2. 口服法；注射法；滴耳法；点眼法；塞鼻法；药栓疗法；灌肠疗法；药浴疗法；熏洗疗法；敷贴法；熨法。

3. 热毒；清热解毒；气分。

4. 志生；志长；志收；志藏。

（六）简答题

1. 脾胃二者，一脏一腑，阴阳表里，脾气升清，胃气降浊，脾胃同病，最突出的表现是升降失常，清浊相干。《临证指南医案》中指出："脾胃之病，虚实寒热，宜燥宜润，因当详辨，其升降二字，尤为重要。"如湿浊热毒，扰乱中焦，脾之清气不升则下泻，胃之浊气不降则上呕，霍乱吐泻，治当升清降浊。《霍乱论》中的燃照汤，方用半夏、厚朴、滑石、黑栀化湿清热，降浊和胃以止呕；蔻仁、省头草、香豉生清醒脾以止泻。东垣补中益气治脾气虚而不升，甚至下陷，而胃气不降，湿热阴火上冲，症见泄利脱肛，或子宫下垂，气高而喘，身热而烦等。方中用参、芪、升、柴，升补脾气；陈皮、白术导气下行降浊阴，升降同用，以升为主。脾虚清气不升，痰浊逆于头目的痰厥证，治用半夏白术天麻汤，化痰降浊益气升阳。方中用半夏、泽泻、二术、茯苓、黄柏、天麻，降浊熄风，人参、黄芪、干姜，补脾升清。浊降则清升，清升则浊降。

2. 释疑解惑法是根据病人存在的疑虑，通过一定的方法，释脱患者不必要的疑惑，以消除精神负担的心治疗方法。具体运用以语言为主，先问明起病之因，然后循因释疑，据理解惑，阐明真情，有时还要假物相欺，以谎释疑，诡诈谲怪，取信于人，而获预期疗效。本法多用于治疗由疑心、误解、猜测所致的病证。

运用本法时医生态度要严肃认真，做到耐心细致；注意尊重事实，语言有理有据，具有说服力；在以谎释疑、以假解惑时，要假戏真做，切不可因敷衍而被患者识破，使病难愈。

3. 主要包括养生防病、既病防变、瘥后防复三个篇章。养生防病的内容主要有：顺时摄养、精神调养、惜精养肾、饮食调养、起居调理、环境保健、运动保健等。既病防变的内容主要有：早期诊治、控制疾病的传变、防止病理从化、控制疾病发作。瘥后防复的内容主要有：瘥后调理的基本原则、瘥后复发的预防及常见的瘥后病证调理。

4. 静功是采用坐、卧、立等静的姿式，结合运用意念，并配合各种呼吸方式进行锻炼的一种方法。其特点是通过一定的练功姿式、呼吸方法和意念活动，使机体的功能在"静"的状态下，进行内部锻炼，以"自我调整"、"自我修复"。

动功是取意气相结合的各种肢体和全身运动、自我按摩及拍击脏腑等，以锻炼脏腑组织、筋骨肌肉，促进全身气血运行的一种功法。

（七）论述题

1. 治则是指中医用以治疗疾病的总的原则，它是人们长期与疾病作斗争的实践经验的总结，是在阴阳五行、脏腑经络、气血津液、病因病机和诊法、辩证等理论指导下制定的，是中医理论和中医治疗学的重要组成部分，治则是论治之时应当遵循的总则，是指导中医治疗疾病时应当遵循的规律性原则，是治疗疾病不可缺少的指导思想，一般来说是针对病和类病而言的，它指导人们临证之时立法、选方、用药。治则与治法密切相关，治法受治则的指导，从属于治则之中，是在治疗原则指导下对于证所确立的具体治疗方法，它直接关系到处方、用药、取穴等。例如，扶正和祛邪都属于治疗原则，在扶正原则指导下的益气、养血、滋阴、补阳等，就是治疗方法；在祛邪原则指导下的发汗、涌吐、泻下等，也是治疗方法。一般说来，治法是由治则来指导，根据辨证而制定的，也是中医基础理论的内容，是理、法、方、药的组成部分，治法决定着选方用药，方在法中、法由方药去体现，即所谓辨证、立法、处方、用药。治法是多变的，如汗、吐、下、温、清、补、和、消等。因而治则和治法既有区别，又有密切联系。

2. 我国分布最广的三种地方病是地方性甲状腺肿、克山病和氟中毒，其病区分布都与地域、地形有密切关系。地方性甲状腺肿多分布于高山地区，如天山山脉、大兴安岭、秦岭、鄂西山区、大巴山、湘西山地、燕山山脉、长白山脉、大兴安岭等；克山病主要分布在我国第二阶梯级的中山地带，从东北到西南的整个山前地带、中山和丘陵都是克山病的主要流行区；氟中毒病区，主要分布在平原、盆地、洼地等，东北的松嫩平原、华北平原、晋中盆地、大同盆地、桑干河谷、关中盆地、柴达木盆地、塔里木盆地、罗布泊、吐鲁番盆地等，都是氟中毒的高发区。

针对地方病发生的特点，对地方病的防治应采取以下原则：

（1）过则减之。对过多摄入某种元素而发生地方病的地区，要注意尽量采取措施以减少该元素的摄入。如防治地方性氟中毒和砷中毒的根本措施是改用低氟和低砷的饮用水源，可通过打深井，从低氟、低砷地层取水或收集天然降水，如无合适的水源，则应对该地区的水进行水质处理，除去水中过量的氟或砷。

（2）少则补之。因缺乏某种元素而致的地方病，可采用适当的方式进行补充。如食用碘化食盐以预防地方性甲状腺肿。

（师建梅　张　弘）

主要参考著作

顾瑞生主编. 1988. 中医防治学总论. 上海：上海中医学院出版社
周　衡主编. 1988. 中医防治学总论. 武汉：湖北科学技术出版社
刘占文主编. 1989. 中医养生学. 上海：上海中医学院出版社
张奇文主编. 1989. 实用中医保健学. 北京：人民卫生出版社
张子游，高鹤亭主编. 1990. 中医康复学. 上海：上海科学技术出版社
柯新桥，刘凤云主编. 1990. 中医预防学. 重庆：重庆出版社
曹培林，杨奇泽等主编. 1992. 常见病的中医预防. 北京：中医古籍出版社
邢玉端主编. 1997. 中医方法论全书. 西安：陕西科学技术出版社
刘树新主编. 1988. 中医防治学概论. 辽宁中医学院内部教材